适合中国妈妈的权威孕育指南

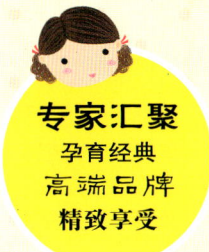

专家汇聚
孕育经典
高端品牌
精致享受

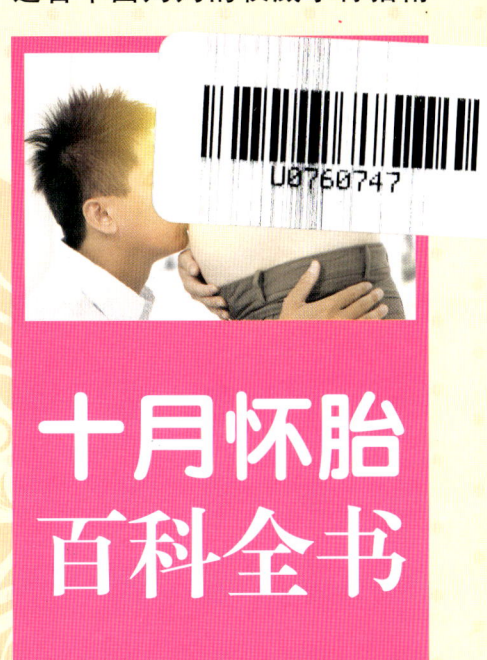

十月怀胎百科全书

Shiyue Huaitai Baike Quanshu

岳然 / 编著

上海科学普及出版社

图书在版编目（CIP）数据

十月怀胎百科全书 / 岳然编著．—上海：上海科学普及出版社，2013.1
（百科全书系列）
ISBN 978-7-5427-5558-2

Ⅰ.①十… Ⅱ.①岳… Ⅲ.①妊娠期—妇幼保健—基本知识 Ⅳ.①R715.3

中国版本图书馆CIP数据核字（2012）第254450号

责任编辑　张吉容
统　　筹　徐丽萍　刘湘雯

十月怀胎百科全书

岳　然　编著

上海科学普及出版社出版发行

（上海中山北路832号　邮政编码200070）

http://www.pspsh.com

各地新华书店经销　　北京中振源印务有限公司印刷
开本720×1000　1/16　印张24.75　字数480 000
2013年1月第1版　　2013年1月第1次印刷

ISBN 978-7-5427-5558-2　　　　定价：24.80元

目录 Contents

PART 1　做好孕前准备，预订一个健康聪明的宝宝

需要特别关注的受孕常识
- 怎样培育健康的精子 …………… 2
- 怎样培育健康的卵子 …………… 3
- 月经不调影响受孕，如何调理 …… 4
- 错过了最佳受孕年龄怎么办 …… 4
- 如何测算排卵期 ………………… 5

饮食调整和营养储备
- 如何判断自己缺乏哪类营养素 …… 7
- 哪些不良饮食习惯要改掉 ……… 8
- 补充维生素 E 可以帮助受孕吗 … 9
- 锌能提高精子质量，准爸爸如何补 …………………………………… 10
- 孕前应该如何补叶酸 …………… 10

日常习惯和健康准备
- 如何将作息调整到良好状态 …… 12
- 增强体质，孕前如何运动 ……… 13
- 养宠物如何避免感染弓形虫 …… 13
- 停服避孕药后改用什么避孕方法好 …………………………………… 14
- 怎样提高准妈妈的受孕概率 …… 15

PART 2　孕1月指导

妊娠期身体变化

母体变化与保健
- 怀孕后身体会发生哪些明显变化 ………………………………… 19
- 用早孕试纸验孕准确吗 ………… 20
- 如何选择合适的产检医院 ……… 21
- 怀孕期间需要做哪些检查 ……… 22
- 如何避免胎宝宝发育畸形 ……… 23
- 孕期如何预防感冒 ……………… 23
- 孕期感冒后能不能用药 ………… 24
- 怎样照顾好患感冒的准妈妈 …… 25

准妈妈皮肤过敏了怎么办 ……… 26

饮食营养跟进

孕早期的饮食原则是什么 ……… 27
孕期容易缺乏的营养素有哪些…… 28
准妈妈饮食怎样保证充足的
热能 ………………………………… 29
准妈妈如何摄入糖类 …………… 29
准妈妈每天应补充多少优质
蛋白 ………………………………… 30
准妈妈忌食或少食的食物有
哪些 ………………………………… 31
准妈妈喝水有什么需要注意的 … 32
准妈妈如何吃水果更健康 ……… 32
孕早期吃核桃和芝麻为准妈妈
补充脂肪 …………………………… 33
准妈妈如何选择牛奶 …………… 34
吃素的准妈妈如何保证孕期营养 … 35
准妈妈春季养胎饮食要点 ……… 36
准妈妈夏季养胎饮食要点 ……… 36
准妈妈秋季养胎饮食要点 ……… 37
准妈妈冬季养胎饮食要点 ……… 38

日常起居与运动

准妈妈该如何保证自己的休息
质量 ………………………………… 39

准妈妈睡午觉要注意什么 ……… 40
准妈妈怎样挑选床上用品 ……… 41
如何打造健康无污染的居室
环境 ………………………………… 42
准妈妈如何避免二手烟的危害 … 42
准妈妈化妆要注意什么 ………… 43
生活中的辐射源有哪些 ………… 44
准妈妈如何选择防辐射服 ……… 45
经常使用电脑的准妈妈需要注意
什么 ………………………………… 46
孕早期可以进行性生活吗 ……… 47
孕期做运动有哪些好处 ………… 47
孕期准妈妈适合做哪些运动 …… 48

成功胎教与情绪调节

胎教对胎宝宝有哪些好处 ……… 50
常用的胎教方法有哪些 ………… 51
准妈妈如何做角色转变的准备 … 52
如何调整好情绪,远离孕期抑郁 … 52
准妈妈如何为胎宝宝唱歌 ……… 53
准爸爸如何做胎教的好配角 …… 54
散步,孕1月最好的运动胎教 …… 55

目录

PART 3 孕2月指导

妊娠期身体变化

母体变化与保健
早孕反应有哪些……………… 60
怀孕后白带增多正常吗………… 61
准妈妈怎么改善孕吐…………… 61
准妈妈尿频怎么办……………… 62
B超检查对胎宝宝有害吗……… 63
孕期生病可以用药吗…………… 64
孕早期出现哪几种情况需要
就医……………………………… 65
如何预防先兆流产……………… 65

饮食营养跟进
可以缓解准妈妈孕吐的食疗
方法……………………………… 67
孕吐期间怎样保证准妈妈的
营养……………………………… 68
怎么判断自己是否缺乏营养…… 69
适合准妈妈吃的酸味食物有
哪些……………………………… 69
准妈妈该如何补充维生素C …… 70
多吃清淡食物对准妈妈好处多… 71

哪些准妈妈需要服用营养素补
充剂……………………………… 72
高龄准妈妈如何保证孕期营养… 73

日常起居与运动
职场准妈妈在生活、工作中应
注意什么………………………… 74
噪声对准妈妈有哪些伤害……… 75
孕早期准妈妈如何健康洗澡…… 76
适合准妈妈使用的护肤品有
哪些……………………………… 77
准妈妈夏季防晒要注意什么…… 78
准妈妈如何使用空调、电扇…… 78
准妈妈冬季如何取暖…………… 79
准妈妈做家务要注意什么……… 80
准妈妈可以骑自行车吗………… 81

成功胎教与情绪调节
如何做一个胎教计划表………… 82
要避免的音乐胎教误区有哪些… 83
呼吸意识冥想法如何做………… 84
孕期忧郁时如何将亲人朋友
作为坚强的后盾………………… 85

Contents

如何用音乐平复焦虑情绪 ……… 85
准爸爸也要学习孕期知识吗 …… 86
准妈妈如何战胜恶劣情绪 ……… 87
准妈妈如何去构想胎宝宝的形象 …………………………… 88

PART 4 孕3月指导

妊娠期身体变化

母体变化与保健

准妈妈身体有哪些微妙变化 …… 92
如何做好第一次正式产检 ……… 93
准妈妈消化不良怎么办 ………… 94
准妈妈容易头晕怎么办 ………… 94
准妈妈腹痛时需要就医吗 ……… 95
准妈妈需要拔牙怎么办 ………… 96
准妈妈多汗怎么办 ……………… 97
有先兆流产症状要不要保胎 …… 98
孕早期准妈妈患风疹对胎宝宝有什么影响 …………………… 99
葡萄胎有何症状 ………………… 100
宫外孕有何征兆 ………………… 101

饮食营养跟进

准妈妈补镁对母婴健康有什么意义 …………………………… 102
缺碘的准妈妈要如何补碘 ……… 103
准妈妈吃粗粮有什么讲究 ……… 103
准妈妈吃鱼好,该怎么吃鱼 …… 104
准妈妈外出就餐要注意什么 …… 105
准妈妈宜多吃的健脑食品有哪些 …………………………… 106
健康准妈妈应每日摄入多少盐 … 107
适合准妈妈吃的营养小零食有哪些 …………………………… 107
准妈妈如何挑选和食用肉类 …… 108
暴饮暴食对准妈妈有什么害处 … 109
双胞胎准妈妈如何保证孕期营养 …………………………… 110

日常起居与运动

哪些首饰不适合在孕期佩戴 …… 111
准妈妈如何健康看电视 ………… 112
孕期这些绿色植物能养在家中吗 …………………………… 113
厨房存在哪些对准妈妈不利的隐患 …………………………… 113

目录

准妈妈怎样做好口腔护理 …… 114
准妈妈如何呵护日渐浓密的头发 …………………… 115
准妈妈运动要注意哪些事项 … 116
准妈妈做瑜伽要注意什么问题 …………………………… 117
好孕瑜伽操，给你好心情……… 118

成功胎教与情绪调节

如何消除不切实际的致畸焦虑 … 119
胎教中的哼歌谐振法怎么做 …… 120
如何培养好性格的胎宝宝 …… 121
情绪胎教——微笑 …………… 121
如何借助阅读优化宝宝的神经 … 122
环境色彩与胎教有什么关系 … 123

PART 5　孕4月指导

妊娠期身体变化

母体变化与保健

准妈妈身体有哪些微妙的变化 … 127
准妈妈第二次产检的内容 …… 128
准妈妈孕期增重多少合适 …… 129
准妈妈控制体重应采取哪些措施 …………………………… 130
牙龈容易出血，是妊娠牙龈炎吗 … 131
孕期如何防治缺铁性贫血 …… 131
准妈妈如何使用补铁剂 ……… 132
准妈妈如何判断自己是否缺钙 … 133

饮食营养跟进

孕中期需要注意哪些饮食原则 … 135
怎样搭配食物能提高营养价值 … 136
准妈妈吃什么能让宝宝更漂亮 … 137
准妈妈为什么不要吃夜宵 …… 138
准妈妈吃调料品有什么讲究 … 138
准妈妈吃姜、蒜有哪些讲究 … 139
准妈妈怎样防止食物过敏 …… 140
准妈妈如何通过食物补充钙质 … 141
哪些食物可以防治便秘 ……… 142

日常起居与运动

如何预防妊娠纹的形成 ……… 143
如何去除妊娠斑 ……………… 144
准妈妈体形发生变化，如何选择内衣裤 …………………………… 145
准妈妈如何泡脚对身体好 …… 146

准妈妈为什么不能随便用清凉油、风油精 …… 146
准妈妈外出购物要注意什么 … 147
准妈妈外出旅行需要注意什么 … 148
孕中期可以进行性生活吗 …… 149
如何练习有助于自然分娩的孕妇操 …………… 150
准妈妈可以游泳吗 ………… 150
适合准妈妈孕4月做的几个瑜伽动作 …………………… 151

成功胎教与情绪调节

怎么进行环境胎教 ………… 152
如何进行对话胎教 ………… 153
准妈妈如何避免孤独感 …… 154
夫妻感情会影响胎教效果吗 … 155
和胎宝宝一起分享大自然 … 156
如何对胎宝宝进行呼唤训练 … 156

PART 6　孕5月指导

妊娠期身体变化

母体变化与保健

准妈妈身体有哪些微妙变化 … 161
第三次产检要注意什么 …… 162
需要进行唐氏儿筛查吗 …… 162
哪些准妈妈需要做羊膜腔穿刺 … 163
如何判断羊水指标是否正常 … 164
准妈妈乳头内陷怎么办 …… 165
什么是妊娠瘙痒症 ………… 166
胎动有怎样的规律 ………… 167
准妈妈如何在家监测胎动 … 168
发现胎动异常怎么办 ……… 168
如何进行胎心监护 ………… 169

饮食营养跟进

准妈妈最适合吃哪些坚果 … 170
体重增加过快的准妈妈怎样控制饮食 …………………… 171
准妈妈可以吃冷饮吗 ……… 172
爱吃甜食的准妈妈需要注意什么 ……………………… 173
孕期可以吃辣味食物吗 …… 174
哪些食品不利于胎宝宝脑发育 … 175
如何吃能帮准妈妈消除妊娠水肿 ……………………… 175

目录

日常起居与运动

准妈妈身材变丰满,如何选择孕妇装 …… 177
体形脚形变化,如何选择舒适合脚的鞋子 …… 178
准妈妈眼睛干涩时怎么办 …… 179
准妈妈怎样护理乳房 …… 179
准妈妈口腔异味重,如何消除 …… 180
准妈妈乘坐公交、地铁要注意什么 …… 181
准妈妈驾车要注意什么(一) …… 182
准妈妈驾车要注意什么(二) …… 183
怎样计算预产期 …… 184

准妈妈外出散步需要注意什么 …… 184
"大腹便便"的准妈妈也能跳舞吗 …… 185

成功胎教与情绪调节

如何为宝宝取个可爱的昵称 …… 187
抚摸胎教如何做 …… 188
如何利用按摩缓解情绪 …… 189
如何根据胎动规律进行母婴互动 …… 190
进行音乐胎教要注意什么 …… 190
怎样进行体操胎教 …… 191
怎样进行形象意念胎教法 …… 192

PART 7　孕6月指导

妊娠期身体变化

母体变化与保健

准妈妈身体有哪些微妙变化 …… 197
第四次产检要注意什么 …… 198
准妈妈如何防治小腿抽筋 …… 198
准妈妈肥胖对母子有何不利影响 …… 199
胎宝宝宫内发育迟缓的原因与诊断 …… 200
怎样预防胎宝宝宫内发育迟缓 …… 201
准妈妈心悸和呼吸困难怎么办 …… 202
准妈妈容易发生昏厥怎么办 …… 203
准妈妈应如何预防尿路感染 …… 204

饮食营养跟进

夏季,准妈妈如何吃西瓜 …… 205
准妈妈如何健康食用动物肝脏 …… 206

准妈妈能不能吃火锅 ………… 207
节假日准妈妈应注意哪些饮食
问题 …………………………… 207
如何通过调整饮食预防妊娠
糖尿病 ………………………… 208

日常起居与运动

准妈妈身体逐渐变笨重,日常
姿势有哪些要求 ……………… 209
准妈妈如何测量腹围与宫高(一) …
………………………………… 210
准妈妈如何测量腹围与宫高(二) …
………………………………… 211

如何打造利于睡眠的卧室环境 … 212
准妈妈怎样锻炼骨盆底肌肉 … 213

成功胎教与情绪调节

如何帮助胎宝宝做运动 ……… 215
准妈妈如何做腹式呼吸消除
紧张 …………………………… 216
如何培养胎宝宝的好习惯 …… 217
准爸爸如何当好准妈妈的
"开心果" ……………………… 217

PART 8 孕7月指导

妊娠期身体变化

母体变化与保健

准妈妈身体有哪些微妙变化 … 222
第五次产检要注意什么 ……… 223
怎样减轻耻骨联合疼痛 ……… 223
胎宝宝脐带绕颈要紧吗 ……… 224
如何自我辨别妊娠糖尿病 …… 225
准妈妈如何防早产(一) ……… 226

准妈妈如何防早产(二) ……… 227

饮食营养跟进

妊娠中期如何补铁 …………… 228
失眠的准妈妈可以吃哪些
助眠食物 ……………………… 229
准妈妈便秘可以吃哪些通便
食物 …………………………… 230
准妈妈不宜喝过量过浓的茶 … 231

目录

日常起居与运动

准妈妈采取什么样的睡姿更健康 …………………… 233
准妈妈打鼾怎么办 ………… 234
准妈妈如何避免不良梦境的困扰 …………………… 234
孕期如何防蚊虫叮咬 ……… 235
如何布置一间舒适的婴儿房(一) ………………… 236
如何布置一间舒适的婴儿房(二) ………………… 237

哪些家居颜色让准妈妈感觉更舒适 …………………… 238
准妈妈注意节假日的安全 …… 239

成功胎教与情绪调节

准爸爸也会患孕期抑郁症吗 … 240
如何教胎宝宝认识颜色和图形 … 241
爱美也是一种胎教吗 ……… 242
行为是潜移默化的无声胎教 … 243
如何进行光照胎教 ………… 244

PART 9　孕8月指导

妊娠期身体变化

母体变化与保健

准妈妈身体有哪些微妙变化 … 249
孕8月产检都要注意什么 …… 250
假宫缩与真宫缩有什么区别 … 251
如何防止外力导致的异常宫缩 … 252
准妈妈如何应对胃灼热 …… 252
怎样预防压力性尿失禁 …… 253
准妈妈怎样防治腰背痛 …… 254
妊娠晚期易患坐骨神经痛怎么办 …………………… 254
如何发现并且及时纠正胎位不正 …………………… 255
孕晚期如何避免发生便秘 … 256
什么是妊娠高血压综合征 … 257
如何应对妊娠高血压综合征 … 258
准妈妈总感觉心慌气短怎么办 …………………… 258
胎宝宝的头部什么时间开始入盆 ………………… 259

饮食营养跟进

孕晚期营养饮食原则有哪些 … 261
怎样合理安排零食 … 262
并发妊高征的准妈妈如何
健康饮食 … 263
血压高的准妈妈怎么吃 … 263

日常起居与运动

需要提前准备哪些宝宝用品 … 265
哪些窍门可以帮助消除腿部
水肿 … 266
孕晚期可以进行性生活吗 … 267
如何练习拉梅兹呼吸法 … 267

帮助准妈妈放松的腹式呼吸法 … 269
适合孕8月准妈妈运动的
孕妇体操 … 269
缩肛运动对准妈妈有哪些好处 … 270
如何让胸部保持挺拔 … 271

成功胎教与情绪调节

产前抑郁症如何自我调节 … 272
自我美化,用美丽渲染好心情 … 273
如何让胎宝宝参与到家庭
生活中来 … 274
准爸爸怎样给胎宝宝唱歌 … 275
孕晚期不可错过阅读胎教 … 275

PART 10 孕9月指导

妊娠期身体变化

母体变化与保健

准妈妈身体有哪些微妙变化 … 280
本月产检注意事项 … 281
孕晚期上火怎么办 … 281
如何预防静脉曲张 … 282
准妈妈如何预防痔疮 … 283
胎盘早剥及其发病因素 … 284

前置胎盘是怎么回事 … 285
前置胎盘的危害与注意事项 … 285
孕晚期为什么要检查胎位 … 286

饮食营养跟进

孕晚期胃口不好怎么办 … 287
孕晚期如何补锌帮助顺产 … 288
孕晚期准妈妈可多吃菌类 … 289
孕晚期发生水肿宜用的
食疗方 … 290

日常起居与运动

腹部过大如何使用腹带 ……… 291

大肚准妈妈如何洗头、洗澡 …… 292

孕晚期睡眠不好怎么办 ……… 293

产前心理焦虑怎么办 ………… 294

如何提前安排好月子里的那些琐碎事 ……………………… 294

孕后期怎样保护腰部不受伤害 … 295

如何练习顺产分娩操 ………… 296

如何利用健身球,锻炼骨盆底肌肉 ……………………… 297

准妈妈练爬,有利生产 ……… 297

避免分娩时会阴侧切的小运动 … 298

成功胎教与情绪调节

如何鉴赏名画培养胎宝宝的艺术气质 ……………………… 299

想发怒时,如何克制自己 …… 300

学会正确地发泄 ……………… 300

如何教胎宝宝认一些简单的字 … 301

教胎宝宝学算术 ……………… 302

和胎宝宝一起看画册 ………… 303

准妈妈勤用脑,宝宝更聪明 … 303

PART 11　孕10月指导

妊娠期身体变化

母体变化与保健

准妈妈身心的微妙变化 ……… 308

本月产检项目及注意事项 …… 309

胎心监护要注意些什么 ……… 310

准妈妈如何选择分娩方式 …… 311

临产的征兆有哪些 …………… 311

对临产征兆的认识误区 ……… 312

胎膜早破怎么办 ……………… 313

发生急产时怎么办 …………… 314

高龄初产准妈妈的产前保健 … 315

饮食营养跟进

孕晚期需要刻意增加饮食量吗 … 316

临近预产期如何补铁 ………… 317

入院待产时的饮食要点有哪些 … 318

吃哪些食物有助于自然分娩 … 318

准妈妈孕晚期补充营养易走哪些误区 ……………………… 319

准妈妈加餐需要注意什么 …… 320
准妈妈什么时候入院待产好 … 325

日常起居与运动
临产前准父母要做哪些准备 …… 321
待产包里要准备哪些用品 …… 322
准爸爸如何照顾临产的准妈妈 … 323
准妈妈这时可以做哪些有
助于顺产的运动 …………… 324
准妈妈准备到外地分娩应注意
什么 …………………………… 325

成功胎教与情绪调节
如何根据情境选择胎教音乐 … 327
准妈妈如何做心理体操 ……… 328
导致产前焦虑有哪些原因 …… 329
如何用胎教来放松心情 ……… 330
如何消除产前紧张 …………… 331
如何巩固胎教成果 …………… 332

PART 12　分娩细节全关注

需要了解的分娩常识
顺产的四大条件是什么 ……… 334
妊娠足月胎宝宝头浮怎么办 … 335
胎宝宝脐带血有什么作用 …… 335
了解自然分娩的3个产程 …… 336
剖宫产有什么利弊 …………… 337
剖宫产前需要做什么准备 …… 338
剖宫产前后需要注意哪些
饮食问题 ……………………… 339
瓜熟蒂未落,过期妊娠怎么办 … 339

进入产房后
分娩期间准爸爸需要做些什么 … 340
缓解生产时腰腹痛的方法有
哪些 …………………………… 341
哪些姿势可以帮助准妈妈
缓解产痛 ……………………… 342
分娩时怎样正确地用力 ……… 343
准妈妈应掌握哪些助产动作 … 344
如何避免宫缩乏力 …………… 344

产后前3天生活要点
剖宫产后的护理有哪些要点 … 346
剖宫产的刀口怎么护理 ……… 347
剖宫产后的饮食有什么要求 … 347
剖宫产后哺乳要注意什么 …… 348

目录

自然分娩的妈妈要注意什么问题 …… 349
自然分娩后,妈妈当天吃什么 …… 350
自然分娩的妈妈如何让子宫尽快恢复 …… 351
自然分娩如何加快侧切的恢复 …… 352
如何预防会阴伤口感染 …… 353
产后大小便需要注意什么事项 …… 353
妈妈产后痛怎么办 …… 354
产后胀奶怎么办 …… 355
怎样观察恶露 …… 356

PART 13　产后坐月子指导

饮食重点和营养补给

产后饮食怎样保证热量摄入 …… 359
产后应当吃些水果和蔬菜 …… 360
如何根据体质调整饮食 …… 361
催乳下奶的饮食方法 …… 361
产后吃鸡蛋有什么讲究 …… 362
产后喝红糖水有什么讲究 …… 363

起居照护和体质调养

产后怎样尽快恢复体力 …… 364
产后应该怎样下床活动 …… 365
月子期间如何洗头、洗澡 …… 365
产后如何保暖和防暑 …… 366
月子期间的穿戴有哪些讲究 …… 367
束腹带如何使用 …… 367
月子期间阴部如何清洁护理 …… 368
月子期间乳房怎么保养 …… 369
产后怎样恢复性生活 …… 370
月子期间的用药有哪些原则 …… 370
不能忽略产后检查 …… 371
产后如何恢复身材 …… 372

产褥疾病的防治

产后腹痛怎么办 …… 373
如何应对恶露不下 …… 374
恶露不尽如何调理 …… 375
乳腺炎的防治方法有哪些 …… 375
产后尿失禁的应对方法 …… 376
产后便秘怎么办 …… 377
产后虚弱如何调理 …… 378
怎样预防产后风湿 …… 378

Part 1

做好孕前准备，预订一个健康聪明的宝宝

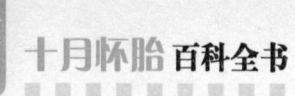

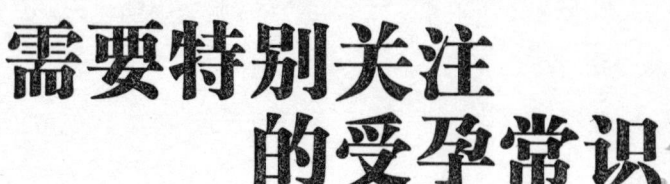

❋ 怎样培育健康的精子

在孕育过程中，精子好比是一颗种子，而种子的质量是影响孕育结果的一个重要前提。想要培养健康的精子，准爸爸在日常生活中要注意以下事项：

远离高温环境

高温会直接伤害精子，还会抑制精子生成，因此，准爸爸要少去桑拿房、蒸气浴室等高温场所。此外，剧烈运动导致的体温升高，如马拉松和长距离的骑车等也会使睾丸的温度升高，破坏精子成长所需的凉爽环境。手机放在裤兜里、笔记本电脑放在膝盖上、穿紧身裤等行为都会提高阴囊的温度，伤害精子。这些行为准爸爸都要避免。

改变饮食习惯

多吃绿色蔬菜。绿色蔬菜中含有维生素C、维生素E、锌、硒等利于精子成长的成分。坚果、鱼类中富含Ω-3脂肪酸，也应多吃，以利于精子细胞的成长。吸烟和大量饮酒是精子数量下降的主要因素，因此，戒烟、戒酒势在必行。

避免压迫睾丸

骑车会使脆弱的睾丸外囊血管处于危险之中，建议准爸爸尽量少骑车，必须骑也应选择减震功能良好的自行车。

减去多余脂肪

医学研究表明，男性身体过度肥胖，会导致腹股沟处的温度升高，损害精子的成长，从而导致不育。因此，体重超标的准爸爸应积极减肥，将体重控制在标准范围内。

减少压力

精神压力过大也对精子的成长有负面影响。所以，准爸爸应做些能让自己放松的事情，如散步、洗澡等，然后再享受性生活。

Part 1　做好孕前准备，预订一个健康聪明的宝宝

> **贴心提示**
>
> 计划要孩子的准爸爸要注意，受孕之前，房事不可过度，也不要频繁手淫，以免降低精子的质量。

怎样培育健康的卵子

为了优生，准妈妈最好先打造高质量的卵子，再计划怀孕，以保证孕育一个健康聪明的宝宝。提高卵子质量要从调理月经等多方面入手。

调理月经

月经的正常与否是子宫环境和内分泌正常与否的信号。痛经、经期提前或推后、排卵期出血、月经血块多、经量过多或过少，都可能是准妈妈的孕育能力受到伤害的表现。因此，一旦月经有异常，应该积极治疗、调理，然后再考虑怀孕。

保持身体健康

准妈妈身体越健康，卵子发生染色体变异的概率越低，不仅会如愿受孕，将来流产的危险也小。

保持心情轻松愉快

如果准妈妈精神过于压抑，会抑制排卵，可能引起子宫和输卵管痉挛及宫颈黏液分泌异常等，干扰正常受孕。因此，计划怀孕的准妈妈应注意放松精神，尤其不可过分在意能否受孕这个问题。

远离污染

生活环境中影响卵子的不利因素很多，一些工业化的产物，如食品防腐剂、仪器着色剂、农药类的DDT、杀虫剂、油漆中的苯、装修材料中的甲醛、汽车尾气、电离辐射、化妆品中可能存在的甲基汞、铅、镉等，还有烟、酒类，这些都会使卵子的质量受到影响，甚至会引起遗传基因发生突变。而噪声对准妈妈而言，还可能导致流产或胎儿畸形。所以，如果想要步入准妈妈的行列就要充分了解以上有害因素，在日常生活中加以避免。

> **贴心提示**
>
> 年龄对卵子质量（卵子的受孕能力）有重要影响。女性的最佳生育年龄是24～29岁，准妈妈最好不要错过这个时间段。

月经不调影响受孕，如何调理

受孕是一个复杂而又精细的过程，有正常的精子和卵子，精、卵能够相遇，卵子能受精发育，受精卵能在适当的时候植入到子宫内膜中，最终才能受孕成功并发育成胎儿。这一过程完全依赖于性腺轴的功能正常，任何一个环节出了问题都可能影响受孕。月经异常提示性腺轴或子宫出了问题，这就必然会影响受孕。

月经不调需排查

月经不调的常见症状包括月经周期的过短、过长、紊乱或闭经、经量过多、淋漓不断等，严重的痛经、经前期综合征也属于月经不调的范畴。

月经不调只是一种外在表现，它可能是全身或内外生殖器器质性病变的表现；也可能是因神经内分泌机制失常引起的，而生殖器官本身并没有病变。

因此，出现月经失调，首先要排除全身或内外生殖器的器质性病变。可以通过实验室检查、B型超声波检查、宫腔镜检查、子宫内膜病理检查来诊断。如果经检查没有全身和生殖器的器质性病变，那么，月经失调多数是由于神经内分泌机制失常而引起的。

生活中怎么预防月经不调

要预防月经不调的发生，准妈妈要在日常的生活和工作中做到：

1. 改善不良的生活习惯、环境因素和精神因素。
2. 减缓工作中的压力，让心情放松。
3. 远离电磁波和噪声。
4. 切勿滥用药物，不吸烟，不要盲目减肥。
5. 经常参加锻炼，如游泳、跑步、快走、有氧操等，因为运动可以增强体质、保持体形，还可以缓解精神压力。
6. 平时注意饮食的均衡和多样化。
7. 注意保暖，尤其是在经期，应避免淋雨、涉水、游泳、吃冷饮等。

错过了最佳受孕年龄怎么办

从生理上看，女性选择在24～29岁受孕比较符合优生优育的原则，最好不要超过30岁，特别不要超过35岁怀孕。但是，如果准妈妈错过了最佳怀孕年龄怎么办呢？

做好孕前检查

一些疾病如果没有临床症状，很难被发现，例如糖尿病。孕前做个全面的身体检查，包括妇科检查与乙肝两对半、血压等项目的检查是很有必要的。

Part 1 做好孕前准备，预订一个健康聪明的宝宝

妊娠期糖尿病等妊娠合并症发生概率提高的原因，如果此时体重超标，就更会使患病的危险性增加。因此，为了孕期健康，准妈妈要注意控制和保持正常体重。

消除心理压力

很多大龄准妈妈都会心存顾虑，一方面是担心自己能否健康地度过孕期，另一方面则是担心孩子。一个健康的大龄准妈妈，除了在染色体基因变异方面发生的可能性会高一些外，其他各方面的状况都和其他年龄段的准妈妈没有太大的差异，无须有太多的顾虑。

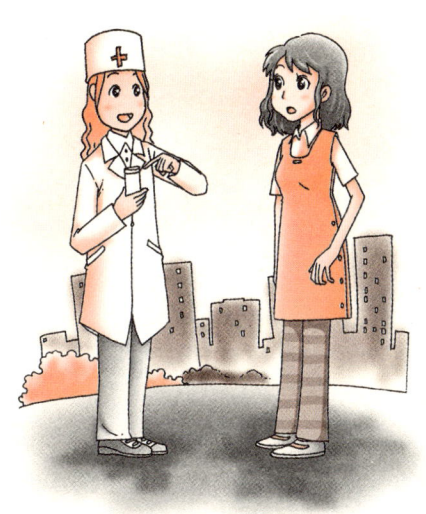

提前做好营养准备

❶ 补充叶酸。叶酸应该从孕前3个月就开始补充，每天应该补充400微克。

❷ 改掉不良的饮食习惯。一些平时的饮食习惯，如喜欢喝咖啡、浓茶等，有可能会对孕期产生不良的影响。

保持正常体重

大龄本身就是妊娠高血压综合征和

> **贴心提示**
>
> 孕前，如果因为体重超标而减肥，最好不要马上怀孕。因为减肥会打乱身体原有的生理模式，最好能留出3~6个月的时间，等身体适应新的模式，并建立良好的循环后，再怀孕也不迟。

❀ 如何测算排卵期

成年男子每次射精的精液中含有8000万~6亿个精子，而成年女性通常每月只能排出一个发育成熟的卵子。希望生儿育女的夫妻必须掌握测算出女性排卵期的方法，以便在排卵期同房，提高受孕概率。

通过月经周期推算

如果准妈妈月经周期是稳定的28天，从月经来潮的第一天算起，倒数14天就是排卵日，排卵日及其前2天和后3天加在一起称为排卵期。不过，此方法不适合月经不规律的准妈妈。

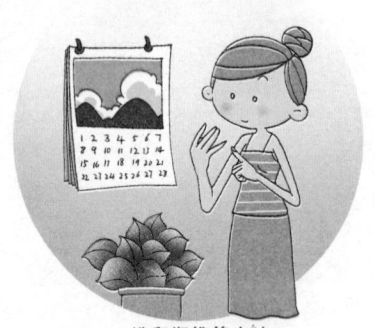

排卵期推算方法

通过基础体温推测

对于月经不规律的准妈妈,排卵的日期可能就不太好掌握,一般最简单的方法就是通过测量基础体温来找出排卵的日期。基础体温正确的测量方法是每天清晨睡醒后不做任何活动,将体温计放在舌头下测量3~5分钟。测完以后把每天的体温记录在表格上,如果体温比前一天升高了0.5℃,并且持续了三五天,体温升高的这个日子可能就是排卵的日子。

通过观察宫颈黏液推测

排卵期,体内的雌激素分泌达到高峰,宫颈黏液(白带)量最多,常有细带状的白带流出,有时可拉长达十几厘米(即拉丝度),像鸡蛋清似的,此时准妈妈下身最潮湿。观察宫颈黏液每天需要数次,准妈妈可利用起床后、洗澡前或小便前的机会用手指从阴道口取黏液检查,观察手指上的黏液外观、黏稠程度以及用手指做拉丝反应等几方面检查。这样,经过3个以上月经周期的观察,就可以掌握自身的宫颈黏液分泌规律和排卵期。一旦发现外阴部有湿润感及黏稠的黏液有变稀的趋势、黏液能拉丝达数厘米时,就可认为处于排卵期。

饮食调整和营养储备

❋ 如何判断自己缺乏哪类营养素

营养素是维系人体健康的重要物质,如果人体中缺乏某种营养素,身体上也会相应地出现某些细节变化。这就像是一盏盏"信号灯",准妈妈要准确地读懂它们,及时补充相应的营养,才能保证以良好的身体状态来迎接胎宝宝的"入住"。

身体信号	缺乏的营养素	营养对策
头发干燥、变细、易断、脱发	蛋白质、能量、脂肪酸、微量元素锌	每日保证主食的摄入。每日食用150克瘦肉、1个鸡蛋、250毫升牛奶,以补充优质蛋白质,同时,可增加必需脂肪酸的摄入。每周食用2~3次海鱼,并可多吃些牡蛎,以增加微量元素锌
夜晚视力下降	维生素A	增加胡萝卜和猪肝等食物的摄入
舌炎、舌裂、舌水肿	B族维生素	主食粗细搭配、荤素搭配。有吃素习惯的话,每日应补充一定量的复合B族维生素药物制剂
嘴角干裂	核黄素和烟酸	每周补充1次(100~150克)猪肝,每日应补充250毫升牛奶和1个鸡蛋
牙龈出血	维生素C	每日应大量进食新鲜蔬菜和水果,最好能食用500克左右的蔬菜和2~3个水果,其中,蔬菜的烹调方法以热炒和凉拌结合为好
味觉减退	锌	适量增加贝壳类食物,如牡蛎、扇贝等,是补充微量元素锌的有效手段。另外,每日食用1个鸡蛋、150克红色肉类和50克豆类也是补充微量元素锌的途径

> **贴心提示**
>
> 以上检测标准只是粗略的判断，准妈妈如出现这些情况，最好去医院作进一步确认，或是在产检时跟医生说明。

哪些不良饮食习惯要改掉

孕前良好的营养状况可以为孕期做好充分的准备。孕前有挑食、偏食、厌食、节食、吸烟、饮酒等不良的饮食习惯，势必导致营养状况较差，一旦怀孕就会影响胎宝宝的正常生长发育。因此，孕前及时改变不良的饮食习惯、调整营养结构是准爸爸和准妈妈的必修课。

不良饮食习惯	危害
偏食、挑食	造成营养单一
食品过精、过细	造成维生素B_1严重缺乏和不足
常喝含咖啡因的饮料	咖啡因会使女性体内的雌激素水平下降，影响卵巢的排卵功能，从而降低准妈妈的受孕机会。男性长期大量喝可乐，会直接伤害精子，影响生育能力
大量食用辛辣食物	辣椒、胡椒、花椒等调味品刺激性较大，多食会引起便秘。若计划怀孕或已经怀孕的准妈妈常食用这类食品，会引起消化功能障碍
吃过甜、过咸的食物	糖代谢过程中会大量消耗钙，吃过甜食物会导致孕前和孕期缺钙和引起肥胖。吃过咸食物容易引起孕期水肿
多食味精	味精的成分是谷氨酸钠，进食过量会影响锌的吸收
吸烟、饮酒	香烟里的有害物质可以通过吸烟者的血液循环进入生殖系统，可以使精子、卵子发生异变，增加流产、死胎和早产的发生率，或者使宝宝出现形态功能等方面的缺陷。因此，为了宝宝的健康，准爸爸、准妈妈最好尽早（提前1年）戒烟。而饮酒对胎儿的危害也不容小觑。孕妇饮酒过量，可产生一种使胎儿身体、智力发育障碍以及先天性畸形发生率增加为特征的"胎儿酒精性综合征"。
摄入过多植物脂肪	造成单一性的植物脂肪过高，对胎宝宝脑部发育不利，也影响母体健康。应适当摄入一定量的动物脂肪，如猪油、肥肉等

> **贴心提示**
>
> 准妈妈孕期可以用新鲜水果,如苹果、梨、西瓜、橙子榨汁,还可以根据个人口味不同,将不同种类的果汁混合在一起,再调入适量的蜂蜜,酸甜可口,营养健康。

补充维生素E可以帮助受孕吗

缺乏维生素E的危害

维生素E又叫生育酚或产妊酚,能维持生殖器官的正常机能,有促进卵泡的成熟、使黄体增大、增加孕酮的作用,从而增加受孕率。如果准妈妈缺乏维生素E,会出现生殖器官损害,导致不孕症或习惯性流产。

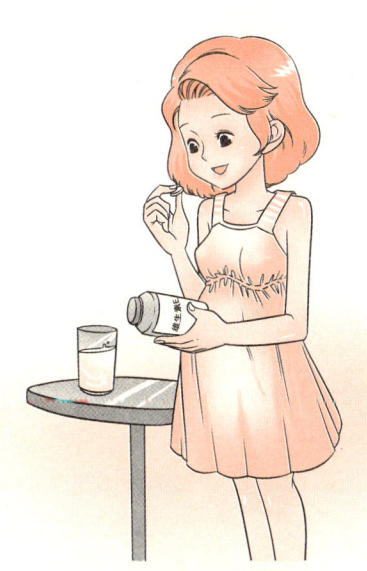

另外,维生素E能降低身体对氧气的需要量,并且预防胎宝宝及初生婴儿的大脑受损。缺乏维生素E的准妈妈,因为肌肉无力,在生产时会因耗时过久或难产,造成婴儿死亡,或因脑部缺氧而受损。

如何确定准妈妈需要补充维生素E

人体一般都不会缺乏维生素E。孕前是否需要服用维生素E制剂应该根据个人的具体情况确定。维生素E虽然无毒,但当服用剂量过大(每天多于1200国际单位)时,会引起反胃、胃肠气胀、腹泻和心动过速等不良反应。

建议准备在孕前服用维生素E的准妈妈,一定要咨询专业的医生,不要随意服用,以免产生不良后果。

如何补充维生素E

通过食物补充维生素E,更安全可靠。谷类、小麦胚芽、棉子油、南瓜、绿叶蔬菜、蛋黄、坚果类、肉及乳制品中,均含丰富的维生素E。荞麦、卷心菜、香蕉、豆芽、动物肝脏等也含有丰富的维生素E,准妈妈可以适当多吃。

锌能提高精子质量，准爸爸如何补

锌有"生命的火花"与"婚姻和谐素"之称。想要做爸爸的年轻男性如果想得到一个聪明健康的宝宝，需要注意体内的锌含量，如果缺乏就要及时补充。

正常人的血浆中锌含量为0.6～1.33微克/毫升。而精液中锌含量比血液中锌含量要高百倍。锌直接参与精子内的糖酵解和氧化过程，保持精子细胞膜的完整性和通透性，维持精子的活力。男性如果缺锌，睾酮等减少，不利于精液生成。缺锌易使前列腺炎不愈，这些都可造成男性不育。所以，备孕期间准爸爸不可缺锌。

通过食物和药物补锌

如果准爸爸通过检查发现精液中锌含量过低，可以多服用以下食物和药物补锌：

❶ 进食富含锌的食物。锌的主要食物来源有猪肝、蛋黄、瘦肉、花生、核桃、苹果等。

❷ 补锌药物。最常用的是硫酸锌糖浆或片剂，成人每天300毫克，1～3个月为1个疗程，然后复查血与精液的锌含量和精子的数量、活力。如锌含量仍不足，可重复1个疗程。

补锌要注意的问题

❶ 补锌不可过量。补锌太多，易发展成冠心病、动脉硬化症等。另外，锌摄入量过多，会在体内蓄积引起中毒，出现恶心、吐泻、发热等症状。

❷ 避开钙、铁、锌同补的产品。过多的钙与铁在体内吸收过程中将与锌"竞争"载体蛋白，干扰锌的吸收。

孕前应该如何补叶酸

叶酸在人体内的生理功能是促进红细胞的发育和成熟，缺乏时，红细胞的发育会受到影响，造成巨幼红细胞贫血。准妈妈在怀孕早期缺乏叶酸则会导致胎宝宝发生脊柱裂或无脑等先天畸形，还会使眼、口唇、腭、胃肠道、心血管、肾、骨骼等器官的畸形率增加。

叶酸要怎么补充

孕前准妈妈每天需要补充0.4毫克叶酸增补剂，一天一片。为保证足够的叶酸摄入量，从孕前3个月吃到怀孕后3个月即可。一般来说，按照医生开的剂量补充叶酸，是不会有不良反应的，还可以预防一些疾病的产生，尽可放心服用。

此外，叶酸也可以通过食物来摄

取，如动物肝脏、肾脏、蛋类、鱼类，植物性食物中的菠菜、芹菜、菜花、土豆、莴苣、蚕豆、梨、柑橘、香蕉、柠檬、坚果类及大豆类等，都属于叶酸含量较高的食物，准备怀孕的女性平时也要注意多加摄取。

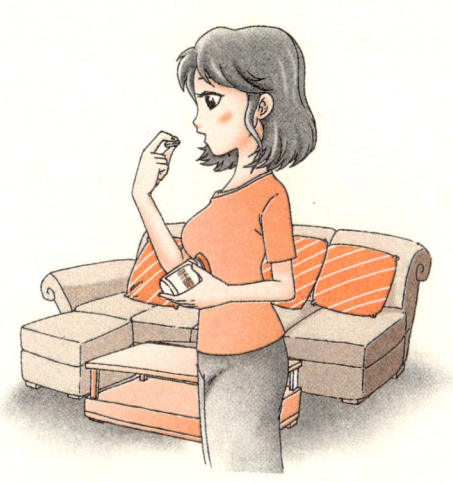

注意食物的储存、烹调，减少叶酸流失

由于叶酸是一种水溶性的B族维生素，遇光、遇热就不稳定，容易失去活性。如蔬菜贮藏2～3天后叶酸损失50%～70%；煲汤等烹饪方法会使食物中的叶酸损失50%～95%；盐水浸泡过的蔬菜，叶酸的成分也会损失很大。所以，要想从食物中摄入叶酸，就必须在食物的储存、烹饪上多加注意。

贴心提示

对于计划当爸爸的男性而言，补充叶酸也十分重要。叶酸不足会影响受精卵的质量，减弱精子的活动能力，一方面使得受孕困难，另一方面也会增加染色体缺陷的概率。

日常习惯和健康准备

如何将作息调整到良好状态

孕前有各种各样的准备,其中很重要的一项就是要调整好作息时间,使之符合健康自然的生活规律,辅以适量的锻炼,让健康状况达到良好的状态。

调整作息时间

想要怀孕的准妈妈,应该先养成规律作息,晚上 11 点前必须就寝,将生理机能调整到最佳状态,提高受孕概率。已经习惯熬夜的准妈妈,应提前到每天晚上 10 点左右就上床。这样,便可逐渐改掉夜半才入睡的不良积习,建立起身体生物钟的正常节律。

进行适宜而有规律的体育锻炼

夫妻双方在计划怀孕前的一段时间内,若能进行适宜而有规律的体育锻炼与运动,不仅可以促进女性体内激素的合理调配,确保受孕时女性体内激素的平衡与精子的顺利着床,避免怀孕早期发生流产,而且可以促进胎宝宝的发育和日后宝宝身体的灵活程度,更可以减轻准妈妈分娩时的痛苦。

对于任何一对计划怀孕的夫妻而言,应该进行一定时期有规律的运动后再怀孕。例如:夫妻双方计划怀孕前的 3 个月,共同进行适宜与合理的运动或相关的体育锻炼,如慢跑、柔软体操、游泳、太极拳等,以提高各自的身体素质,为怀孕打下坚实的基础。

> **贴心提示**
>
> 在机体处于极度疲劳或患病的情况下,由于营养和免疫功能不良,会使精子和卵子的质量受到影响,同时也干扰了子宫的内环境而不利于受精卵着床和生长,导致流产或影响胎宝宝脑神经的发育,所以,孕前要调整作息,保证充分的休息。

Part 1　做好孕前准备，预订一个健康聪明的宝宝

❀ 增强体质，孕前如何运动

准备怀孕的准妈妈和准爸爸，可以在计划怀孕前的3个月制订健身计划，加强运动，让身体更强壮。

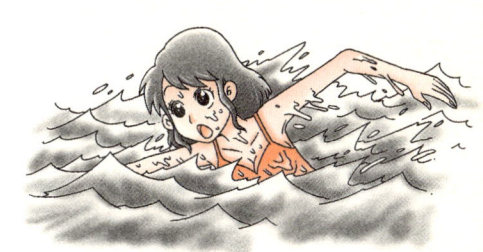

孕前适合做哪些运动

运动要以舒缓的有氧运动为主。常见的有氧运动项目有：步行、快走、慢跑、滑冰、游泳、骑自行车、打太极拳、跳健身舞、跳绳、做韵律操等。

孕前做运动要注意的几个问题

❶ 注意补充水分：运动过程中会不断地流失水分，准妈妈最好每隔15~20分钟注意补充一些水分，不要等有口渴感觉后再补充水分。

❷ 注意运动强度：孕前运动以运动后不会过于劳累为主。要做到量力而行，特别是做瑜伽时不要过分追求动作的标准度，以免伤害肌肉和韧带。如果准妈妈缺乏锻炼，或者身体素质比较弱，就要避免突然进行高强度的体能锻炼，以免造成体力不支而出现头疼、头晕的现象。

❸ 循序渐进：准妈妈做运动可以循序渐进，慢慢地增加运动量和运动强度。

❹ 注意选择好运动的地点和时间：如条件许可，尽可能到花草茂盛、绿树成荫的地方，这些地方空气清新、氧气浓度高，尘土和噪声都较少，对身心健康大有裨益。

💗 贴心提示

如果平时工作繁忙，没有时间运动，就要抓住一切可以运动的机会。比如睡前的轻松运动，起床前在床上做些运动，上下班的途中多走路等。

❀ 养宠物如何避免感染弓形虫

宠物的确能给生活带来很多乐趣，但是在与宠物的亲密接触中，人体很有可能会感染上弓形虫。普通人感染上这种寄生虫问题不大，可一旦准妈妈感染上了，很容易导致胎宝宝发育畸形或智力低下。

弓形虫病的传播途径

几乎所有的哺乳动物与鸟类都携带有弓形虫，而又以猫最为突出。研究发

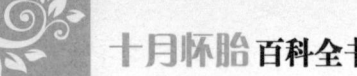

现，猫与其他猫科动物是弓形虫的终宿主。当人在和小动物嬉闹时，身体部位被小动物舔就有可能会被传染。除与小动物接触会被传染外，接触动物的粪便也会被传染。弓形虫卵囊会随着动物的粪便排出体外，干燥后形成只有通过显微镜才看得见的"气溶胶"随风飘散，经由呼吸道进入人体，之后通过血液播散到全身，使人感染上弓形虫病。

该如何预防弓形虫病

❶ 与宠物保持一定的距离，不要让宠物进入卧室，更不要和宠物共寝。

❷ 弓形虫的卵在 24 小时之内不会传染，所以，宠物的粪便以及食盘每天最少要清理一遍。同时，为宠物专门准备的饭碗要与家里别的器具分隔开；经常清洗宠物的卧具及垫布，经常给宠物洗澡，当然，这些事情最好都不要由准妈妈来做。

❸ 注意宠物是否有生病的迹象，一旦发现苗头，应立即送到宠物医院医治。

> **贴心提示**
>
> 如果是怀孕前 3 个月发现感染弓形虫病，应当尽早地终止妊娠。如果是怀孕 3 个月后发现感染，应当在医生的指导下用药。

停服避孕药后改用什么避孕方法好

避孕药的雌、孕激素从体内全部排泄完毕大约需要半年时间，因此，孕前至少 6 个月就要停服避孕药，改用其他避孕方式避孕。其中，使用避孕套是比较安全有效的一种避孕方式，建议准父母采用。

怎样安全使用避孕套

❶ 使用前应查看生产日期和有效期。避孕套必须保存在阴凉、干燥和不接触酸、碱、油的环境中，如果发现变得发黏、发脆，即使在保质期内也不应再使用。

❷ 小心撕开独立密封的包装袋，避免用剪刀一类的利器，以免刺破避孕套，失去避孕效果。

❸ 必须在性生活开始前戴上，套上避孕套前应捏瘪避孕套顶端供贮存精液用的小气囊，以防止气囊中的空气遇热膨胀促使射精时精液向阴茎根部溢出。

❹ 避孕套不宜事先展开，而应在勃起的阴茎头上自龟头部分顺势向下展开，保证避孕套套住整个阴茎。

❺ 射精后应在阴茎疲软前以手指按住避孕套底部连同阴茎一起抽出，每个避孕套只能使用一次，不得重复使用。

Part 1 做好孕前准备，预订一个健康聪明的宝宝

> **贴心提示**
>
> 取下避孕套时一定要注意不可让精液流出，也不要让避孕套外面的阴道分泌物接触身体。如果出现精液进入阴道内的情况，应马上采用紧急避孕措施。

怎样提高准妈妈的受孕概率

一对健康的夫妻，如果性生活规律，通常会在半年内成功受孕。了解一些科学方法，将大大增加受孕概率。

保证性细胞的成熟度

人的精子必须通过附睾才能成熟，这个过程约需14天。精子排出后在阴道的酸性环境里只能存活几小时，在输卵管内也只能生存1~2天。卵子的受精能力大约持续12小时，所以，要想怀孕就需在排卵期过性生活，使精子和卵子结合时都能处于成熟程度最佳的状态。如果性生活过频，将会使排出的精液中精子数量减少且发育不成熟。所以，要想受孕成功，性生活次数不能过频。

选择适宜的性爱姿势

❶ 男上女下式：这种姿势可以使阴茎插入最深，因此能使精子比较接近子宫颈，为了达到更好的效果，女方可以两条腿伸直仰向肩部。此外，为了进一步增加受孕概率，女方可以用枕头把臀部抬高，使子宫颈可以最大限度地接触精子。

❷ 后位式：同房时，可以采取男后位女方跪趴式的姿势，这样有利于射入阴道的精液在穹隆处储留，进而进入子宫和卵子相会，提高受孕概率。

保持心情愉快

精神紧张会引起输卵管痉挛，影响精子的顺利通过。所以，应消除对性生活的恐惧与厌恶心理。

> **贴心提示**
>
> 计划怀孕的准父母过性生活时避免坐式、站式或女在上式，因为这些体位与地心引力相抗衡，不利于精子向上游动。

Part 2

孕一月指导

如何判断怀孕

- 月经没来
- 呕吐
- 试纸

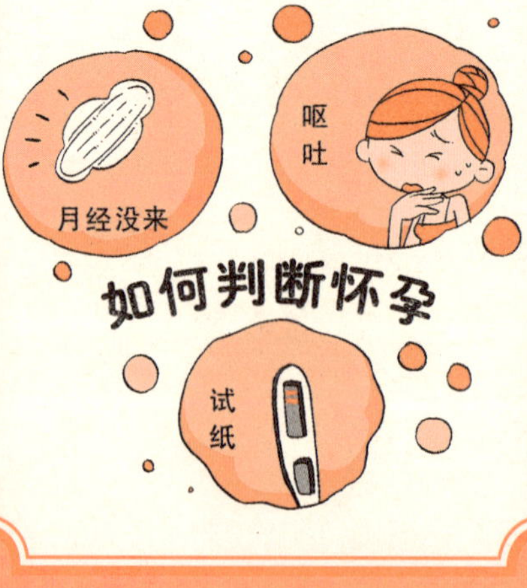

妊娠期身体变化

妊娠早期

怀孕以后，孕妇整个身体的变化会服从于胎儿发育。在妊娠早期，孕妇体内会产生大量的激素，为今后胎儿的发育作准备。孕妇乳房增大，变得柔软，乳头颜色变深；子宫变大，子宫肌变厚，腰围略有变化；小腹略微加粗，有些孕妇体重增加迅速，有些则变化不大。多数孕妇在此期间体重增加1.2～1.5千克，此期间胎儿重约20克，体长5～6厘米。

第1孕月（第1～4周）

从末次月经的第一天开始的4周为第1孕月。其实前2周妊娠尚未开始，到第4周末一般仍没有任何感觉，也没有妊娠反应，就是去做妇科检查，也不会发现子宫有什么变化，尿妊娠实验往往也是阴性的。

怀孕第1周

如果你和丈夫作出了要一个健康宝贝的决定，那就选择你们身体健康的时期开始吧！这一周也许你会经历生命中最大的变化，从现在开始你将进入一个全新的时期，你将成为一个孩子的妈妈，祝你好运！你可以自己测算排卵周期，即月经周期。主要方法是基础体温法，即每天早晨醒来后身体不做任何运动，用体温表测出体温。坚持做一个月后，就可以制成一个曲线的基础体温表。一般排卵期的体温会升高0.3～0.5℃，根据基础体温表，在排卵期你就可以做好迎接新生命的准备了。许多孕妇都是在不知不觉中怀孕的，在孕早期由于不知道身体的变化，经常性地做剧烈运动，在生病时还服用一些药品，给腹中的胎儿造成一些伤害。因此，我们主张有计划地怀孕。在准备怀孕期间，你可以和丈夫寻找一些轻松浪漫的话题，使自己的心情放松，在一个良好的状态里孕育新生命。还应注意要远离烟酒，因为烟酒会造成精子或卵子的畸形，使得孕妇一开始在体内获得的就是异常受精卵。夫妻二人还要保持健康的心态，不要在剧烈运动或十分劳累的状态下受孕，也不要接近有毒物品，如农药、麻醉剂、铅、汞、镉等，以及照射X线等。一个健康活泼的新生命需要你们的精心培育，从现在做起吧！

怀孕第2周

你的月经周期已经进入第2周，一般排卵期是在月经周期的第13～20天，因此在第2周末时，你的排卵期就会开始。现在你应该制订一个比较详细的怀孕计划，其中应包括工作安排、医疗保健、营养饮食以及家庭财务计划等。现在你已经掌握了基础体温法，可以在此期间把身体和受孕时间调整到最佳状态。一般在卵子排出后15～18小时受精效果最好。虽然现在你没有明确地知道自己是否怀孕，但怀孕计划是早就制订好的，因此现在要加强营养，多吃富含叶酸的食品，如樱桃、桃、李、杏、山楂等新鲜水果。叶酸是人体三大造血原料之一，促进红细胞的生成，孕早期如果缺乏叶酸，会影响胎儿神经系统的正常发育，导致脊柱裂或无脑儿等神经管畸形。因此美国疾病控制中心建议：育龄女性每天应补充0.4毫克的叶酸。

怀孕第3周

现在已经进入排卵期，你的基础体温有变化吗？这周你可能就要受孕了，受孕期要保持心情舒畅，尽量不要与丈夫发生争执，大喜或大悲之后受孕都会影响受精卵的质量。每个月经周期的第13～20天最易受孕，因为排卵时间是相对固定的，所以精子的质量非常重要。精卵结合后，新生命开始了。在补充叶酸的同时，孕妇也应该注意加强多种微量元素的吸收，因为微量元素如铜、锌等会参与胎儿的中枢神经系统的发育。

宝宝第1周

卵子是人体内最大的细胞，直径可达200微米，在输卵管中的寿命仅12～36小时。精子全长约600微米，分为头部、颈部和尾部，像蝌蚪一样靠尾部运动。精子在良好的宫颈黏液环境中能存活3～5天，但是受孕通常只能发生在性交后的24小时。这时精子和卵子结合在一起形成受精卵，受精卵长0.2毫米，重1.505微克。

受精卵经过3～4天的运动到达子宫腔，在这个过程中由一个细胞分裂成多个细胞，并成为一个总体积不变的实心细胞团，称为桑葚胚。

这个时期孕妇自身可能还没有什么感觉，但在孕妇的身体内却在进行着一场变革，从现在开始，孕妇的生命中就会增加一份责任，孕妇和丈夫的二人世界也会告一段落，新生的宝宝将与母亲同欢乐，母爱天性将会发挥得淋漓尽致。

怀孕第4周

子宫内膜受到卵巢分泌的激素影响，变得肥厚松软而且富有营养，血管轻轻扩张，水分充足，受精卵不断分裂细胞，移入子宫腔后形成桑葚胚，这时受精卵就叫胚泡。当外周的透明带消失后，胚泡与子宫内膜接触并埋于子宫内膜里，称为"着床"，着床一般在受精后6～7天开始，在11～12天内完成。

宝宝第2周

妊娠进入第4周了，而实际上受精卵才发育了2周。这个时期胚胎已经在子宫内着床，或称"植入"。着床后的胚胎慢慢长大，这时大脑的发育已经开始，受精卵不断地分裂，一部分形成大脑，另一部分则形成神经组织。这时要特别注意加强营养，丰富的营养会给脑细胞和神经系统一个良好的成长环境。

母体变化与保健

怀孕后身体会发生哪些明显变化

对大部分准妈妈来说，怀孕第一个月的妊娠反应并不是很强烈，甚至没什么表现，只有通过测量基础体温等方法才知道自己怀孕了。而有的准妈妈怀孕之后，妊娠反应会比较明显，通常会有下面一些反应。

停经

月经规律的准妈妈，若是过了日期还没来月经，很有可能就是怀孕了。不过，也有极小部分准妈妈，尽管已经怀孕了，可是还是会来一两次月经，只是月经量比平常要少，周期也短一些。

皮肤红润或灰暗

皮肤的变化因人而异。有些准妈妈可能发现自己的皮肤变得更加细柔，且焕发妊娠的红光；有些准妈妈则会在面颊、鼻子、眼部周围出现黄褐斑，小而红的蜘蛛痣也可能出现在身体的任何地方。

头发和指甲长得快了

头发和指甲可能会变得比以前任何时候都生长迅速。一些以前从未生出过毛发的部位，如腹部、脸部会有毛发长出。

注意力不集中，情绪不稳定

准妈妈会觉得精神很难集中、健忘、情绪不稳定。如果准妈妈有经前综合征的话，那么怀孕期间情绪不稳定的情况会更加严重，很容易时哭时笑，也很容易对准爸爸无缘无故地发脾气。

用早孕试纸验孕准确吗

女性怀孕的第七天，尿液中就能测出一种特异性的激素——人绒毛膜促性腺激素（简称HCG）。在一般情况下，将尿液滴在早孕试纸上的检测孔中，如在试纸的对照区出现一条有色带（有的试纸显红色，有的试纸显蓝色），表示未受孕，反之，如在检测区出现明显的色带，则表示阳性，说明发生妊娠。

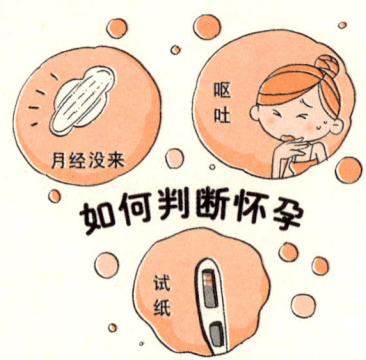

使用早孕试纸验孕的优点

用早孕试纸验孕快速、方便、具有私密性，正常情况下，使用早孕试纸验孕的准确率也很高，还可避免与HCG有类似结构的其他糖蛋白激素引起交叉反应。

使用早孕试纸验孕的弊端

早孕试纸的作用是有限的，使用早孕试纸验孕要严格按照说明使用并且必须考虑到验孕的时间、尿液的浓度、月经的准确度等因素。有时候试纸也会显假阳性或者假阴性，例如：试纸如果呈现出弱阳性并不代表就是怀孕了，也可能是有炎症。

使用早孕试纸要注意的问题

1. 购买早孕试纸应该选择正规厂家生产的，购买时要注意包装是否完好，带回家中后要避免在潮湿的地方保存。
2. 不要在短时间内喝下大量的水来让自己排尿，这样可能会冲淡尿液中HCG的含量，让测试的结果不准确，也可能会出现假阴性。
3. 使用前留意产品是否仍然在有效期内。由于早孕测试产品的使用地点多数是在卫生间，在拆开使用时也要注意尽量避免让试纸受潮，影响结果。

贴心提示

早孕试纸有它的弊端，有一定的误差值，并不能代替医院准确的HCG妊娠检测。准妈妈可以掌握早孕试纸的正确用法，先作一个自我测试，然后去医院进行明确的诊断。

如何选择合适的产检医院

选择具有过硬的专业技能的医院

生产是一件复杂的事情，而准妈妈的身体情况又各不相同，因此，一定要选择一家技术过硬、水平先进的医院，这样当准妈妈患有高危险疾病或者出现妊娠疾病时，医生就能及时给予妥善的处理。可以向已经生育过的朋友、同事咨询一下，也可以通过网络来查询。

另外，选择一家环境好的医院也很重要，可以先检视一下备选医院的环境，做检查和就诊的区域之间的距离是否很近，就诊区域的环境是否拥挤，是否有舒适和足够的空间用以待诊，这些都决定将来是否要在这里产检或生产。

医院与家交通便利

交通的便利性很重要，要注意每次产检时路上是否堵车严重、到医院后停车位是否便利等问题。若是经常堵车，准妈妈势必要提前出门，医院对有些检查项目会有时间上的限制，太晚到医院会耽误做一些产检项目。

此外，虽然大多数情况下，准妈妈的孕程都比较稳定，但每个人的状况不同，有些紧急或突发的状况也许会意外发生，为了避免发生紧急状况时耽误病情，就需要考虑医院与家的距离、路上是否经常堵车等因素。

选择好大夫

好大夫的标准是医德高尚，对工作负责，对患者负责，技术精良，知识较全面，态度和蔼。当我们遇到困难时医生会不辞辛苦地为患者着想，为患者解决问题，保证母婴平安。

尽量固定一名医生从始至终地检查，这样医生了解你孕期的全部过程，才会给你有针对性的指导，以保证安全，让你更安心。

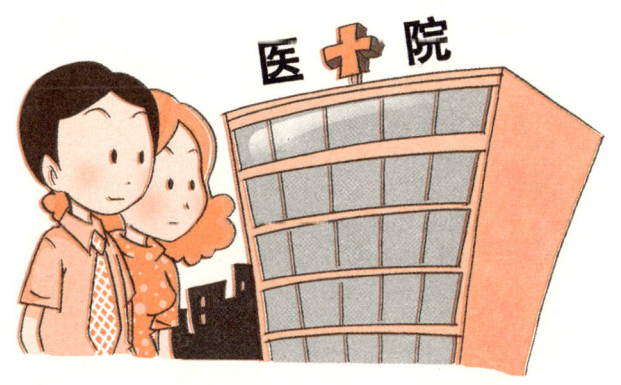

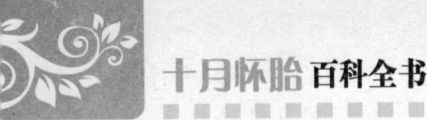

怀孕期间需要做哪些检查

准妈妈产检时间项目表

产检时间	产检项目
孕6~8周	确诊是否宫内怀孕
孕12周	选择一家合适的医院空腹抽血，检查建档，进行基础检查，包括B超、白带常规、妇科检查、胚胎发育情况；全身检查，包括血压、体重，了解心、肝、肾的功能，血、尿常规，血型、传染病系列。排除常见疾病如宫外孕、葡萄胎及各种类型的流产
孕16周	宫高、腹围、胎心、血压、体重、唐氏筛检
孕20周	复查血、尿常规，产科检查（宫高、腹围、胎心、血压、体重），羊膜穿刺
孕24周	复查血、尿常规，AFP，四维彩超胎宝宝畸形筛查，糖筛，产科检查（宫高、腹围、胎心、血压、体重）。如糖筛异常者，则要在医生的指导下控制饮食，两周后复查空腹血糖和餐后一小时血糖，如果其中一项有异常，则要继续控制饮食两周
孕28周	复查血、尿常规，产科检查（宫高、腹围、胎心、胎位检查、血压、体重），骨盆测量，血糖异常者要做OGTT，澳抗阳性肌注乙肝免疫球蛋白200IU
孕30周	复查尿常规、产科检查（宫高、腹围、胎心、胎位检查、血压、体重）
孕32周	复查血、尿常规，产科检查（宫高、腹围、胎心、胎位检查、血压、体重），澳抗阳性肌注乙肝免疫球蛋白200IU
孕34周	复查血、尿常规，产科检查（宫高、腹围、胎心、胎位检查、血压、体重）
孕36周	复查尿常规、产科检查（宫高、腹围、胎心、胎位检查、血压、体重），澳抗阳性肌注乙肝免疫球蛋白200IU
孕38周	复查尿常规、产科检查（宫高、腹围、胎心、胎位检查、血压、体重），指导自数胎动及临产征兆，胎心监测
孕39周	复查尿常规、产科检查（宫高、腹围、胎心、胎位检查、血压、体重），指导自数胎动及临产征兆，胎心监测
孕40周	复查血、尿常规，产科检查（宫高、腹围、胎心、胎位检查、血压、体重），指导自数胎动及临产征兆，胎心监测

如何避免胎宝宝发育畸形

怀孕后3个月是胎宝宝发生畸形的高危时期，因此，孕早期尽可能不做腹部X线透视或摄片，应该尽量减少电脑的使用，少用手机，少看电视，要做好产前检查和遗传咨询。除此之外，还应注意以下几点：

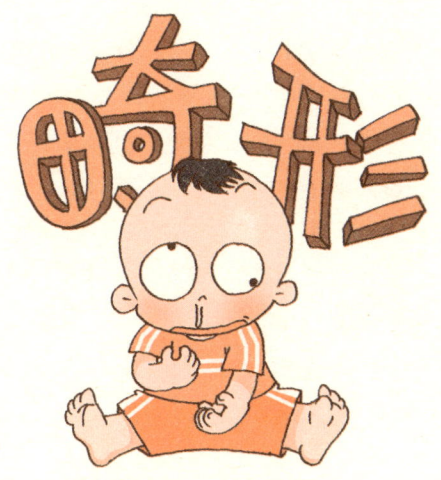

1. 怀孕早期，避免发烧感冒：高热可能使胎宝宝脑组织发育受到不良影响，出生后表现为智力低下，学习和反应能力较差。
2. 避免饮酒：酒精可通过胎盘进入发育中的胚胎，对胎宝宝造成严重的损害。
3. 避免接近猫狗：本书前面已述，猫身上携带弓形虫，是一种对导致胎宝宝畸形威胁很大的传染病源。
4. 避免每天浓妆艳抹：化妆品中含的砷、铅、汞等有毒物质，这些物质会影响胎宝宝的正常发育。另外，化妆品中的一些成分经阳光中的紫外线照射后产生的芳香胺类化合物质，也有致畸作用。
5. 避免孕期精神紧张：人的情绪受中枢神经和内分泌系统的控制，内分泌之一的肾上腺皮质激素与人的情绪变化有密切的关系。孕妇情绪紧张时，肾上腺皮质激素可能阻碍胚胎某组织的融汇作用，如果发生在孕早期，就会造成胎宝宝唇裂或腭裂等畸形。

> **贴心提示**
>
> 孕早期应用雌激素、雄激素及孕激素，可引起胎宝宝性别的变化及其他畸形。

孕期如何预防感冒

妊娠期间，身体发生巨大的变化，加上抵抗力减弱，身体容易疲劳，营养不均，压力增加，就更容易患感冒了。当准妈妈已经有感冒症状时，应立即漱口，提早就寝。妊娠期间的感冒，除了吃药要相当小心外，重点应避免感冒的诱因,加强战胜病毒的抵抗力。平时应清淡饮食。

预防感冒注意平时保健

1. 勤洗手:手会经常接触各种用品或物体,难免被感冒病毒污染。如果不经意中用手接触口、鼻,感冒病毒就会侵入人体上呼吸道,从而引发疾病。
2. 盐水漱口,价廉功效大:每天清晨起床洗漱后,用盐水漱口,再喝半杯白开水,不但可预防感冒,还对齿龈的健康有好处。
3. 热水泡脚,避免足部着凉:如果脚部受凉,会反射性地引起鼻黏膜血管收缩,使人容易受到感冒病毒的侵扰。每晚用较热的水泡脚15分钟,水量要没过脚面,泡后双脚要发红,可预防感冒。
4. 呼吸蒸气:初发感冒时,在杯中倒入开水,对着热气做深呼吸,直到杯中水凉为止,每日数次,可减轻鼻塞症状。
5. 经常搓手:手上有很多经络及穴位,经常搓手会促进手部的血液循环,从而疏通经络,增强人体的免疫功能,提高抵抗感冒病毒的能力。
6. 按摩鼻沟:两手对搓,掌心热后按摩迎香穴(位于鼻沟内、横平鼻外缘中点)十余次,可以预防感冒及在感冒后减轻鼻塞症状。
7. 经常开窗:应让新鲜空气不断进入室内,让室内保持透气、通风。
8. 避开人群:尽量不去或少去人群密集的公共场所,人越多被感染的概率越大。

❄ 孕期感冒后能不能用药

准妈妈特别容易感冒。妊娠后,孕妇体内的酶有一定的改变,对某些药物的代谢过程有一定的影响。药物不易解毒和排泄,可有蓄积性中毒,在孕早期胎宝宝器官形成时,药物对胎宝宝有一定的影响,故感冒最好不吃药。但一些疾病本身对胎宝宝、母亲的影响远远超过药物的影响。这时,就应权衡利弊,在医生指导下合理用药。抗病毒药均对胎宝宝有不良的影响,准妈妈不宜使用,若必须使用,则应有医生指导。

孕期患感冒可选用以下较为安全的药物

轻度感冒:可选用板蓝根冲剂等纯中成药,并多喝白开水,注意休息。

感冒高热、剧咳时可选用柴胡注射液退热和纯中药止咳糖浆止咳。同时,也可采用湿毛巾冷敷,用30%左右的酒精(或白酒冲淡一倍)擦浴,可以起物理降温的作用。

选对用好感冒药,对胎宝宝来说还是比较安全的。只是用药时一定要遵医嘱,不可盲目用药,如果药品说明书上标明是孕妇禁用的,那就一定不要用。

另外,一些准妈妈在怀孕初期可能会出现头晕、嗜睡等类似感冒的症状,在没有确诊之前切忌马上服药。据介绍,如果仅有上述两种症状,是不能下感冒诊断的。即使是轻度感冒,也应伴有喉咙痛、咳嗽、流鼻涕等。在不清楚是感冒还是怀孕的情况下,应及时就诊,以免出现问题。

若病情较重,如咳嗽厉害、流鼻涕不止、高烧、有痰带黄色,即使处于孕早期,也必须立刻到医院就诊,否则不仅胎宝宝难逃病菌、病毒的侵害,孕妇本身也有危险。

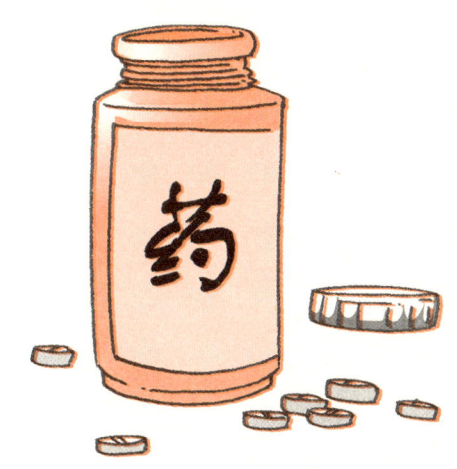

怎样照顾好患感冒的准妈妈

准妈妈因妊娠反应使机体抵抗力下降,稍不注意,就容易患感冒。如果患上感冒,准妈妈不要消极拖延,应积极就医。

家庭照顾患感冒的准妈妈的好方法

❶ 喉头又痒又痛时,用浓盐水每隔10分钟漱口、清洁咽喉一次,10次左右即可见效。

❷ 鼻塞流涕可以喝鸡汤,或用鸡汤下面条吃,都可缓解感冒症状。

❸ 在保温杯内倒入42℃左右的热水,将口鼻置入茶杯口内,不断吸入热蒸气,一日3次。

❹ 如果咽痛导致食欲较差,可以吃一些流食如蔬菜粥。如果有高热、烦躁等应住院治疗,在医生指导下采取相应的措施对症处理。

❺ 萝卜白菜汤:白菜心250克,白萝卜60克,加水煮好后放红糖10～20克,趁热饮用。

❻ 饮食要清淡、易消化,进食富有营养的食物,如牛奶、蔬菜、水果、汤、粥等,避免进食辛辣、油腻、不易消化的食物,每次进食量不宜过多,可少量多次进餐,食后稍微活动(如散步)以助消化。

❼ 充分休息,保证足够的睡眠(每天至少8小时)。注意保暖,室内要通风。

准妈妈皮肤过敏了怎么办

孕期准妈妈身体容易燥热，免疫系统也产生了变化，这会使得准妈妈的皮肤容易出现过敏现象。另外，受胎宝宝的分泌物、排泄物的影响，服用过多的补品、吃过敏食物也会引起皮肤过敏。所以，准妈妈在怀孕期间不要补得太多，以前如果吃某种食物会过敏，怀孕的时候要禁止吃。如果在吃某种食物时出现全身发痒或者气喘、心慌的症状，要立刻停止食用。

皮肤过敏不要乱用药

皮肤过敏本身不会对胎宝宝造成不良影响，可是如果乱用药物的话，某些药物就有可能进入胎盘，妨碍胎宝宝的生长发育，导致胎宝宝出现畸形或罹患疾病。所以，准妈妈一旦出现皮肤过敏，不要私自买药，要立即去医院就诊。

准妈妈皮肤过敏了，建议不妨用绿豆煮成汤，煮到绿豆壳稍稍开裂即可熄火，不加任何调料，只喝汤。绿豆偏寒，体质原本就虚寒的准妈妈要少吃。

如何预防皮肤过敏

1. 保持个人卫生和环境卫生，每天用温水清洗脸部和身体，穿着透气的纯棉衣裤，千万不要随便抓挠皮肤，这样会加重症状。
2. 定期清洗床上用品，室内保持清洁、透气。
3. 避免大吃大喝，少吃油腻食物、甜食以及刺激性食物。多吃蔬菜和水果，尤其是花椰菜和柑橘，它们是很好的抗过敏食物。

饮食营养跟进

孕早期的饮食原则是什么

均衡饮食

在专家的指导下，实行均衡饮食原则，这是整个孕期必须遵守的一个基本饮食原则。所谓均衡饮食即合理食用孕期适宜食用的食品，且不挑食和偏食，以保证营养和热量的均衡吸收。

少量多餐

从确定怀孕开始，就要逐步形成少量多餐的饮食习惯，将原来的一日三餐制逐渐转变为一日五餐，即在上午和下午的两餐中间做些营养补充，将日常餐饮的量均衡调整。

确保无机盐、维生素的供给，为了补充足够的钙质，应多进食牛奶及奶制品，不喜欢喝牛奶的准妈妈可以喝酸奶、吃奶酪或喝不含乳糖的奶粉；呕吐严重者应多食蔬菜、水果等碱性食物，以防止发生酸中毒。

适当增加热量的摄入

在主食方面，准妈妈要注意营养丰富全面，以满足胎宝宝和自身每天的需要，以免因饥饿而使体内血液中的酮体蓄积被胎宝宝吸收后，对胎宝宝大脑的发育产生不良的影响。

保证优质蛋白质的供应

准妈妈要经常食用蛋类、乳类、豆类及其制品，这些食物是优质蛋白质的主要来源。

避免刺激性食物

准妈妈在饮食中还需注意避免喝浓茶和含咖啡因的饮料。应尽量少吃含有刺激子宫收缩成分的食物，如山楂、荸荠等，因为这些食物有可能引发流产和早产，尤其是妊娠3个月以内的孕早期及既往有流产、早产史的准妈妈更不可贪食山楂。热性食物也要尽量少吃，如狗肉、辣椒等，人参等参类补品也不宜吃；性味偏凉的食物更不宜吃，如螃蟹、甲鱼等；滑利食物（易引起拉肚子的食物）亦不能吃，以免造成流产。

总之，合理全面的营养能提供胚胎各器官发育所需要的各种营养素，同时，还应考虑早孕反应的特点，食物要适合准妈妈的口味。

❁ 孕期容易缺乏的营养素有哪些

孕期营养不仅要维持准妈妈自身的营养需要，还要使一个小受精卵发育成胎宝宝。此外，还需满足子宫、胎盘和乳房发育的需要，并要为分娩，尤其产后哺乳做好营养贮备。因此，准妈妈是特别容易缺乏营养的，那么，准妈妈最容易缺乏哪些营养素？该如何补充这些营养素呢？

营养素	缺乏危害	补充方法
铁	准妈妈缺铁，则胎宝宝可发生贫血。贫血严重的准妈妈所生婴儿的红细胞体积比正常婴儿小，血红蛋白低	多吃含铁丰富的食品，如黑木耳、西红柿、红枣、芹菜、海带、豌豆苗、黄豆、绿豆、小米、樱桃、黑芝麻等，尤其是动物肝脏、蛋黄中铁含量甚高，可适量选食
锌	导致胎宝宝智力低下、出生体重降低，尤其是可能导致胎宝宝各类畸形，如唇裂、小眼或无眼、畸形腿、脊柱裂、心脏异位等	常吃牛奶、黄豆、核桃、向日葵子、麦芽、小米、玉米、大白菜、白萝卜、茄子、芦笋、花生、豇豆、豌豆、牛肉、猪肉、鸡鸭肉等
铜	准妈妈缺铜会导致胎宝宝出生后出现精神异常、运动障碍等	含铜较丰富的食物有动物肝肾和甲壳动物类食物，猪肉、大豆、芝麻、核桃仁、葡萄干、扁豆、豌豆、麸皮等也含铜丰富
碘	准妈妈缺碘将直接导致胎宝宝大脑皮质中主管语言、听觉和智力部分不能得到完全分化和发育，婴儿出生后有可能生长迟缓、反应迟钝，还会引起先天畸形	增加摄入含碘量较高的海产品，如海带、紫菜、带鱼、海藻、发菜等，并坚持食用含碘盐

准妈妈饮食怎样保证充足的热能

准妈妈在妊娠过程中由于大量贮存脂肪和胎宝宝新组织生成，能量消耗高于未妊娠时期。因此，准妈妈妊娠后热能的需要增加，且随妊娠延续而增加。保证准妈妈热能供应极为重要，如果孕期热能供应不足，母体内贮存的糖原和脂肪不够用，人就会消瘦、精神不振、皮肤干燥、骨骼肌退化、脉搏缓慢、体温降低、抵抗力减弱等。

准妈妈膳食中热量摄入量直接影响胎宝宝的生长发育，摄入量少可使出生的宝宝体重下降，因此，准妈妈应摄入足够的热能，保持血糖于正常水平，避免血糖过低对胎宝宝体格及智力生长发育的影响。

准妈妈饮食怎样保证充足的热量

人体所需要的热量都是来自产热营养素，即蛋白质、脂肪和糖类。

补充含蛋白质的食物。动物蛋白质，如肉、蛋、鱼、奶、血类以及各种动物的脏器；植物蛋白质，如豆类，以大豆制品为最佳。

准妈妈如何安排三餐的热量比例

准妈妈一日三餐的热量安排是很有讲究的。据科学家调查，最合理的三餐热量分配是：早餐占25%，午餐占40%，晚餐占35%。

> **贴心提示**
>
> 应注意膳食平衡、饮食多样、荤素搭配，粗、细粮交替，保证蛋白质、脂肪和糖类之间的比例均衡。

准妈妈如何摄入糖类

糖类又称碳水化合物，它由可被人体消化吸收的葡萄糖、果糖、蔗糖、麦芽糖、乳糖等单双糖以及不能被人体消化吸收的纤维素、半纤维素、果胶等膳食纤维两部分组成。糖类的主要功能是供给能量，神经系统活动所需要的能量仅能由葡萄糖提供，糖脂参与细胞膜的结构，黏蛋白参与结缔组织的构成，核糖及脱氧核糖参与核酸结构等。

葡萄糖为胎宝宝代谢所必需。由于胎宝宝耗用母体葡萄糖较多，母体不得不以氧化脂肪及蛋白质来供能。准妈妈糖类摄入不足，脂肪消耗过快，氧化不全时易出现酮或酮症中毒。孕期增加体重很少的准妈妈对酮症更敏感。患酮症的准妈妈血糖低，血液酮体高。酮体可进入羊水中，胎宝宝如缺乏葡萄糖而利用羊水中的酮体作为能量的来源，酮体进入胎宝宝体内,对脑和神经系统有不良的作用。血液酮体高的准妈妈所生婴儿常出现智力发育不良、智商低的现象。

为避免酮症,准妈妈即使妊娠反应严重,每日至少也应摄入含150~200克糖类的食物。因此,准妈妈应重视糖类能量的摄入。除了各种粮谷食品,扁豆、胡萝卜、莲藕、蒜苗、土豆、新鲜的豌豆等食物中含量也较高。而水果所含糖类一般均高于蔬菜,一般水果的糖类含量都在10%左右,其中香蕉、芭蕉的含量为20%~26%,枣类的糖类含量可达30%。蔬菜中虽然也含有一定量的糖类,但含量只有2%左右。

贴心提示

准妈妈也不可过多摄入糖类含量高的食物,摄入过多常导致肥胖。

准妈妈每天应补充多少优质蛋白

蛋白质对胎宝宝和准妈妈的作用

妊娠期间胎宝宝的生长发育需要蛋白质,它是胎宝宝细胞分化、器官形成的最基本物质。蛋白质对胎宝宝身体的成长来说,就像构筑一座坚实大厦的基础一样重要。在胚胎发育的关键时期,

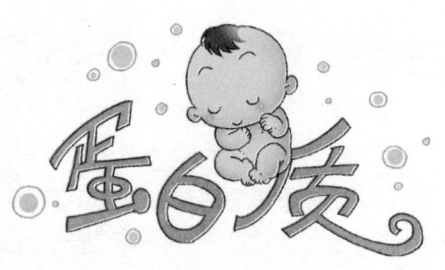

如果缺乏蛋白质、氨基酸,胎宝宝就有可能会生长缓慢,甚至会出现畸形。准妈妈也需要蛋白质来维持子宫、胎盘、乳腺组织及全身的变化。同时,准妈妈还需要有一定量的蛋白质储备,以供应分娩时的消耗及产后泌乳。

蛋白质的推荐摄入量

准妈妈每天都应该从膳食中摄入不少于70克(一杯牛奶和一碗谷物中所含的量相当于10克蛋白质)的优质蛋白质,才能够满足身体的需要。具体来说,孕早期,准妈妈的蛋白质摄入量应为每天80克;孕中期,可以增加到每天90克;而孕晚期则可以增加到每天95克。因此,孕妇每天的饮食中都要保证有优质蛋白质食品,如牛奶、鸡蛋、瘦肉、鱼类、禽类、坚果、豆类和豆制品。

哪些食物富含优质蛋白

蛋白质可分为动物蛋白和植物蛋白两种,蛋白质的优劣是根据蛋白质组成成分中氨基酸的种类和含量决定的。含有大量必需氨基酸的蛋白质为优质蛋白质。优质蛋白质来源于瘦

肉、鱼类、禽类、奶制品、蛋类等食物中,其中坚果和豆类食物中必需氨基酸含量最高。

在补充蛋白质时,最好是将多种食物进行搭配,这样才能有效地补充优质蛋白。

❋ 准妈妈忌食或少食的食物有哪些

孕期,准妈妈对食物的要求很高,有些食品对准妈妈有害,准妈妈应少食或忌食。

❶ 芦荟:芦荟能使女性骨盆内脏器官充血,促进子宫运动,准妈妈食用,极易引发腹痛,导致流产或严重出血。

❷ 桂圆:桂圆性热,而怀孕后易阴虚引起内热,食用桂圆会热上加热,可引起先兆流产,容易导致准妈妈阴道出血、腹痛、流产或早产。除桂圆外,一切温热、大补之品,准妈妈均不宜服用。

❸ 久贮的土豆:发芽的土豆有毒,多数人已有警惕,但未发芽而久贮的土豆准妈妈最好也不要吃。

❹ 山楂:山楂甜酸可口,可以开胃消食,颇受有恶心、呕吐等早孕反应的准妈妈青睐。现已证明,山楂有兴奋子宫的作用,促使子宫收缩,若大量食用山楂,可能导致流产。

❺ 薏苡仁:薏苡仁对子宫平滑肌有兴奋作用,可促使子宫收缩,因而有诱发流产的可能。

❻ 马齿苋:马齿苋又名马齿菜、瓜仁菜,其药性寒凉而滑利。实验证明,马齿苋汁对子宫有明显的兴奋作用,能使子宫收缩次数增多、强度增大,易造成流产。

❼ 螃蟹:螃蟹性寒凉,有活血祛淤之功,尤其是蟹爪,有明显的堕胎作用。

❽ 甲鱼:甲鱼具有滋阴益肾之功,但是甲鱼性味咸寒,有着较强的通血络、散淤块作用,因而有一定堕胎之嫌,尤其是鳖甲的堕胎之力比鳖肉更强。

> **贴心提示**
>
> 除上述食物外,熏烤食品、油炸食品以及冷饮,准妈妈都要忌食或者少食。

准妈妈喝水有什么需要注意的

准妈妈不宜喝的水

❶ 没有烧开的自来水：没有烧开的自来水中的氯会和水中残留的有机物互相作用，产生有害物质。

❷ 久沸的开水不能喝：反复沸腾后，水中的亚硝酸根以及砷等有害物质的浓度相对增加，这样会导致血液中的低铁血红蛋白结合成不能携带氧的高铁血红蛋白，可能引起准妈妈血液中含氧降低，威胁胎宝宝的安全。

❸ 保温杯沏的茶水：将茶叶浸泡在保温杯中，会大量破坏茶叶中的维生素，还会增加有害物质，使得茶水苦涩，饮用后致使消化系统与神经系统出现紊乱。

每日饮水量及方法

怀孕早期每天摄入的水量以1000~1500毫升为宜，孕晚期则最好控制在1000毫升以内。饮水方法应该是每隔2小时喝1次水，一天保证8次。

贴心提示

清晨是一天中补充水分的最佳时机，而新鲜的温开水有润肠、促进消化液分泌、刺激肠胃蠕动的作用，能够缓解便秘，补充夜间细胞丢失的水分。所以，准妈妈每天早晨起床后最好喝约200毫升的温开水。

准妈妈如何吃水果更健康

准妈妈适当吃些水果，不仅能增加营养，帮助消化，补充维生素和矿物质，而且水果还有一些特殊的食疗作用，对准妈妈和胎宝宝的身体健康很有帮助。但是，准妈妈该怎样吃水果才更加健康呢？

不宜一次吃太多水果

水果大多含糖量较高，而其脂肪、蛋白质含量却相对不足，因此，过多摄入水果不仅容易造成妊娠糖尿病，也会影响胎宝宝生长发育所必需的蛋白质等的摄入。因此，准妈妈每天吃水果别超过500克，而妊娠期糖代谢异常者或是妊娠糖尿病患者则要减半，最好等血糖控制平稳后再加水果。另外，如果喜欢吃香蕉、菠萝、荔枝、柿子之类含糖量较高的水果，就一定要减量。

热性、凉性水果根据体质吃

从中医角度来说，女性怀孕之后，体质一般偏热，阴血往往不足。此时，一些热性的水果如荔枝、桂圆等应少量食用，否则容易产生便秘、口舌生疮等上火症状，尤其是有先兆流产迹象的准妈妈更应谨慎食用。

有部分准妈妈脾胃虚寒、大便溏薄、面色无华，对于梨、西瓜、香瓜、柚子之类的寒凉性水果就只能少量食用，偶尔适当吃些荔枝也许会改善症状。

适当多吃中性水果

准妈妈们应尽量食用性味比较平和、不寒不热的水果，如葡萄、苹果、桃、杏、菠萝、甘蔗、乌梅等。这些水果更有利于妊娠过程的母婴健康。

> **贴心提示**
>
> 不少准妈妈认为多吃水果可以让胎宝宝皮肤变白，其实这是没有科学根据的。胎宝宝的皮肤颜色受父母遗传基因的影响，与怀孕期的饮食关系不大。

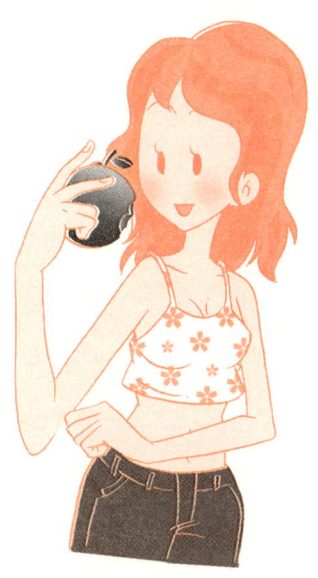

孕早期吃核桃和芝麻为准妈妈补充脂肪

脂肪是早期妊娠的准妈妈体内不可缺少的营养物质。它促进脂溶性维生素E的吸收，起着安胎的作用。脂肪可以帮助固定内脏器官的位置，使子宫恒定在盆腔中央，给胚胎发育提供一个安宁的环境。此外，脂肪还有保护皮肤、神经末梢、血管及脏器的作用。

但是，早孕反应的突出表现之一即是讨厌油腻。多数准妈妈不愿意吃含脂肪多的肉类，吃菜也很清淡，使妊娠早期摄取脂肪少，这样不利于准妈妈的身体健康及胚胎的发育。

吃核桃和芝麻为准妈妈补充脂肪

核桃和芝麻脂肪含量丰富，准妈妈吃核桃和芝麻可以补充脂肪，而且核桃富含不饱和脂肪酸、磷脂、蛋白质等多种营养素。1千克核桃仁相当于5千克鸡蛋或者9千克鲜牛奶的营养，并有补气养血、温肺润肠的作用。其营养成分的结构对于胚胎的脑发育非常有利。因此，准妈妈每天宜吃2~3个核桃。此外，嚼核桃仁还能防治牙本质过敏。

芝麻富含蛋白质、糖、芝麻素、卵磷脂、钙、铁、硒、亚油酸等，有营养大脑、抗衰、美容之功效。将芝麻磨碎，加上适量白糖，每日用白开水冲服一杯，既可增强准妈妈的抵抗力并预防感冒，又可防止胎宝宝患皮肤病。准妈妈以每天食用20克为宜。

> **贴心提示**
>
> 核桃和芝麻中的脂肪含量非常高，吃得过多必然会因热量摄入过多造成身体发胖，进而影响孕妇正常的血糖、血脂和血压。因此，准妈妈一定要注意不可多吃。

准妈妈如何选择牛奶

牛奶是准妈妈孕期最重要的营养食品之一。牛奶本身含钙丰富，且容易被机体吸收，因此，准妈妈最好每天喝250～500毫升牛奶，以满足孕期对钙的需求。但牛奶制品种类繁多，准妈妈应该正确选择适合的奶制品。

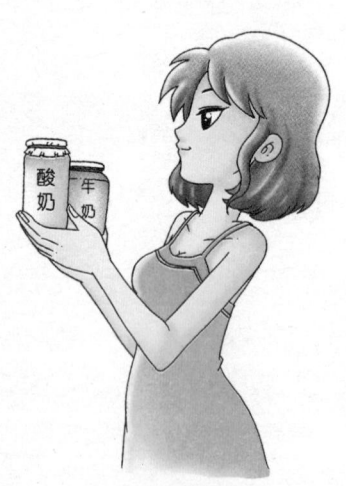

鲜奶

鲜奶不仅新鲜、营养丰富，而且保留了牛奶中的一些微量生理活性成分，营养成分破坏很少，故营养价值较高。

酸奶

酸奶是在鲜牛奶中加入乳酸杆菌发酵而成的，含有大量有益人体健康的乳酸菌，有助于人体的吸收。

孕妇奶粉

富含孕期所需要的合理成分与合理的量，目前市场上出现的孕妇配方奶粉是根据特定人群的营养需求而加工的，蛋白质、矿物质和大部分维生素都能够保留，还添加了促进胎宝宝大脑和视网膜发育的DHA。喝孕妇奶粉可以补充很多丢失的营养元素。而且与多维片和鲜牛奶比起来，孕妇奶粉更容易饮用，对消化道负担最小。对于准妈妈来说，其营养价值是比较高的。不过需要提醒的是，孕吐很严重的准妈妈最好选择口味清淡的孕妇奶粉。

> **贴心提示**
>
> 对各种液态奶来说，要想实现长时间保存，就需要更严格的灭菌和防腐措施，所以，保存时间越长的奶，消毒相对来说越严格，而营养素的缺失也越多。建议准妈妈购买液态奶时，尽量选择保质期短的牛奶，而不要买一整箱的、可以保存一个月的牛奶。

吃素的准妈妈如何保证孕期营养

素食准妈妈若能在饮食上多加留意，一样可以摄入足够的维生素、矿物质、蛋白质以及其他营养素，给胎宝宝及自己提供足够的营养。

准妈妈在怀孕期间必须摄取足够的蛋白质，以供应胎宝宝的成长发育。蛋白质的主要来源包括肉、蛋、奶、豆类食品，一般来说，动物性蛋白质是比较理想的蛋白质来源，而素食准妈妈因为饮食习惯的不同，蛋白质的来源则以植物性蛋白质为主。

为了满足孕期所需，建议素食准妈妈多摄取蛋、牛奶、大豆制品，坚果也是补充蛋白质与油脂的来源之一，建议每日可以吃一小把的坚果当点心，能摄取到蛋白质，也能提供原料帮助胎宝宝合成DHA。此外，可在做菜时稍微多放点植物油来补充脂肪的摄入。

怀孕期间，母体内的铁质要大量供给胎宝宝造血，因此，准妈妈必须特别注重铁质的摄取。为了确实补充铁质，素食准妈妈除了要多摄取富含铁质的食物，如紫菜、葡萄干、红枣、樱桃、葡萄、苹果，也别忘记搭配食用维生素C含量高的水果，如柑橘、猕猴桃，以帮助铁质的吸收。

> **贴心提示**
>
> 素食准妈妈选购素食制品时，应该向信用良好的店家或厂商购买，并选择包装完整、有清楚标示的产品，如果是散装、标示不清的素食制品，最好不要购买。有些市售豆类制品颜色过于亮白，如豆干、百页、油豆腐，有可能是含有添加物，建议素食准妈妈在选购这类食品时，应该挑选颜色自然、没有刺鼻药水味的产品为宜。

准妈妈春季养胎饮食要点

春季，准妈妈应注意平衡饮食，各种营养素之间的比例要合适，种类要齐全，这样才能保证孕期胎宝宝和准妈妈的营养需要。

准妈妈每日膳食种类和数量

一般要求准妈妈的膳食应尽可能包括以下各类食品，并保证一定的数量：

1. 谷类（米、面及杂粮）：每日400～500克。
2. 豆类及豆制品：每日50～100克。
3. 肉、禽、鱼等动物性食品：每日50～150克。
4. 鲜奶：每日250～500毫升。腹胀及不适应者可改用酸奶。
5. 蔬菜及水果：每日400～500克新鲜蔬菜，100～200克水果。
6. 烹调植物油：每日15～20毫升。

孕期各阶段在春季的营养需求有哪些特点

孕早期（1～3个月）：早期胎宝宝生长缓慢，体重平均每天增加1克，此时准妈妈所需营养与成年妇女相似或稍有增加。

孕中期（4～7个月）：胎宝宝生长加快，体重平均每天增加10克，各种营养素及热能需要相应地增加。

孕晚期（8～10个月）：此时胎宝宝生长很快，其中又以32～38周时生长最快，并且胎宝宝体内储存各种营养素也最多，应特别重视妊娠末期的营养补充。

春季养胎的中医常识

中医认为："当春之时，食味宜减酸益甘，以养脾气，饮酒不可过多，米面团饼不可多食，致伤脾胃，难以消化。"中医还认为：

1. 春季应养阳，在饮食上要选择一些能助阳的食品，并由冬季的高脂、高热饮食转变为清淡饮食。建议准妈妈多吃些蔬菜。
2. 春季饮食忌大补。

准妈妈夏季养胎饮食要点

夏季天气炎热，准妈妈更不能忽视饮食营养。

保证营养

为保证母体和胎宝宝的营养，准妈妈夏天最好选择新鲜多样的食品，饮食要清淡，适量地多吃新鲜蔬菜，少食多餐，多食富含纤维素的食品，可常吃鸡肉丝、猪肉丝、蛋花、紫菜、香菇做成的汤。

避免高糖食品

在补充营养的同时，准妈妈还要注意不要营养过剩了，避免高糖食品，以免胎宝宝过大造成生产困难。

准妈妈夏天千万不要无限量吃西瓜等高糖分水果，水果的补充最好是在两餐之间，每日最多不能超过200克，并且在选择水果时应尽量选择含糖量低的品种，或以蔬菜代替，如西红柿、黄瓜等。

准妈妈最好在怀孕第18周和第32周到医院进行定期血糖测定，并及时到产科营养咨询门诊进行营养咨询。

略加点儿盐

炎热的夏季，人体出汗多，所以，在饮食方面，宜食用调味稍咸的菜肴，一来可以及时补充人体因出汗而失去的盐分；二来可避免因出汗过多而出现的虚脱。

准妈妈夏季可以多吃的食物

准妈妈可以多吃点儿泥鳅，泥鳅不易上火，蛋白质含量又高；至于黄鳝，则很容易上火，不适合夏天吃。为防止便秘，准妈妈平时应该多喝水，不宜食过多冷饮，以免伤脾胃。对于准妈妈来说，牛奶、豆浆、自制蔬果汁、柠檬茶、豆腐都是很不错的食品。

准妈妈还可以适当吃一些天然酸味食物，如西红柿、柠檬、草莓、乌梅、葡萄等，有助于敛汗、止泻、祛湿，预防因流汗过多而耗气伤阴，并能生津止渴、健胃消食。

> **贴心提示**
>
> 准妈妈在夏季特别要注意饮食卫生，否则会引起消化道感染，严重的会导致子宫收缩，甚至引发早产。

准妈妈秋季养胎饮食要点

秋天是最适宜进补的季节，因为秋天最有利于调养生机、去旧更新，只要稍加滋补，便能收到很好的功效，那么，准妈妈在秋季饮食上要注意些什么呢？

合理营养、平衡膳食

一个重要原则就是每种营养素的供给要充足，既不能少，也不能过多，而且各种营养素之间的搭配比例要适宜，保持一定的平衡，蔬菜、鱼、蛋、水果、肉等准妈妈样样要吃。

此外，中医认为，准妈妈饮食宜忌辛辣、烟、酒等，如韭菜、姜、胡椒等热性食物，可使血热妄行而致流产。此外，准妈妈也不宜食用活血的食品，如鲜山楂等。

秋季准妈妈如何进补

准妈妈秋季进补是必要的，但应该多听取医生的建议，千万不可盲目进补，一般以温和、清淡为宜，可选用燕窝、党参、茯苓、麦冬、沙参、莲藕、银耳等，少吃狗肉、羊肉。

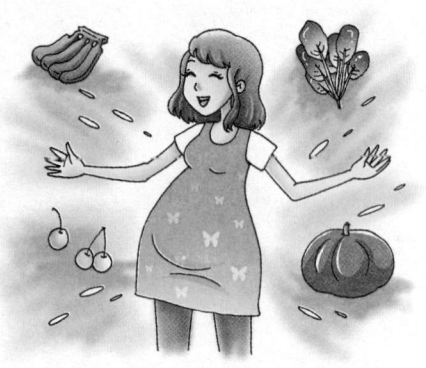

准妈妈秋天宜多吃芝麻、核桃仁、黑糯米、红枣、赤豆及动物肝脏等，可补充铁和维生素A，还可多吃粗粮、谷类和面包等。

给准妈妈推荐一款补气益血的鸡蛋枣汤，做法如下：鸡蛋2个、红枣10枚、红糖适量。锅内放水煮沸后打入鸡蛋，水再沸后下红枣及红糖，用文火煮20分钟即可。

秋季准妈妈怎么吃水果

人的体质有寒热，水果也有特质，也分温凉，因此，什么人吃什么水果，都有一定的禁忌。对于准妈妈来说，一些寒凉的水果还是要少吃，像梨、香蕉、李子、柿子、无花果等，俗话说"秋瓜坏肚"，吃水果要适可而止，过量食用水果也会导致高血脂、难产等症状。

> **贴心提示**
>
> 秋天气候干燥，准妈妈可能便秘，因此，要注意多喝水，养成定时排便的好习惯，另外，秋天一定要注意饮食卫生，吃新鲜瓜果一定要洗净。

❄ 准妈妈冬季养胎饮食要点

冬季准妈妈散热多，应该比其他季节多吃些营养食物，但要注意合理营养，均衡搭配，只有饮食多样化，才能获得均衡的营养，准妈妈冬季养胎饮食还需要注意的事情有：

根据体质选择食物

阴虚热性体质：如果常出现口鼻干燥、面色赤红、手足心热、小便黄赤、大便干燥的情况，基本属于阴虚热性体质，大部分准妈妈为阴虚体质，内热较重，如过多食用性温、大热的食物，容易"火上加火"，严重者会出现早产的症状。

这类准妈妈应多选滋阴清热的食物，如海参、鸭肉、兔肉、银耳、黑木耳、豆腐、荸荠、百合、荠菜等。

阳虚寒性体质：如果感觉肢体寒冷、畏寒、小便清长、大便溏薄、面色苍白，则可能属于阳虚寒性体质，可适当补充牛肉、羊肉、鸡肉、黄鳝、带鱼、红枣、板栗、韭黄、蒜苗等温性食物。

冬季准妈妈不宜多吃凉食

准妈妈吃凉的食物会感觉比较舒服，这是可以的，但一定要适量，否则可能会对胎宝宝有不良的影响，尤其在孕晚期，准妈妈胃黏膜充血，如果过量吃凉的食物，胃黏膜受到刺激后很容易引发急性胃炎、腹泻等，有的还会呕吐，很可能引起宫缩，导致早产。

给冬季准妈妈的更多饮食建议

1. 患妊娠高血压的准妈妈宜多吃芹菜，芹菜具有镇静降压、清热凉血的功效。可取芹菜连根120克洗净切碎，加粳米200克同煮成芹菜粥，分早、晚顿服。
2. 饮食以清淡、新鲜、全面、均衡、卫生为原则，注意荤素搭配，不要过多摄入高脂肪、高糖、高蛋白质的食物。
3. 可以多补充些矿物质含量高的根块和根茎类蔬菜，如胡萝卜、藕、莴笋、薯类等。

日常起居与运动

❋ 准妈妈该如何保证自己的休息质量

准妈妈最好的休息方式即是睡眠，通过适当的睡眠解除疲劳，使体力与脑力得到恢复。如果睡眠不足，可引起疲劳过度、食欲下降、营养不足、身体抵抗力下降，增加准妈妈和胎宝宝感染病毒的机会，造成多种疾病的发生。要全身心地放松、休息，就要把高质量的睡眠作为重中之重。

❶ 宽大的床铺：准妈妈要睡在宽大的床上，可尽情舒展，又可避免掉到地上。

❷ 洁净的睡具：准妈妈的床上不仅要有床单、被褥、枕头，还应有靠垫、抱枕、蚊帐之类，都要准备两套以上，以便常常换洗，保持清洁。

❸ 冲热水澡或泡脚：睡前冲个热水澡或用热水泡泡脚，血液循环会让准妈妈舒服自在。

❹ 不做剧烈运动：晚间的活动应以散步为主，不要打扫卫生等，过度劳累也会影响睡眠。

❺ 不在睡前大吃大喝：睡前2小时内不可大吃大喝，尤其不要吃、喝有刺激性的东西，以免造成大脑兴奋，难以入睡。

❻ 不要有情绪波动：尽量不引起情绪上的波动，要有良好、平和的心态。

贴心提示

准妈妈可在晚饭后就近到公园、广场、体育场、田野、乡间小路散步。最好夫妻同行，同时说说悄悄话，除能解除疲劳外，也是调节和保持良好精神状态的妙方。

准妈妈睡午觉要注意什么

准妈妈比正常人更容易疲劳。疲劳对准妈妈本身的健康和胎宝宝都不利，特别是上班工作或者从事体力劳动的准妈妈，如果在上午工作后休息一下，既能缓解劳累，又能增加睡眠的时间，即便在没有工作或者正常轻微的劳动时，也要适当午休。

午睡时间以休息好为准

午睡时间长短可因人而异，因时而异，半小时到一小时，甚至再长一点儿均可，总之，以休息好为主。平常劳累时，也可以躺下休息一会儿。有的准妈妈醒来后会感到很不舒服。如果遇到这种情况，起来后适当活动一下，或用冷水洗脸，再喝上一杯水，不适感会很快消失。

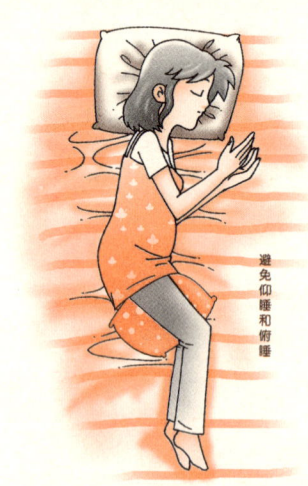

避免仰睡和俯睡

睡姿要放松

午睡时，要脱下鞋子，把双脚架在一个坐垫上，抬高双腿，然后全身放松。特别是感到消化不良或血液循环不好时，可以任意选择睡姿，不要害怕压坏或影响胎宝宝。

不可随遇而安乱午睡

准妈妈午睡不能随便在走廊上、树荫下、草地上坐着或者靠着就睡，也不要在穿堂风或风口处午睡。因为，人在睡眠中体温调节中枢功能减退，重者受凉感冒，轻者醒后身体不适。

> **贴心提示**
>
> 准妈妈的睡眠时间应比平时多一些，如平时习惯睡8小时，妊娠期可以睡到9小时左右为好。增加的这一小时的睡眠时间最好加在午睡上，就是在春、秋、冬季也需要午睡。

❀ 准妈妈怎样挑选床上用品

好的睡眠可以使母体得到保护，从而少生病，继而对胎宝宝也大有好处。好的睡眠质量跟睡眠环境的舒适度是分不开的，因此，选择一套好的床上用品给准妈妈也是必不可少的。

枕头

以9厘米高为宜。枕头过高迫使颈部前屈而压迫颈动脉。颈动脉供血受阻时会使大脑血流量降低而引起脑缺氧。

棉被

理想的被褥是全棉布包裹棉絮。不宜使用化纤混纺织物做被套及床单。因为化纤布容易刺激皮肤，引起瘙痒。

蚊帐

蚊帐可避蚊防风，还可吸附空间飘落的尘埃，过滤空气，有利于准妈妈安然入眠，并使睡眠加深。

床褥

床褥太软，孕妇深陷其中，造成翻身不便，也会影响睡眠效果，加重疲劳感，对准妈妈和胎宝宝都不利。这样的睡眠既不能消除疲劳，又影响了孕妇的生理功能，甚至可能引起一些不良的后果。因此，孕期适宜睡木板床，垫一定硬度的床褥，以躺下时不致凹下太深且不影响翻身、感觉舒适为宜。

> **贴心提示**
>
> 准妈妈不可用电热毯取暖，电热毯电流虽小，但由于电热毯紧贴在孕妇身下，对处于发育阶段的胎宝宝可能存在潜在的危险。准妈妈如果使用电热毯取暖，最好提前打开，在睡觉时关掉，并把电源插头拔掉。

如何打造健康无污染的居室环境

准妈妈大部分的时间都会在居室里度过，所以，居住环境的好坏不但关系到准妈妈个人的健康问题，更重要的是关系到准妈妈能否顺利怀孕，怀孕后胎宝宝是否能健康生长发育、智力发育如何等一系列的问题。因此，努力创造好的居室环境是孕期生活的一项重要任务。

居室要通风换气

为了确保室内有充足的新鲜空气，必须经常通风换气，这样才能减少室内浊气中的许多传染病菌，使室外清新空气与室内污浊空气进行交换，并排除不良气味。如夏天门窗要经常打开，冬天则应轮流开窗。尤其是人口较多的住宅，更应保持通风换气，减少病菌。对自然通风不足的居室，宜用风扇或机械，进行通风换气。

居室要预防噪声污染

居室里如果噪声大会扰乱准妈妈的情绪，也影响胎宝宝脑功能的发育。所以，居室内一定要保持安静。可以在居室挂较厚的窗帘，除可以控制日照、通风与调节光线外，还可阻挡噪声。

进行居室绿化

在室内外种植一些花木，可净化室内空气。

居室要舒适明亮、干净整洁

准妈妈的房间不一定要很大、很宽敞，但布局要合理，房间要收拾得干净整洁、舒适明亮。

> **贴心提示**
>
> 在特别潮湿的季节，要经常开门、开窗通气来消除室内的湿气，如有必要，可以买一个干燥机来去除被褥、衣服上的潮气。

准妈妈如何避免二手烟的危害

二手烟对于准妈妈、胎宝宝及其各个成长阶段的健康所产生的负面影响是医学界所公认的。被动地吸二手烟可以增加准妈妈患胃病的概率；引起子宫动脉收缩，使母体不能顺利地给胎宝宝供氧，从而导致胎宝宝氧气不足、营养不良，甚至引起胎宝宝畸形、流产。

尤其是在孕早期的准妈妈，为了自身及胎宝宝的安全，一定要做好预防：

❶ 如果在单位，可以请吸烟的同事理解你的处境，尽量不要与你在同一个空间时吸烟。

❷ 尽量不要去公共场所。公共场所里有人吸烟是无法避免的，所以，尽量避免去公共场所。实在没有办法，就要待在空气流通的地方，尽量让自己呼吸到新鲜的空气。或者准妈妈可以随身带一个活性炭的口罩，遇到这种情况就戴上口罩。

❸ 请家人坚决不要在家里吸烟，来家串门的客人也不要吸烟。

❹ 在家庭或办公室、会议室等经常性的吸烟环境中最好能主动采取消除或减轻空气污染的措施，如摆放一些绿色植物如吊兰、常春藤等，或使用空气净化设备。

> **贴心提示**
>
> 有人在房间吸烟之后，清理房间的时候必须确保不吸二手烟，同时，为了避免把地面的烟灰扬到空中造成三手烟，应使用拖把拖地而不是扫地，某些地方可能不适用拖把，也应在洒水之后再清扫。

准妈妈化妆要注意什么

在怀孕期间，准妈妈由于体内内分泌改变，身体变得臃肿，肌肤的肤质也容易变得敏感。在这个特殊时期，准妈妈化妆要格外注意。

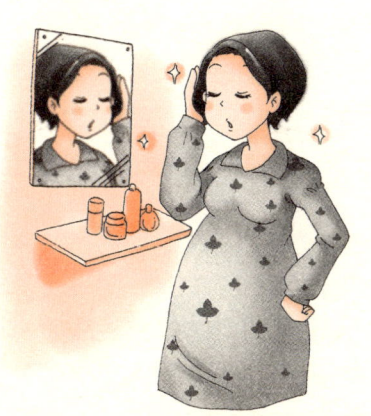

尽量不要用美白祛斑类化妆品

这类化妆品中一般都含有铅和汞，长期使用会严重危害人体的神经、消化道及泌尿系统。若使用化妆品，引起了皮肤异常，准妈妈要马上停止使用，以免给胎宝宝带来不利影响。

远离彩妆用品

口红、粉底、睫毛液、指甲油等化妆品含有部分有毒物质，对胎宝宝的健康发育十分不利，准妈妈也要远离。

不要使用精油

高纯度的精油分子一般具有轻微的毒性，经皮肤渗入体内，很容易伤害到敏感的胎宝宝。而且有些精油具有活血通络的疗效，如果使用了这类精油，很有可能导致流产。

慎用香水

香水中的人工麝香会扰乱人体内分

泌及影响激素正常发挥作用，更有可能对胎宝宝造成不良的影响。

慎用花露水

花露水里含有冰片和麝香，这两种成分都有可能导致胎宝宝畸形。因此，准妈妈最好不要为了防蚊虫叮咬就经常涂抹花露水。

> **贴心提示**
>
> 准妈妈最好避免日常化妆。如遇特殊情况，需要化妆的时候，最好是去专门的母婴店挑选安全温和的孕妇专用化妆产品。

生活中的辐射源有哪些

手机

手机接通时的辐射是未接通时的20倍。因此，当手机在接通阶段，使用者应避免将手机贴近耳朵，这样能减少辐射量。同时，手机放置的位置也应该避免靠近心脏。怀孕初期的准妈妈尤其要注意，更不应将手机挂在胸前。

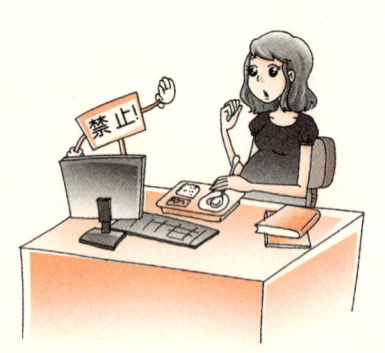

电脑

电脑在开机时，其周围存在的电磁辐射绝大部分被电脑外面的玻璃罩吸收，但是在电脑周围还是会产生低频电磁场。专家实验显示，这种电磁场可以在细胞膜水平上干扰细胞的代谢和增殖，从而影响胚胎的正常发育。

家用电器

包括电视、电冰箱、洗衣机、空调等家电，同样可以产生X线。

微波炉

微波炉的辐射要低于12伏/米才是符合国家标准的产品，因此，准妈妈在挑选微波炉时一定要注意看说明书上的辐射标准，同时减少使用时间。

抽油烟机

抽油烟机的辐射超过了电冰箱和电视机。准妈妈在厨房炒菜时最好打开窗户来除油烟，必须使用抽油烟机的情况下尽量缩短炒菜时间。

电熨斗

使用电熨斗熨衣服时最好能把温度一次加热到位，切不可一边加热一边熨衣服，那样会增加辐射。

吹风机

准妈妈洗了头之后最好先用毛巾擦一下，之后自然晾干，若是一定要使用电吹风，最好调到低挡。

电源接线板、吸尘器

电源接线板、吸尘器在使用时都会放射出较强的辐射，准妈妈平时应该避免用吸尘器来清洁房间；电源接线板要远离床。

贴心提示

很多人都以为只有电器有辐射，其实大理石也会产生辐射，质量越差的大理石产生的辐射越大。

准妈妈如何选择防辐射服

防辐射服款式的选择

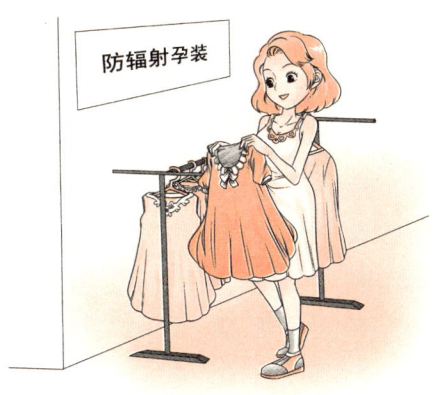

防辐射服款式有防辐射兜肚、吊带、围裙、马甲、孕妇裙、孕妇套装。春、夏可以选择孕妇裙或者兜肚，秋季选择套装、围裙或者吊带都可以，冬天可以选套装或者马甲。另外，要看准妈妈的工作性质及周围的辐射环境。如果其周围辐射很强，建议选择防辐射马甲，这样对自己及腹中的胎宝宝有较强的保护；如果周围辐射很弱，可以选择防辐射兜肚。准妈妈即使在周围辐射源很弱的情况下，怀孕3个月以上也建议选择防辐射马甲，这样可更好地保护胎宝宝的健康。

防辐射服的材质

金属丝面料：其有较好的手感和透气性，可以轻柔水洗。但金属丝易折断，影响屏蔽效果。对于肚子敏感的准妈妈来说是不适合的，有可能会引起肚皮过敏。

涂层面料：其屏蔽效果好，但是手感硬，透气不好，不能水洗，最大的缺点是镀在表面的金属物容易脱落而变成粉末状，若被准妈妈不慎吸入，则会影响胎宝宝的健康。

纤维镀银：其屏蔽值较高，同时具备杀菌、透气功能。缺点是容易氧化，易变色。

离子银面料：柔软、透气、轻薄，具有抗菌、除臭、抑污的功效，效果持久，并且可以水洗，即使长期穿着也不会氧化、变色，是一种安全无毒的绿色产品布料，不会对人体有副作用。

挑选防辐射服需要关注3项重要技术指标，分别是防护工作频段、屏蔽效能、屏蔽率。产品说明中会标明防护频率范围，准妈妈可以根据自己的防护需求有针对性地选择。

❋ 经常使用电脑的准妈妈需要注意什么

电脑会产生极低频的电磁场，并可发射出电磁辐射。不过，对低频电磁场的危害不必过于恐惧，只要针对其发生源及特性认真做好防护，完全可以避免受到伤害。准妈妈日常可以从以下几个方面进行防护：

和电脑保持距离

电磁辐射的传播是随距离、按指数有规律地衰减，因此，在使用电脑时，拉开一定的距离，最好是距屏幕半米以外，可起到有效的防护作用。

注意使用电脑的时间

电磁辐射对人体的损害与作用的时间有关，作用时间越长，受损越大。故准妈妈操作电脑的时间，每周不应超过20小时。最好待在电脑面前1～2小时就起来散散步。

预防电脑辐射

准妈妈操作电脑，特别在怀孕的头3个月，最好选用防电磁辐射的工作服。

另外，操作电脑时最好在显示屏上安一块电脑专用滤色板以减轻辐射的危害，室内不要放置闲杂的金属物品，以免形成电磁波的再次辐射。使用电脑时，要调整好屏幕的亮度。一般来说，屏幕亮度越大，电磁辐射越强，反之越弱。不过，也不能调得太暗，以免因亮度太小而影响效果，且易造成眼睛疲劳。

> **贴心提示**
>
> 电脑中的微波对准妈妈中枢神经系统有不利影响，可能使准妈妈出现神经衰弱症候群，表现为头痛、易疲劳、嗜睡、失眠、记忆力减退、注意力不能集中等。为了防范电脑后遗症的发生，准妈妈最好少用电脑，注意劳逸结合，经常参加户外活动、体育活动，定期检查身体。

孕早期可以进行性生活吗

怀孕的前3个月，由于胎盘还没有发育成熟，胎盘和子宫壁之间的连接还不够紧密，同时，由于此时孕激素分泌还不足，无法给予胚胎强有力的保护，所以，在这个时期进行性生活，就有可能由于不当的动作或者精神过度兴奋时的不小心，导致子宫遭受震荡，胎盘脱落，造成流产。

这一时期由于准妈妈体内内分泌发生了变化，加之对胎宝宝的担心，准妈妈对性生活可能缺乏兴趣，甚至会表现出对准爸爸的讨厌和不满意。作为准爸爸，要对准妈妈给予理解和体贴，应特别谨慎，避免过于激烈、频繁以及动作难度大的性交行为。也可以与准妈妈探讨采用别的方式来交流夫妻感情。准爸爸绝对不能只顾着满足自己的欲望，而不顾准妈妈的感受以及她腹中的胎宝宝。最好采取边缘性接触，通过搂抱、抚摸、亲吻的方式达到性的满足。

有下列情况的准妈妈应该特别注意避免孕早期性生活

❶ 有习惯性流产史的准妈妈。
❷ 有子宫颈闭锁不全史的准妈妈。
❸ 有产前出血或前置胎盘情形的准妈妈。
❹ 有早产史或早期破水史的准妈妈。

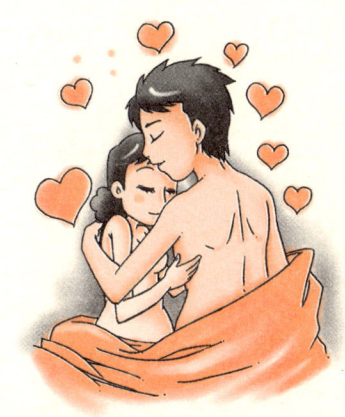

贴心提示

孕期性生活过度，是导致流产、早产、早期破膜、产后感染的重要原因之一。但是，这并不是说在整个孕期都不宜过性生活，孕期可以适度过性生活，但一定要注意合理安排，严格控制性生活频率和强度。

孕期做运动有哪些好处

孕期适量运动，不仅对准妈妈和胎宝宝都有好处，而且准妈妈将来的分娩时间会较不运动的准妈妈短。孕期做运动具体有以下几方面的好处：

促使准妈妈和胎宝宝吸收钙

去户外或公园里运动，可呼吸大量的新鲜空气，阳光中的紫外线，还使皮肤中脱氢胆固醇转变为维生素D，促进体内钙、磷的吸收利用。孕期做运动既有利于胎宝宝的骨骼发育，又可防止准妈妈发生骨质软化症。

改善睡眠

当你的肚子增加了几千克的重量后，找个舒服的姿势睡觉可能就成了一件很困难的事情了。但是，体育锻炼能够帮助你消耗多余的精力，让你借着疲倦陷入更深沉宁静的睡眠。

减少怀孕带来的不适

从整体上来说，有规律的锻炼能使你的肌肉变得柔韧和强壮，帮助你更好地应付怀孕带来的种种疼痛和不适。拉伸运动能缓解背痛，散步能改善循环功能，而游泳能强壮四肢肌肉力量。

促进胎宝宝正常生长发育

运动不仅能增加孕妇自身健康，也可增加胎宝宝的血液供氧，加快新陈代谢，从而促进其生长发育。

可促进胎宝宝的大脑发育

孕妇运动时，可向大脑提供充足的氧气和营养，促使大脑释放脑啡肽等有益的物质，通过胎盘进入胎宝宝体内；准妈妈运动会使羊水摇动，摇动的羊水可刺激胎宝宝全身的皮肤，就好比给胎宝宝做按摩。这些都十分有利于胎宝宝的大脑发育。

> **贴心提示**
>
> 如果准妈妈曾有过先兆流产、早产、双胎、羊水过多或过少、前置胎盘史，或严重的内科并发症，如心脏病、高血压、糖尿病等，则不宜进行运动。

❋ 孕期准妈妈适合做哪些运动

有氧运动

孕早期准妈妈要多做缓慢的有氧运动，如散步、瑜伽、爬楼梯等，每天可以定时定量做一两项。日常的家务劳动如扫地、拖地、擦桌子、买菜也可以做，不过若出现严重反应，就要减少家务劳动。而像跳跃、快速旋转、球类运动这样剧烈的运动则一定要避免。

散步

散步能让你的心脏和肌肉得到锻炼，并且使受伤的危险性降低。双脚上有很多的神经末梢与大脑密切联系，且同身体内的各个器官有脉体连接。另外，脚踝以下有60多个穴位，经常散步能够刺激穴位，调理脏腑，疏经通络，进而改善身体各个组织器官的功能。

Part 2 孕1月指导

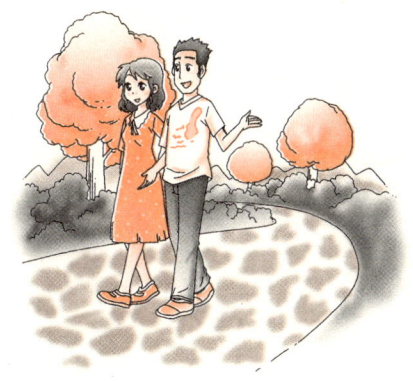

2小时，一次半小时或者1小时比较好。准妈妈也可以依据自己的感觉来调整时间，以不疲劳为宜。散步时步子要缓慢，身体幅度不要太大。

慢跑

准妈妈如果每星期慢跑3次，1次保持在30分钟内，能提高代谢能力，稳定心理状态，使得准妈妈在分娩时能保持较低的心跳频率和稳定的血压。

散步要避免环境嘈杂的地方和车辆过多的马路，要选择在空气清新、人流少、环境好的公园、林荫道等处进行。

散步的时间可以选择早晨和晚上。早上宜选择在八九时，如果是夏天，可以提前1小时。晚上则选择在饭后10分钟为好。每天散步的时间总和最好不要超过

贴心提示

刚运动时，运动量要小，待身体适应后再适当增加。最好听从医生的指导建议，以保障运动的安全有效。在运动中若出现任何疼痛、气短、出血的现象，要立刻停止运动，去医院就诊。

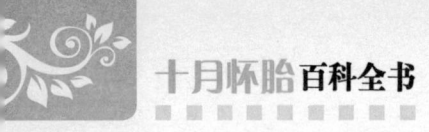

成功胎教与情绪调节

✽ 胎教对胎宝宝有哪些好处

胎教主要是指准妈妈自我调控身心的健康与欢愉，为胎宝宝提供良好的生存环境；同时也指给生长到一定时期的胎宝宝以合适的刺激，通过这些刺激，促进胎宝宝的生长。

有人说胎教应从怀孕3个月时开始，也有人说从5个月时开始，其实，从准备怀孕时就要将胎教纳入其中。受过胎教的宝宝，一般具有以下过人之处：

更早地学会说话、与人"对话"

受过良好胎教的宝宝在出生后的2～3天，便会用自己的小嘴张合同大人"对话"；2个多月就可以认识自己的父母；3个多月时你叫他的名字他就能听懂了；9～10个月时，他就会有目的性地叫爸爸妈妈了。这样的孩子入学后成绩也会更优异一些。

不那么爱哭

受过胎教的宝宝，他们的感音能力比较好，当听到妈妈的脚步声或是说话声后就会停止啼哭。

更早地学会发音

受过胎教比没受过胎教的宝宝能更早地学会发音。

更早地理解语言

受过胎教的宝宝能更早地理解大人的语言，更早地学会各种手势语，如"再见"的手势，看起来格外地聪明可爱。

> **贴心提示**
>
> 有利于胎宝宝健康成长的胎教音乐有：《春江花月夜》、《渔舟唱晚》、《平湖秋月》、《花好月圆》、《春姑娘》、《童年》、《铃儿响叮当》、《小星星》等。

常用的胎教方法有哪些

音乐胎教法

能直接通过音波来刺激胎宝宝听觉器官的神经功能。也能让准妈妈自己从音乐中感受到美好，从而将良好的心绪传递给胎宝宝。

营养胎教法

指根据准妈妈怀孕各个时期胎宝宝发育的特点，指导准妈妈如何通过饮食来补充各个时期所需要的营养。

光照胎教法

主要是以光线刺激胎宝宝视觉器官的神经功能。可用一支小手电筒紧贴腹壁，照射胎宝宝头部，每次照射3～5分钟，每天1～2次，左右腹壁交替进行。

抚摸胎教法

适度而有规律地抚摸腹部，能够刺激胎宝宝的触觉，激发胎宝宝活动的积极性，有利于胎宝宝大脑功能的协调发育，可增进胎宝宝的智力发育。

对话胎教法

指父母亲通过动作以及声音和腹中的胎宝宝进行对话。在对话过程中，胎宝宝可以通过听觉与触觉感觉到父母对他充满爱的呼唤，非常有利于胎宝宝的身心发育。

触压、拍打胎教法

准妈妈从可以在腹部明显地触摸到胎宝宝的头、背以及四肢时起，定期轻轻拍打或者抚摸胎宝宝，这样，能够让胎宝宝建立起有效的条件反射，强健四肢。

语言训练法

可以给腹中的胎宝宝取个乳名，讲一些简单而短小的故事，并经常呼唤与之对话，这样，可以达到准父母与胎宝宝的语言信息、感情交流。当宝宝出生后，听到这些熟悉的声音时，会有种特殊的亲切感，有利于其身心的健康成长，并可以使宝宝有较强的听、说、理解语言的能力。

> **贴心提示**
>
> 除了上面介绍的这几种胎教方法，另外还有文字、书法、绘画胎教等，准妈妈可以根据自己的条件进行合理的选择。

❋ 准妈妈如何做角色转变的准备

在怀孕准备做妈妈的时候，准妈妈可能会接受许多变化。在没有怀孕生孩子之前，你是人妻，怀孕之后你就将多了一个身份：为人母。还有形体、生活习惯的变化、小生命诞生以后夫妻生活空间和自由度比以前变小的变化，以及孩子出生以后夫妻双方自觉或不自觉地将自己的情感转移到孩子身上的变化。角色的认同和承担某种变化的这种准备是非常重要的。如果有了这种角色的认同和承担的准备的话，即使怀孕期间和怀孕之后出现问题，准妈妈也会理性地去面对。因此，准妈妈要调整好自己的心态，及早做好角色转换的准备。

1. 放下思想上的包袱：克服敏感多疑的性格缺点，对准爸爸的言语不当、周围人谈话中无意的刺激不要过分在意、自责。
2. 消除不必要的担心：准妈妈无须过分担心胎宝宝是否健康正常，准妈妈没有育儿经验，可以通过请教长辈或专家来解决。这样才能在整个孕期拥有一份好心情，泰然处之，这对自己和胎宝宝都有好处。
3. 远离抑郁：准妈妈怀孕后，由于生理上的变化，可能会变得烦躁不安、爱发脾气，准爸爸要给予理解和体贴，给予她最大的支持，陪伴她一起来度过孕育小生命的这一段特殊的时光。

另外，准妈妈可以问一下长辈，他们第一次做父母时是一种什么感觉，当时是如何处理各种问题的，长辈的经验总能给你一定的启发。

贴心提示

准妈妈的家人尤其是准爸爸要多关心准妈妈的心理变化，最好是全家人先在养育孩子问题上达成共识。

❋ 如何调整好情绪，远离孕期抑郁

孕期抑郁症的症状

如果你至少连续两周出现以下 4 种以上的症状，那么就有可能患有孕期抑郁症：

1. 不能集中注意力。
2. 十分焦虑，很容易发怒。
3. 睡眠不好，极易疲倦，或者有持续的疲劳感。
4. 总是想吃东西或者没有任何食欲。
5. 对什么都提不起兴趣，总是没有

精神。
6. 情绪持续低落，总是想哭。
7. 情绪波动很大，喜怒无常。

孕期抑郁症的对策

1. 焦点转移：如果产后的确面临严重的不愉快的生活事件，甚至问题很棘手难以解决，不要让精力总是纠缠在不良事件上。不仅思维上要转移，还可以身体力行参与力所能及的愉快活动。
2. 行为调整法：准妈妈不适于做剧烈的运动，但做一些适当放松的活动是非常必要的，例如深呼吸、散步、打坐、冥想平静的画面、听舒缓优美的音乐等。
3. 倾诉宣泄法：找好友或亲人交流，大哭一场也无妨，将不好的情绪都宣泄出来。
4. 角色交替法：别忘了虽然将为人母，但仍是老公的娇妻、父母的爱女，所以，要给自己换个角色享受娇妻、爱女的权利。
5. 自我鼓励法：多看自己的优点，多看事物的好处，多想事情可能成功的一面。
6. 食物治疗法：多搭配吃一些清淡的食物，多吃新鲜的蔬菜水果，多喝温开水，自内而外地调整身心状态。

> **贴心提示**
>
> 如果准妈妈能了解一些心理学知识和心理治疗的技术，就可以学以致用，就能及时调整和改善自己的情绪。

准妈妈如何为胎宝宝唱歌

音乐能促进胎宝宝脑神经的发育。神经元是神经系统的基本结构单位和机能单位，胎宝宝智力的优劣与脑神经元的发育关系十分密切。

准妈妈在进行音乐胎教的时候，可以把优良的乐曲声波不断地传输给胎宝宝，促使其脑神经元的轴突、树突及突触的发育，甚至使原本无关的脑神经元相互连通，为优化胎宝宝后天的智力及发展音乐天赋奠定基础。

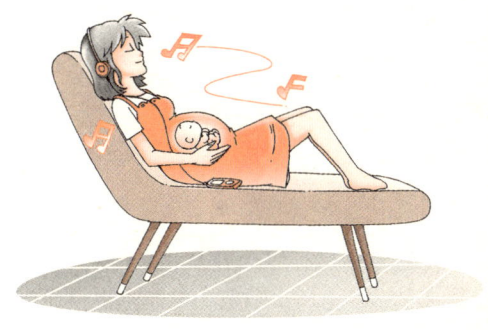

准妈妈既能在自己的歌声中陶冶情操，获得良好的胎教心境；同时准妈妈唱歌时产生的物理振动，和谐而又愉快，使胎宝宝从中得到感情上和感觉上的双重满足，这一点，是任何形式的音乐所无法取代的。因此，准妈妈在工作之余，不妨经常哼唱一些自己喜爱的歌曲，把自己愉快的信息，通过歌声传给胎宝宝，使胎宝宝分享你喜悦的心情。此外，准妈妈唱歌的时候尽量使声音往上腭部集中，把字咬清楚，唱得甜甜的，你的宝宝一定会十分喜欢。

在教胎宝宝唱音符时，室内应保持安静，尽量避免噪声干扰。每天教唱1~2次，每次3~5分钟。最好定时教，并拟订一个施教计划，由夫妻二人交替进行。

 贴心提示

音乐的音域切忌过高。因为胎宝宝的脑部发育尚未完整，其脑神经之间的分隔不完全，因此，过高的音域会造成神经之间的刺激串联，使胎宝宝无法负荷，造成脑神经的损伤。

❀ 准爸爸如何做胎教的好配角

准妈妈是胎教过程中的主角，但准爸爸在整个胎教过程中的位置也是举足轻重的，是胎教中最重要的配角。准爸爸在创造良好的胎教环境、调节准妈妈的胎教情绪等方面发挥着重要作用。更为主要的是，准爸爸在与胎宝宝对话、给胎宝宝唱歌等胎教手段的实施过程中，将发挥无可比拟的作用。研究显示：胎宝宝对男性低频率的声音比对女性高频率的声音还敏感。而且，准爸爸参与胎教能让准妈妈感觉受到重视与疼爱，胎宝宝也能感受到愉快的心情，使得胎宝宝日后成为一个快乐的孩子，因此，准爸爸在胎教中所扮演的角色非常重要。

准爸爸应倍加关心、爱护、体贴准妈妈，让准妈妈时时感觉到家庭的温暖。

❶ 主动承担家务活，保证准妈妈有充足的休息和睡眠时间；尽量给准妈妈创造安静、舒适、整洁的环境。

❷ 切忌惹准妈妈生气，更不要发生争吵，避免准妈妈受不良情绪的刺激。

❸ 不要吸烟，要节制性生活；与准妈妈同听悠扬的乐曲，共赏优美的图画。

❹ 经常陪伴准妈妈散步，到公园及户外去领略大自然的美景，使准妈妈心情欢快、情绪稳定地度过孕期。

贴心提示

准爸爸可每天睡前帮助准妈妈抚摸肚子，隔着肚皮经常轻轻抚摸胎宝宝。让准妈妈平躺在床上或坐在较宽大的椅子上，全身放松，然后准爸爸以从上到下、从左到右的顺序，用双手轻轻抚摸准妈妈的腹部，每次5～10分钟。

散步，孕1月最好的运动胎教

如果准妈妈怀孕前就不喜欢运动，那么大可不必在当了准妈妈后勉强自己参加过多的运动，但散散步倒是不错的选择。

散步是孕早期最适宜准妈妈的活动。散步可以帮助准妈妈呼吸到室外的新鲜空气，调节自己的情绪，还可以提高神经系统和心、肺功能，促进全身血液循环，增强新陈代谢和肌肉活动。在选择散步地点时，切记不可为了图方便，胡乱找个地方走走，这样不仅起不到锻炼身体的目的，相反还会对身体有害。

准妈妈在散步时，首先要选好散步的地点。花草茂盛、绿树成荫的公园是最理想的场所。这些地方空气清新，氧气浓度高，尘土和噪声少。准妈妈置身于这样宜人的环境中散步，无疑会身心愉悦。也可以在自家周围选择一些清洁僻静的街道作为散步的地点。但一定要避开空气污浊的地方，如闹市区、集市以及交通要道。

散步的时间也很重要。早上一般选择日出之后、10时之前，因为日出前空气中的有害物质较多。晚上一般可选择饭后。还可以根据自己的工作和生活情况安排适当的时间。散步时，要穿宽松舒适的衣服和鞋。

贴心提示

节奏相对稳定的散步，可以使腿部、腹壁、胸部及心肌运动加强，血管容量增大，血液循环加快，对身体细胞的营养，特别是对心肌的营养有很好的促进作用，长期坚持，对促进腹内胎宝宝的发育大有好处。

Part 3

孕N月指导

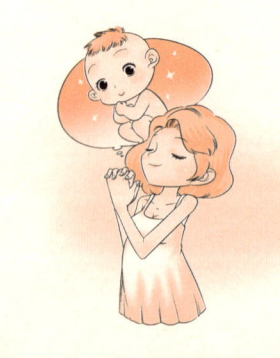

妊娠期身体变化

第2孕月（第5~8周）

停经5周左右可查出尿妊娠试验阳性，结合妇科内检一般即可确定是否妊娠。孕6~7周时有些孕妇渐渐出现早孕反应，开始时症状较轻，有些轻微的乏力、尿频、乳胀、恶心等症状，并逐渐加重，10周左右大部分孕妇的症状减轻或消失，少数孕妇到孕3月时症状消失。

怀孕第5周

进入第5周后，你的"好朋友"还没光顾，现在你的心情是欣喜，还是紧张？一些有计划怀孕的女性可能已经发觉身体的异常，现在你可以去医院做早孕检查，确定一下自己是否怀孕了。在你的子宫内现在正发生着巨大的变化，一个小生命已经"入住"了。在整个孕早期你都要仔细地观察身体的变化，不要做剧烈运动，时刻保持身体的健康，避免感冒、受凉，多吃有营养的食物。这时你应该选一个相对固定的妇产科医院，使孕期身体检查系统化，并保证孕期医疗手册各项内容都完整有序。

宝宝第3周

已形成内、中、外三胚层胚盘，外胚层出现一条脊索；内胚层形成原始的消化管和呼吸道原基；中胚层为骨骼和肌肉的原基；最外层将形成皮肤、汗腺、乳头、乳房、毛发、指甲、牙釉质和眼的晶状体。
神经系统、心血管系统开始发育。
心脏开始成形，开始有了搏动，每分钟可达69次左右。
身体是二等分的，大头部，占身长的1/2。
没有颈部，头部直接与躯体相连，手脚几乎看不到。
刚刚能用肉眼看到，形状似小海马。
此时称为胚芽，长为0.4厘米，重量为0.8克。

怀孕第6周

孕妇的身体已经开始发生变化，怀孕的症状也出现了。由于雌激素与孕激素的刺激作用，你的胸部感到胀痛，乳房增大变软，乳晕有小结节突出，你会时常疲劳、犯困而且排尿频繁。在这个星期你会有恶心的感觉，有时候不仅是在早晨，整个一天你都会随时呕吐。这些令人心烦的症状都是正常的，只不过是孕早期的常见现象，大约在3个月之后你的恶心与晨吐就会结束。

宝宝第4周

胚芽表面覆盖着绒毛组织，这种绒毛深植于厚软的子宫内膜中，吸收母体的营养，以供胚芽发育，不久就会形成胎盘，胎儿通过胎盘吸收母体的营养成分，排出代谢产物。

形成了与母体相连的脐带。

形成一个羊水腔，也可称为羊膜囊，内含羊水。

脑和呼吸系统开始发育。

血液循环系统的器官原形已经出现。

肝脏开始发育。

能够看到嘴和下巴的雏形。胚芽长至0.5～0.8厘米，体重增至1克左右。

怀孕第7周

恶心、呕吐等早孕反应出现，有些孕妇还较严重。早晨醒来后你会感到难以名状的恶心，而且嘴里有一种说不清的难闻怪味，有时像汽油或其他化学原料的味道，这是怀孕初期大多数孕妇都会遇到的情况。此时你的外表看不出有什么改变，但在你的体内却发生着翻天覆地的变化。现在你随时可能有饥饿的感觉，而且常常饥不择食地吞咽各种食物。在这种大吃大喝的补充下，你的体态很快就会有改变，但是不要过多地考虑体形，因为这几周是胎儿发育的关键时期，维持胎儿生命的器官正在生长，所以更应注意营养。其间你的情绪波动很大，但需要注意的是，在早孕6～10周是胚胎腭部发育的关键时期，如果你的情绪过分不安，会影响胚胎的发育并导致腭裂或唇裂。因此，一定要保持心情愉快，可以适当地听听轻音乐，进行音乐胎教。

宝宝第 5 周

形成 2 毫米左右的胚盘。
神经系统和循环系统的基本组织开始分化。
80%的脑和脊髓的神经细胞开始形成。
小胚胎长约 0.8 厘米。

怀孕第 8 周

  你的腹部现在看上去仍很平坦,但你的子宫已有明显变化,怀孕前你的子宫就像一个握紧的拳头,现在它不但增大了,而且变得很软。阴道壁及子宫颈因为充血而变软,呈紫蓝色,子宫峡部特别软。当你的子宫成长时,你的腹部会感到有些痉挛,有时会感到瞬间的剧痛。现在你可以进行第一次产前检查了,除了做盆腔检查外,还需要测量血压,以了解基础血压;检查心脏和肺脏;化验尿常规及尿糖;进行一次口腔检查。

宝宝第 6 周

心脏开始划分心室。
肾和心脏的雏形开始发育。
开始长出肢体的幼芽。
脖子和下颌的小皱痕已出现。
小胚胎长约 1.2 厘米。

母体变化与保健

❄ 早孕反应有哪些

怀孕的第2个月，大部分准妈妈应该都知道自己已经怀孕了。而早孕反应也逐渐明显，准妈妈会感到头晕、嗜睡、流涎、恶心、呕吐、食欲下降、喜欢吃酸的食物、不能闻油烟味和异味。这些症状一般在怀孕12周前后会逐渐消失。每个人的情况都会有所不同，这和个人激素水平有关，有的人早孕反应时间比较长，直到16～18周才消失。其他的早孕反应症状还有：

乏力、疲倦、没精神

很多准妈妈在孕早期会出现浑身乏力、疲倦、没精神、什么事情也不想做，这是正常的早孕反应。准妈妈感到困倦的时候要尽量休息，以保证充足的睡眠，用不着刻意地坚持。如果是在上班，可以抽空小憩一下，多吃些水果，也可以在办公室里放些小零食来提提神，还可以适当补充些蛋白质粉，这样你的精神会好一些。

随着胎宝宝的不断长大，子宫也在增大，为了给胎宝宝提供一个好的成长环境，准妈妈的体内激素会发生变化，身体也会出现一系列的变化。大多数准妈妈在怀孕3个月之后就会自然好转。

尿频等症状出现并日益明显

很多准妈妈会出现尿频、乳房增大、乳房胀痛、腰腹部酸胀等症状，部分准妈妈还会有身体发热的感觉。由于此时胎宝宝尚小，准妈妈的小腹部依然没有什么变化。不能因为尿频就不喝水，相反要多喝水，让体内的有毒物质能早点儿随着尿液排泄出去。

> **贴心提示**
>
> 孕2月，准妈妈可以增加1小时的睡眠时间，每天到绿地或林荫中散步1小时，以保证充足的氧气。饮食上以清淡、易消化的食物为主。

怀孕后白带增多正常吗

白带是由阴道黏膜的渗出液、子宫颈与子宫内膜腺体分泌物等混合而成。它与月经一样，是女性正常的生理现象。一般来说，没有怀孕的女性白带量比较少，只是阴部会有湿润感而已。不过，怀孕之后，女性盆腔的血液供应丰富，会出现白带增多的现象，这是正常的，不必担心。

白带增多时应注意什么

首先，要注意卫生，每天用温开水清洗外阴，但要注意的是不要清洗阴道里面；每天换洗内裤，有阳光的时候一定要把内裤放在阳光下暴晒。内裤最好是选用棉质的，透气性比较好；为了避免交叉感染，准妈妈应该有单独的浴巾和水盆；大便完之后，应该由前向后擦拭，以免把残留的脏物带到阴道里，引起感染。

其次，要增强营养，多吃蛋白质、维生素、矿物质含量丰富的食物，如新鲜的蔬菜、水果、瘦肉等。

准妈妈若是阴部受到了感染，最好去医院做个检查，然后接受治疗，力争在孕8月前治愈，以免胎宝宝经过产道时，眼睛受到感染而受伤害。并且准爸爸要同时接受治疗，以防交叉感染。这两种疾病的诊断都比较简单，只需取白带化验一下，如果找到滴虫或念珠菌就可以确诊，治疗也都有特效药，所以，准妈妈不要背上沉重的心理负担。

> **贴心提示**
>
> 白带呈黄色、绿色、乳状，有腥臭味、异味，并且伴有阴道或外阴瘙痒、红、肿、疼等，或者伴有阴道的点状出血灶时就要引起重视，这有可能提示阴道出现炎症或内生殖器发生病变。最好去医院检查治疗。

准妈妈怎么改善孕吐

孕吐是早孕反应的一种。大多数的准妈妈是从孕5周开始发生孕吐，也有更早发生的。孕吐通常最容易发生在早晨和晚上。

怎么改善孕吐

❶ 多休息和适当活动，卧床休息，室内保持整洁、清静和通风。消除可能引起呕吐的因素，避免精神刺激。待症状改善后，鼓励下床适当地活动，以助于消化功能的恢复。

❷ 多喝水，选择清淡、富有营养和适合口味的食物，少吃多餐。每天都要吃些新鲜的水果和蔬菜，以免体

内堆积太多的酸性物质，使胃酸增多，引起孕吐。新鲜的水果和蔬菜都属于碱性，能够中和胃酸，缓解孕吐。

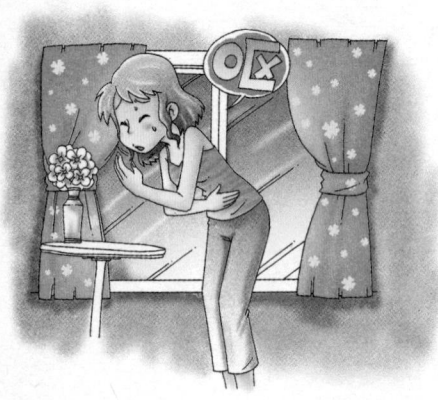

❸ 不能因为吃不下饭、恶心呕吐、乏力，就老是在床上待着，尤其是早上不要赖床，否则会加重孕吐。运动太少，就会使恶心、食欲不佳、乏力等症状更加严重，而因为早孕反应严重又更加不去运动，就会慢慢形成恶性循环。所以，不要因为出现了孕吐反应而不去运动，相反，适当运动可以减轻早孕反应。

❹ 有些准妈妈孕吐反应严重是由于心理紧张引起的，所以，放松心情比什么都重要。要多了解一些孕期知识，多和周围的准妈妈交流一下经验，互相学习，以解除心理压力。也可以多与医生交流自己的情况，以解除心理压力。

❺ 在手帕上滴几滴自己喜欢的味道的香水，当闻到让自己感觉不舒服的味道时赶紧将手帕拿出来闻一闻，可以减轻恶心的感觉。

贴心提示

孕吐一般不会影响胎宝宝吸收营养，但如果孕吐非常严重，以至于无法进食进水，就要到医院进行治疗。

准妈妈尿频怎么办

一般情况下，每天白天平均排尿4～6次，夜间0～2次是属于正常的，如果超出了这个范围就属于尿频。准妈妈怀孕之后子宫会慢慢变大，压迫膀胱，使得膀胱的容量减少，即使尿量很少也会让准妈妈产生尿意，从而发生尿频。大部分准妈妈都会遭遇尿频的困扰，这是正常的。如果在尿频的同时伴有尿痛、尿不尽（小便后仍有尿意），或者发热、腰痛等症状时，就属于病理性尿频了，要去医院检查治疗。

准妈妈如何应对正常尿频

❶ 平时要适量补充水分，不要一次喝太多的水，临睡前1～2小时内最好

不要喝水。

❷ 加强肌肉力量的锻炼，多做会阴肌肉收缩运动，不仅可收缩骨盆肌肉，以控制排尿，亦可减少生产时产道的撕裂伤。

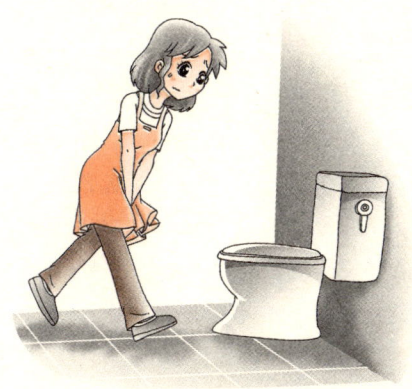

❸ 及时排尿。有了尿意应及时排尿，切不可憋尿，长时间憋尿有可能使尿液积存，导致逆行感染，引起肾盂肾炎，而且还有可能影响膀胱的功能，以至于最后不能自行排尿，造成尿潴留，需要到医院行导尿术。

病理性尿频怎么办

要保持外阴部的清洁，每天用清水冲洗外阴，勤换内裤；睡觉时多采用侧卧的姿势，避免仰卧，因为侧卧能够减轻子宫对输尿管的压迫，防止尿液积存而导致感染；若是患了泌尿系统感染，要及时去医院就诊治疗。

> **贴心提示**
>
> 准妈妈如果出现多渴、多饮、多尿"三多"症状伴随体重不增长时，应及时就医，以排除妊娠糖尿病的可能。尿频也有可能由其他病因引起，一旦伴有尿急、尿痛，一定要及时就医。

B超检查对胎宝宝有害吗

B型超声波检查俗称"B超"，是一种非损伤性和无痛苦的检查方法。超声波是一种机械波，产生的只是热能，而且进行超声波检查的时间也都不会超过10分钟，声能也控制在安全的范围之内。一般来说，只要是诊断剂量的B超检查，对胎宝宝是没有影响的。

孕期要进行几次超声波检查

一般情况下，医生会要求准妈妈做3次超声波检查，为的是能够发现严重的胎宝宝形体及脏器畸形，从而尽早采取措施。

第一次：怀孕12～16周。能够检测出准妈妈怀的是单胎还是多胎，是否在子宫内怀孕，并可观察胎宝宝的发育情况等。

第二次：怀孕20～25周。了解胎宝宝的生长发育情况，并且观察胎宝宝的位置及羊水量。这时，可以早期发现胎宝宝畸形，如胎宝宝的肢体畸形、唇

腭裂等。

第三次：怀孕37～40周。观察胎宝宝的胎位、胎宝宝的大小、胎盘的成熟程度、有无脐带绕颈等，进行临产前的最后评估，做好产前的各种准备，所以，这次B超是非常重要的。

做B超的准备和注意事项

如检查盆腔的子宫及其附件、膀胱等脏器时，检查前需保留膀胱尿液，可在检查前2小时饮开水1000毫升左右，检查前2～4小时不要小便。

> **贴心提示**
>
> 产检B超通常使用的是腹部超声，还有一种是阴道超声，即将探头置于阴道内进行检查。做阴道超声无须憋尿，且图像清晰，比腹部超声更准确。但孕早期、阴道出血、内生殖器有炎症的准妈妈不适合做阴道超声。

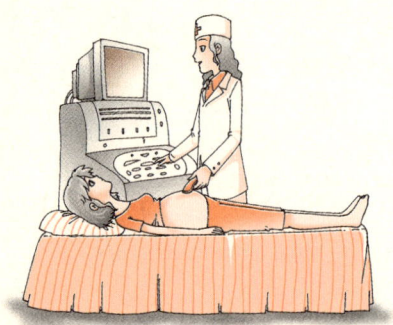

孕期生病可以用药吗

孕期准妈妈用药要特别小心，如果必须用药，一定要在医生的指导下，最好选择一些久经考验的对胎宝宝没有影响的药物。

由于怀孕初期正处于胎宝宝脑部、神经、器官发育时期，因此，对于药物使用更需谨慎。如必须用药，一定要在医生指导下进行。一般正规医院和正规药房开出和售出的药是可以信任的。千万不要信任一些游医就所用药物对胎宝宝无害的承诺。

孕期不是绝对不能用药，而是不能随便用药，原则是根据病情需要选择用药。如果准妈妈患病以后担心药物对胎宝宝的不良影响而拒绝使用任何药物，就有可能延误病情甚至危及母子生命安全。

另外，中药的使用也要特别谨慎，因为中药多是复方制剂，对于胎宝宝的影响不容易被察觉。如果随便到药房抓药使用，对胎宝宝可能有不良的影响。在使用中药前，应请合格中医师诊断，以避免造成无谓的伤害。

> **贴心提示**
>
> 用药时间越早，持续用药时间越长，用药剂量越大，对胎宝宝的影响也越大。原则上，孕早期应尽量少用药或不用药。

孕早期出现哪几种情况需要就医

孕早期（妊娠12周前）是保证胎宝宝健康的重要时期，准妈妈在孕早期身体上会出现一些不适，有的现象是正常的，而有时候，一些看似正常的情况都应引起准妈妈的注意，孕早期出现如下几种异常情况需要及时就医。

严重呕吐

孕早期的呕吐是一种正常的反应，但如果准妈妈持续出现恶心、频繁呕吐、不能进食、明显消瘦、自觉全身乏力，就属于严重呕吐。严重呕吐会影响准妈妈的营养吸收，导致血压下降、尿量减少等不良反应，严重时会损害肝肾，对胎宝宝构成威胁。

腹痛

妊娠早期出现腹痛，特别是下腹部痛，首先应该想到是否是妊娠并发症。比较常见的并发症有先兆流产和宫外孕。如果症状是阵发性小腹痛，伴有见红，可能是先兆流产；如果是单侧下腹部剧痛，伴有见红及昏厥，可能是宫外孕，一定要及时去医院治疗。

阴道流血

一旦怀孕后，正常的情况下，准妈妈不会有阴道流血的现象。如果是少量断断续续地流血，无腹痛，可以先卧床休息。如休息后见红仍不止或反而增多，应立即去医院检查。如果出血量超过月经，更是不正常，应立即去医院。

高温发烧

发热是常见的致畸因素。热度越高，持续越久，致畸性越强。因此，孕早期要注意少去空气不洁、人员拥挤的公共场所。一旦出现体温升高现象，要及时在医生的指导下，服用退热药物。

> **贴心提示**
>
> 桑拿浴能造成体温升高，不适合准妈妈。

如何预防先兆流产

先兆流产指的是孕早期出现的阴道少量出血，时有时止，并且伴随着轻微的下腹疼痛与腰酸的一种疾病。先兆流产可能导致流产，也有可能经过适当治疗后继续妊娠。

先兆流产的原因

❶ 大多数流产都是由准妈妈过度劳累以及不当的性生活导致的。

❷ 准爸爸或者准妈妈的生殖细胞不够健全，就会导致胚胎早期死亡，无法足月分娩。

❸ 怀孕期间准妈妈的情绪很不稳定，经常处于悲伤、愤怒之中，就会使得大脑皮质的活动功能被扰乱，导致子宫收缩，将胚胎挤出子宫，或者胎死腹中。

❹ 准妈妈在怀孕期间患了流感、风疹等急性传染病，细菌、病毒产生的毒素就很有可能导致流产。

❺ 内分泌失调，比如黄体、甲状腺的功能失调、生殖道炎症等都有可能会引发流产。

怎样预防先兆流产

❶ 在怀孕的前3个月里应禁止性生活。

❷ 准妈妈在怀孕期间避免进行太重的体力劳动，如提水等。多休息，减少活动，不过也不是说要整天躺在床上不动，也应该适当活动。

❸ 多吃有营养、容易消化的食物及蔬菜水果，补充营养。维生素E具有保胎的功效，准妈妈可以多吃一些富含维生素E的食物，比如松子、核桃、花生等。

❹ 少去人多的地方，预防疾病的传染。

❺ 减少与手机、电脑等接触的时间。

❻ 避免接触有害化学物质。

 贴心提示

准妈妈如果发现自己有先兆流产的迹象，应尽快到医院检查，以明确病因和胎宝宝的状况，但要尽量减少不必要的阴道检查，以避免对子宫的刺激。

饮食营养跟进

❈ 可以缓解准妈妈孕吐的食疗方法

多数准妈妈在怀孕6周以上时，会出现恶心、呕吐，一般出现在早晨起床后数小时内。准妈妈可以采取一些药膳食疗，以缓解孕吐反应。

三汁饮

材料：麦冬10克，生地15克，莲藕200克。

做法：

取麦冬、生地、莲藕分别洗净、切碎，一并入锅，加水适量，煎煮40分钟，去渣取汁，晾温即可。

柚子皮煎

材料：柚子1个。

做法：

柚子去内肉，加水适量煎汤取汁。

丁香雪梨

材料：大雪梨1个，丁香15粒。

做法：

将丁香刺入梨内，用湿草纸包四五层，置锅内，加水适量，煨熟即可。

> **贴心提示**
>
> 孕吐反应多数在清晨空腹时较重，干的淀粉类食品可减轻呕吐。在起床前，为了减少呕吐，准妈妈可吃些烤面包干、馒头干、饼干等食品，然后躺30分钟左右，再慢慢起床，可有效地防止呕吐。

生芦根粥

材料：鲜芦根150克，粳米100克，竹茹20克。

做法：

将鲜芦根、竹茹加水煎煮去渣取汁，入粳米同煮粥，煮熟即可。

蜂蜜橙子茶

材料：橙子1只，白糖50克，蜂蜜50克。

做法：

1. 橙子洗净，剥去皮，将果肉捣碎，皮切成小丁备用。
2. 炒锅洗净烧热，倒入橙子皮用小火翻炒至出水，倒入果肉继续翻炒。
3. 分4次加入白糖，并不停搅拌，待糖全部熔化并变色时关火，加入蜂蜜，搅拌均匀。
4. 晾凉，密封冷藏7天，即可用来冲水喝。

孕吐期间怎样保证准妈妈的营养

食欲缺乏、恶心呕吐、偏食挑食、发困乏力、头晕倦怠等是妊娠呕吐的反应，少数准妈妈呕吐频繁，吃什么吐什么，体重明显下降。为了缓解恶心的症状，可以从饮食上加以调节，保证准妈妈的营养。

轻度妊娠呕吐如何饮食

1. 以少食多餐代替三餐，想吃就吃，多吃富含蛋白质和维生素的食物。
2. 饭前少饮水，饭后足量饮水，能喝多少就喝多少。可吃流质、半流质食物。

重度妊娠呕吐如何饮食

1. 多吃清淡食品，少吃油腻、过甜和辛辣的食品。可吃营养价值比较高的藕粉、豆浆、蛋、奶等。
2. 要细嚼慢咽，每一口食物的分量要少，要完全咀嚼。

可缓解孕吐又有营养的食物

饮料：柠檬汁、苏打水、热奶、冰镇酸奶、纯果汁等。

谷类食物：面包、麦片、绿豆大米粥、八宝粥、玉米粥、煮玉米、玉米饼子、玉米菜团等。

奶类：奶类营养丰富，又不占很大的胃内空间。如果不爱喝鲜奶，可喝酸奶，也可吃奶酪、奶片、黄油等。

蛋白质：以清炖、清蒸、水煮、水煎、爆炒为主，尽量不采用红烧、油炸、油煎、酱制等味道厚重的烹饪方法。如水煎蛋、水煮饺、水煮肉片、清蒸鱼、水煮鱼、糖醋里脊等。

蔬菜水果类：各种新鲜的蔬菜，可凉拌、素炒、炝凉菜、醋熘、清炖萝卜、白菜肉卷等是准妈妈很好的菜肴；多吃新鲜水果或水果沙拉，也是缓解孕吐的有效方法。

> **贴心提示**
>
> 孕期准妈妈进食的嗜好会有所改变，喜酸喜辣，可以适当地吃酸、吃辣。但同时应适当地吃些偏碱性食物，防止酸中毒。

怎么判断自己是否缺乏营养

准妈妈都很关心自己的营养是否跟得上，会不会影响胎宝宝的健康。那么，如何知道自己是否缺乏营养呢？准妈妈可以通过以下症状来判断：

头发干燥、变细、易断、脱发

可能是缺乏蛋白质、脂肪酸、锌。

缺少这些营养可以多吃黑芝麻和核桃。黑芝麻中含有丰富的油酸、棕榈酸、维生素E、叶酸、蛋白质、钙等多种营养物质；而核桃则含有丰富的维生素C、胡萝卜素、蛋白质、油脂、糖类等多种营养元素，经常食用黑芝麻和核桃能够让头发乌黑亮泽。另外，还要多吃水果和鱼类。

过度恶心、呕吐

可能是缺乏维生素B_6。

动物肝脏与肾脏、大豆、甘蓝、糙米、蛋、燕麦、花生等都是含维生素B_6丰富的食物，准妈妈可以适当地吃一些。罐头食品、加工肉类、酒精等都是维生素B_6的大敌，准妈妈一定要禁食。

舌炎、舌裂、舌水肿

可能是缺乏B族维生素。

准妈妈在饮食上要做到有粗有细、有荤有素。素食准妈妈则应进食一些豆类制品和蛋类制品，并在医生的指导下补充一定量的复合B族维生素药物制剂。

身体虚弱，蹲下站起后两眼冒金星

可能是缺乏铁。

缺铁的准妈妈可以通过吃黑木耳、花生、猪肝、瘦肉、蛋黄等来补充。

嘴角开裂、发干

可能是缺乏核黄素（维生素B_1）和烟酸。

缺少这些营养可以多吃绿色蔬菜和豆类、小米、肉、牛奶等食物，多喝水。不吃辛辣、刺激的食物。

> **贴心提示**
>
> 嘴角开裂、发干时，有些准妈妈喜欢用舌头去舔嘴唇，以为这样可以滋润嘴唇。其实，这样做会引起唇黏膜发皱，使干裂加剧。可以涂些蜂蜜在嘴唇上，贴上保鲜膜，过3～5分钟后取下，唇会变得很滋润。

适合准妈妈吃的酸味食物有哪些

很多准妈妈特别喜欢吃酸味的食物。酸味能刺激胃液分泌，提高消化酶的活性，促进胃蠕动，有利于食物的消化和各种营养素的吸收。所以，怀孕后爱吃酸味的食物是有利于胎宝宝和母体健康的。从营养方面来说，准妈妈吃酸味食物对自己和胎宝宝的发育都有好处。酸味能增加准妈妈食欲，减轻早孕反应。

适合准妈妈吃的酸味食物

1. 酸奶：酸奶含有丰富的钙质、优质蛋白质以及多种维生素和糖类，既能促进人体对营养的吸收，又能将有毒物质排出去。
2. 酸味蔬果：许多水果都带有天然的酸味，如杨梅、西红柿、猕猴桃、青苹果等。这些蔬果含有充足的水分和粗纤维，不但可以增加食欲，帮助消化，而且能够通便，可以避免由于便秘对子宫和胎宝宝造成的压力。这类食物又含有丰富的维生素C，维生素C可以增强母体的抵抗力，促进胎宝宝的正常生长发育。准妈妈也可在食物中放少量的醋、西红柿酱，增加一些酸味。

> **贴心提示**
>
> 山楂以及人工腌制的酸菜、泡菜虽然也是酸味食物，但是不适宜准妈妈食用。因山楂对孕妇子宫有收缩作用，准妈妈食用较多的山楂制品，会刺激子宫收缩，甚至造成流产。而酸菜和泡菜几乎不含任何营养成分，却含有致癌物质亚硝酸盐，不适合准妈妈食用。

准妈妈该如何补充维生素C

维生素C在胎宝宝脑发育期起到提高脑功能敏锐程度的作用。孕期准妈妈充足地摄取维生素C，可以提高胎宝宝的智力。维生素C对于胎宝宝的皮肤、骨骼、牙齿以及造血器官的生长发育也有促进作用。另外，维生素C能够增强机体的免疫力，促进钙和铁的吸收，可以提高抗病能力和有效防止缺钙和铁。

补充维生素C和维生素C尽量不被破坏的方法

1. 可通过食用富含维生素C的蔬果来补充，如西红柿、青椒、黄瓜、花菜、红枣、草莓、柑橘、猕猴桃等；也可以服用维生素C制剂，不过一定要遵医嘱。
2. 蔬菜尽量先洗再切，这样可以减少维生素C溶于水中的量。
3. 蔬菜不要浸泡或煮得过久。
4. 烹调时不要加碱。炒菜时，为了使绿色蔬菜更青翠好看，有时会加点儿小苏打，但维生素C就这样流失了。
5. 蔬菜被撕碎、挤压都会造成维生素C的流失，因此，应尽量吃新鲜蔬菜。

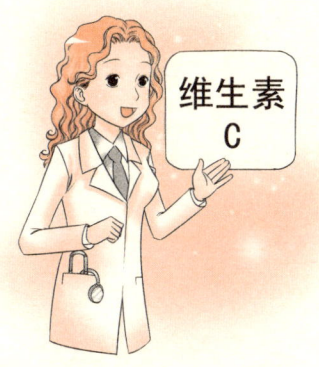

影响胚胎发育，长期过量服用维生素C还会使胎宝宝在出生后发生坏血症。此外，服用维生素C超过正常剂量很多倍，可能刺激孕妇胃黏膜出血并形成尿路结石。

> **贴心提示**
>
> 如果要通过药物补充维生素C，一定要咨询医生，控制每天的补充量，摄取过量的维生素C毫无意义，因为人体并不能储存维生素C，多余的部分会随尿排出。

维生素C过量也有危害

准妈妈适量补充维生素C，每日大约130毫克，可预防胎宝宝先天性畸形，但是如果摄入过量，超过1000毫克，则会

多吃清淡食物对准妈妈好处多

在怀孕期间，准妈妈体温相应增高，呈内热型，肠道也比较干燥，多吃清淡食物有利于爽身利口，而且清淡食物比较容易消化吸收。清淡食物多为植物性食物，符合胎宝宝发育阶段的特点以及所需要的营养。

适合准妈妈的清淡美食

草莓绿豆粥

材料：草莓250克，糯米250克，绿豆100克，白糖适量。

做法：

❶ 将绿豆淘洗干净，用清水浸泡4小时左右；草莓洗净，择去蒂，切成小块备用。

❷ 将糯米淘洗干净，与泡好的绿豆一起放到锅里，加入适量清水，用大火煮开，再用小火煮至米粒开花、绿豆酥烂。

❸ 加入草莓、白糖，搅拌均匀，稍煮一会儿即成。

苹果什锦饭

材料：白米饭1碗（约150克），苹果1个，火腿3片，西红柿1个，青豆、玉米粒各少许，芹菜1根，调味品适量。

做法：

❶ 将苹果洗净，切丁，用盐水泡过，捞起，沥干水备用。

❷ 将西红柿洗净、切小块；火腿切小块；芹菜去叶、洗净、切小丁，

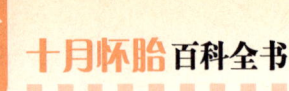

备用。

❸ 起热锅，放 1 小匙油，将芹菜丁炒香，加入苹果丁、西红柿、火腿及青豆、玉米粒、调味品翻炒。

❹ 再放进白米饭，以大火迅速炒匀，即可起锅食用。

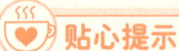

科学的摄盐量为每人每日 6 克左右。如果是高血压患者，则不能超过这个界限，略微低一点儿关系不大，但也不能太低。

❀ 哪些准妈妈需要服用营养素补充剂

准妈妈营养状况的好坏，不仅直接影响胎宝宝的生长发育，而且对胎宝宝脑细胞及智力的发育也至关重要。准妈妈应该去医院做生化检查，及时发现自己是否存在营养不良的问题，然后有针对性地调整膳食并增加一些营养补充剂。

营养补充剂对准妈妈的重要作用

❶ 提供孕前优质的营养储备。孕前 3～6 个月是准妈妈调整营养结构的最佳时期，为优孕优生做好充分的营养储备，是有效避免女性怀孕后发生营养失调的重要措施。

❷ 增强孕期准妈妈体质，维护母婴健康。许多营养素都和人体免疫功能密切相关。适当增加多种营养素的摄入，除了能减轻妊娠期不适外，更有助于减少孕妇怀孕期间感冒概率，预防流产、早产以及大大降低胎宝宝出生缺陷的发生。同时，营养素对胎宝宝神经细胞与脑细胞的发育有促进作用，令出生后的宝宝体格强健。

哪些准妈妈最需要服用营养补充剂

❶ 妊娠呕吐严重的准妈妈。在孕期，会有些准妈妈呕吐现象比较严重，此时，为了保证母体及胎宝宝健康之需，就应补充营养剂。比如服用一些 B 族维生素和维生素 C，还可以减轻妊娠反应的不适。

❷ 挑食、偏食的准妈妈。因为每个人的饮食习惯不同，膳食结构也各有差异，比如，有些人极不喜欢香菜、茴香的味道，总是避而远之，但是，这些蔬菜里含有丰富的类胡萝卜素，若长期偏食就会导致维生素缺乏，发生营养不良。

服用营养补充剂应该严格按规定的剂量服用，需要大剂量服用时，应咨询医师或药师。

高龄准妈妈如何保证孕期营养

高龄准妈妈是指在35岁之前未有过生育经历的女性。由于女性35岁以后肌体处于下滑趋势，胎宝宝畸形的发生率就有可能增加，发生高龄产妇并发症的风险就有可能增加。因此，高龄准妈妈比年轻准妈妈更需注意保证孕期营养。

吃得好并不代表营养好，合理、平衡的饮食才是最为重要的。

均衡饮食"金字塔"

❶ 第一层：金字塔底，是人们最基本的营养食物，即以谷物类粮食及其加工品为主的主食，如大米、面包、玉米片等，每个人每天要从谷粮中摄取膳食总热量的60%～75%，从中获取多糖、淀粉和粗纤维。因为各种粮食的营养成分不完全相同，所以，应粗细粮搭配，多种粮食混食。

❷ 第二层：是水果、蔬菜各半，以供给维生素、植物纤维和无机盐。每天应多吃几种蔬菜，绿叶菜尤其要多吃，还要常吃黄色和橙红色的水果、蔬菜。

❸ 第三层：是乳品、鱼、肉、禽蛋，供给优质蛋白质、脂肪和部分无机盐、维生素。

❹ 第四层：金字塔尖，是动植物油、脂肪和糖。

> **贴心提示**
>
> 高龄准妈妈更加心疼腹中的宝贝，往往会摄取过多的食物，但怀孕期间过度饮食，对母子健康不但无益，反而有害。

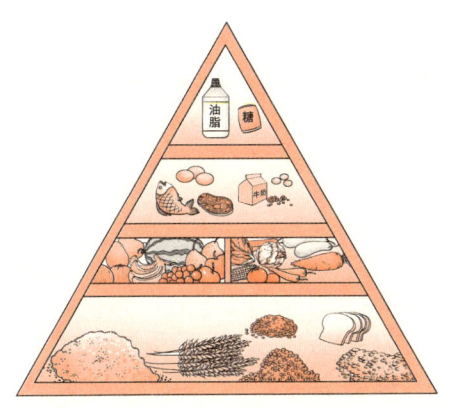

日常起居与运动

❋ 职场准妈妈在生活、工作中应注意什么

不少准妈妈在怀孕后还要坚持工作，这些职场准妈妈在生活、工作中要注意哪些问题呢？

❶ 每天使用电脑不要超过4小时，并且做好预防辐射工作。电脑侧面和背面的辐射要远远大于正面，所以你的座位应该避免处在别人电脑的侧面和背面。

❷ 在受孕前3个月内，最好开始停止使用增白油、增白剂及一些美白、祛斑的化妆品。

❸ 不可以涂唇彩，因为空气中的有害物质很容易被吸附到嘴唇上，并通过唾液、食用食物进入准妈妈体内，危害胎宝宝的健康。

❹ 在办公室座位上晒太阳要将玻璃窗打开，在享受日光浴的时候要做好防晒工作，否则皮肤会受到阳光的伤害。

❺ 在工作中要控制自己的情绪，不要长时间处于偏激、焦虑和愤怒的状态。

❻ 不可以长时间直吹空调，因为长时间直吹空调对准妈妈与胎宝宝的伤害非常大。如果只能待在空调房里，应每隔2~3小时通1次风，每次在30分钟左右。

❼ 准妈妈随着孕期的逐渐增加，体重也在增加，因此，准妈妈腰部及脊椎的负担也在加重。准妈妈长期保持坐姿会造成腰部肌肉疲劳，长此以往会造成腰部肌肉损伤；脊椎长期负担过重，会出现脊椎弯曲、疼痛等问题。久坐柔软的座椅，还会增加准妈妈患痔疮的概率。准妈妈不可长时间地坐在座位上，每隔2小时就应活动一下身体；如果工作繁忙，要频繁地调整坐姿，尽量让腰部活动起来。

噪声对准妈妈有哪些伤害

室内噪声是危害人们健康的"隐形杀手"。因为它不仅会对人们的听力造成影响和损伤，同时，高血压、心脏病等心脑血管疾病也和室内的噪声有关。

噪声对婴幼儿、青少年和准妈妈的不良影响更为严重。特别是准妈妈，长时间受噪声刺激会影响胎宝宝的正常发育。

按健康标准来说，住宅卧室、客厅的允许噪声白天应小于或等于50分贝，夜间应小于或等于40分贝。

家庭噪声的来源有两种

1. 通过门、窗、墙壁和管道传导进来的外界噪声，比如汽车喇叭和报警器、电钻等发出的声音。

2. 室内噪声污染则来自风扇、电脑及其他家用电器。虽然家用电器的声音并不大，但这种中低频声波对人更加有干扰，易使人烦躁和焦虑。如果总是莫名其妙地出现注意力不能集中、记忆力减退、烦躁焦虑、听力下降等症状，就要仔细想想是否已经受到了室内噪声的影响。

准妈妈如何避免噪声

1. 要尽可能地避开噪声环境。
2. 在不能躲避噪声的环境下，要尽可能地平复自己的情绪，深呼吸，或者转移注意力，也可以去联想一些美好的事情，或者回忆一些美好有趣的往事，这些都可以减少噪声对自己的影响。
3. 借助音乐来减轻噪声对自己的影响和干扰。准妈妈可以戴上耳机听听音乐，因为音乐对噪声有掩蔽的效应，以此来转移对噪声的注意。

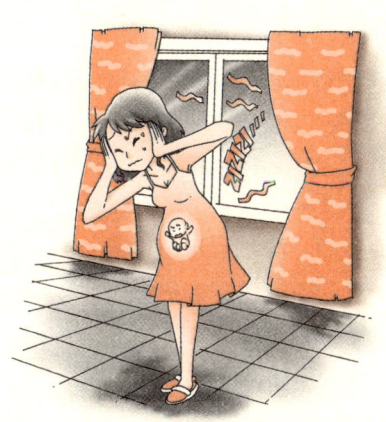

> **贴心提示**
>
> 需要特别注意的是，有的准妈妈属于噪声的敏感人群。一般来说，神经紧张的准妈妈容易对噪声敏感，应该特别注意降低室内的噪声。

孕早期准妈妈如何健康洗澡

准妈妈洗澡时若不注意方法，会对自身和胎宝宝造成危害。那么，准妈妈该如何健康洗澡呢？

洗澡的方式：淋浴

准妈妈洗澡要采用站立淋浴而不能坐浴。因为准妈妈的内分泌功能发生了变化，阴道内具有杀菌功效的酸性分泌物变少，自然防御机能下降。这时如果采用坐浴的方式，水里的细菌、病毒就很容易进入阴道和子宫内，引起阴道炎、输卵管炎或者是尿路感染等疾病。

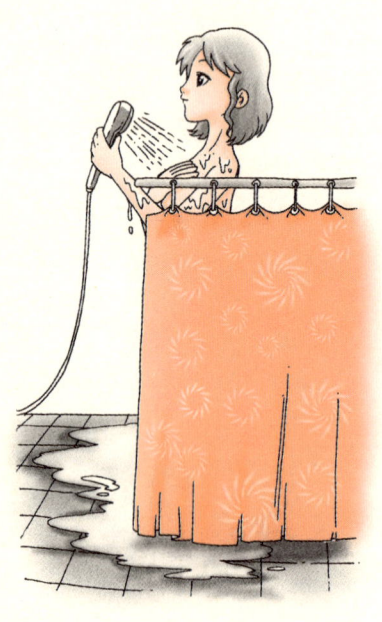

洗澡的水温不宜太高

据研究，准妈妈的体温如果比正常体温升高2℃，就会造成胎宝宝脑细胞发育停滞；若是升高3℃，就有可能会将胎宝宝脑细胞杀死，并且通常都是不可改变的永久性伤害，胎宝宝出生后就有可能成为智障，甚至出现畸形，有的还会导致癫痫发作。所以，准妈妈洗澡的水温不宜过高，应该控制在38℃以下。

洗澡的时间不宜太长

由于洗澡的时候，浴室封闭，里面湿度大，氧气的供应会相对不足，以及热水的刺激，全身的毛细孔会张开，时间一长就容易造成准妈妈脑部供血不足，出现头晕、眼花、胸闷的症状，而胎宝宝就会缺氧、胎心率变快，严重的话会给胎宝宝神经系统的发育带来危害。所以，准妈妈洗澡时间不要太长，最好是控制在20分钟之内。

选择合适的沐浴产品

沐浴产品尽量选用天然制品，又以中性、温和、没有浓烈的香味、保湿性好的为佳，免得伤害敏感的皮肤。如果使用具有浓烈香味的沐浴产品，会刺激皮肤，闻起来也觉得不舒服。因此，浴室里最好也不要放味道浓烈的芳香剂。

> **贴心提示**
>
> 准妈妈洗澡时，不要用热水长时间冲淋腹部，以减少对胎宝宝的不良影响。

❋ 适合准妈妈使用的护肤品有哪些

怀孕后，准妈妈要考虑到胎宝宝的健康问题，以前用的护肤品可能就要慎用了，要想知道自己以前用的护肤品是否适合怀孕时使用，准妈妈可以给自己的护肤品作个测试。

❶ 可以拿一张 pH 试纸，取少量洗面奶涂在试纸上，若是试纸在几分钟之后变成了蓝色，就表示此产品碱性很强，怀孕时不能再使用；如果试纸未变颜色，说明此产品的酸碱度适中，怀孕时可以继续使用。

❷ 看化妆水是否适合怀孕时使用，同样要借助于 pH 试纸。滴 1～2 滴化妆水到试纸上，测试结果若是接近皮肤的酸碱值 5.5，就说明此产品温和无刺激；如果测试结果大于 7，就表示此产品碱性成分很多，对皮肤有很强的刺激。

准妈妈应该如何护肤

❶ 不妨用甘油来代替护肤品。甘油温和无刺激，安全性也好，就算是敏感性皮肤的准妈妈也可以放心使用，也不会对胎宝宝产生不良影响，而且它的滋润、保湿效果非常好。不过在使用时要将甘油进行稀释，通常是用甘油和纯净水按 1∶20 的比例混合就可以了。

❷ 被称为"液体黄金"的橄榄油有很好的保湿、防晒的作用，并且不含香精成分，准妈妈若是出门的话，可以在洗完脸后抹一点儿。

❸ 要选择酸碱适度的洗面奶，温和的泡沫型洗面奶是比较好的选择，因为这样的洗面奶性质比较温和，不会刺激皮肤。

> **贴心提示**
>
> 在挑选化妆水时，可以打开瓶盖闻一下，如果能闻到一股刺鼻的酒精味或者是比较浓烈的香味，说明此产品含碱性成分较多或者添加了很多香精成分，如果没有味道则说明此产品比较温和。

准妈妈夏季防晒要注意什么

夏季防晒对准妈妈来说非常重要。怀孕后，准妈妈的皮肤非常敏感，极易被晒伤，如果不注意防晒，就会在皮肤上留下妊娠斑。那么，准妈妈可以使用哪些方法来防晒呢？

出门要带防紫外线伞或戴遮阳帽

准妈妈出门最好是避开10～15时这一阳光强烈的时间段。出门时，一定要带上防紫外线伞或戴遮阳帽，来遮挡阳光。

出门宜穿浅色棉织品

准妈妈夏季外出应穿质地柔软、吸湿、透气性好的白色、浅色或素色棉织品衣服，以减少对紫外线的吸收。另外，准妈妈多喝开水或盐茶水，可以补充体内失掉的盐分，从而防止中暑。

少吃光敏感食物，多吃含维生素C和番茄红素的食物

如果摄入过多的光敏感食物，如芹菜、香菜等，在阳光的照射下，皮肤就会发红，甚至肿胀，脸上的黑色素就会迅速增加、沉淀，导致皮肤变黑。所以，夏季准妈妈要少吃这一类的食物，而要多吃富含维生素C和番茄红素的食物，因为它们具有分解黑色素的作用。研究证明，每天摄入16毫克的番茄红素，就可以将晒伤的危险系数降低40%。

选用含物理防晒成分的防晒霜

阳光强烈的时候仅靠防紫外线伞是无法完全阻挡紫外线的，还需要防晒霜的帮忙。准妈妈不要选择含化学成分的防晒霜，其含有铅、铬等元素，对胎宝宝有不良的影响；而要选择含物理防晒成分的防晒霜，天然、不含铅，对胎宝宝没有影响。不过，不管涂的是哪种防晒霜，一回到家中就应立即将防晒霜洗掉。

> **贴心提示**
>
> 烹调西红柿时加入少许油，能够使其中的番茄红素更容易被人体吸收，但要注意避免长时间高温加热。

准妈妈如何使用空调、电扇

准妈妈在怀孕期间新陈代谢比平时旺盛，皮肤散发的热量也增多，加上准妈妈的基础体温比一般人高，因此，耐热力也比一般人差，夏天就会很怕热。那么，准妈妈该如何使用空调、电扇呢？

Part 3 孕2月指导

打开,这样可以使得室内空气在接近黎明人体温度最低的时候保持最适宜的温度,是节约能源和改善空气质量的一个有效办法。

出汗多时不能马上吹电扇或者空调

身体出汗多时,全身皮肤的毛孔就会变得疏松,汗腺大张,如果此时马上吹电扇或者空调,就会使得邪风进入人体内,轻者伤风感冒,重者高烧不退。一般人可以通过打针吃药来治疗,可准妈妈此时不能轻易打针吃药,因为一旦用药不慎,就会给胎宝宝的健康带来危害。所以,准妈妈要避免在出汗多时吹风扇或者空调,而要等到汗收了之后再吹,以免引发疾病。

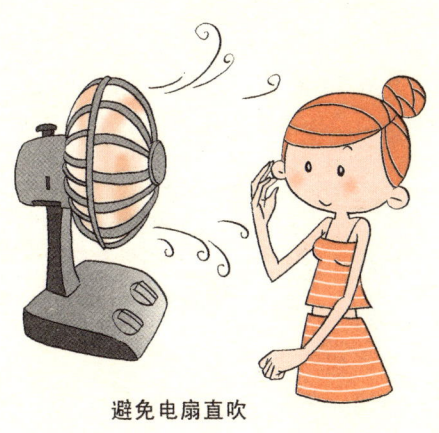

避免电扇直吹

不宜长时间吹电扇或者空调

如果准妈妈长时间对着电扇或者空调吹,就会使动脉血压暂时上升,增加心脏的负担。并且由于头部的血管比较丰富,对冷刺激比较敏感,长时间地吹就会出现头痛头晕、疲倦无力等症状。使用电扇时,将电扇调成摇头旋转,并且放在离准妈妈较远的地方,风量也不宜太大;吹空调时应该穿上长衣裤,晚上则要盖上空调被,不能将肚子裸露在外面对着空调吹。

空调、风扇交替用

先将空调定时关闭,再将风扇定时

> **贴心提示**
>
> 空调使用一段时间后,会积聚大量的灰尘、污垢,产生细菌、病毒。这些有害物质随着空气在室内循环,传播疾病,危害人体健康。因此,空调在使用一段时间后或换季停机时,必须清洗后再使用。

❋ 准妈妈冬季如何取暖

❶ 在使用空调取暖时,应该时不时地开窗通风换气,如果使用空调的时间较长,要经常将窗户留下3～4厘米的缝隙,以便外面的新鲜空气可以流进来,使得室内的空气能保持新鲜。空调的温度不要调得太高,

室内温度保持在23～26℃就可以了。长时间开空调，室内湿度会下降，空气偏干燥，静电也会增加，最好能配合使用有净化作用的加湿器，并保证经常开窗通风。启动空调后，要调整出风口，别让热风直接对着准妈妈头部吹。

❷ 太阳比较好时，还是要晒太阳。常晒太阳是非常有好处的，这是因为钙在体内的吸收离不开维生素D，维生素D需要在阳光中的紫外线参与下才能在体内进行合成。因此，准妈妈在冬季天气较好的日子里，每天应晒30分钟以上的太阳。

❸ 不要采用电热毯取暖。一方面电热毯会放射出强烈的电磁辐射，另一方面电热毯的持续高温，会导致胚胎中的蛋白质发生变性，影响胎宝宝的健康。

❹ 外出要防风保暖。准妈妈要尽量避免在大风、寒冷的天气出门，如果出门，就一定要做好防寒保暖工作。可以穿一套保暖效果好的羊毛保暖内衣，中长款能盖住腰身的羽绒服。另外，还有围巾、帽子也是必不可少的。因为人体大部分的热量是从头部和颈部散发出去的，所以，准妈妈一定要系上围巾，戴上帽子，减少热量的散发。

贴心提示

冬天人体消耗的热量大并且快，所以，准妈妈要多吃些鸡、鱼、肉、蛋、乳、豆制品以及动物的肝脏等营养丰富的食物，以补充能量。

准妈妈做家务要注意什么

做家务能使一些平时活动不到的肌肉群得到锻炼，对预防一些日常病有好处。所以，准妈妈可以通过做家务来锻炼身体，但在做家务时要注意以下问题：

❶ 尽量不要把手直接浸泡在冷水里，尤其是在冬天和春天更应该注意。早孕反应较重时，暂时不要下厨，以免烹调气味引起过敏，加重恶心。

❷ 不要登高；不要抬重的东西；不要让工具压迫肚子；给家具擦灰的时候，尽量不要弯腰。

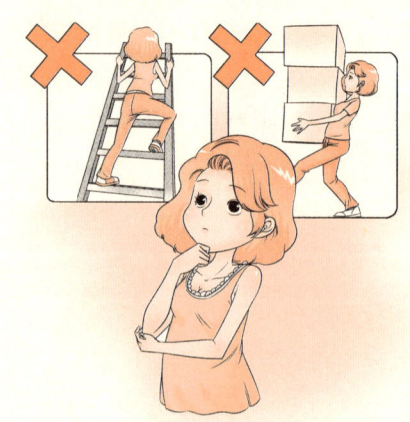

❸ 扫地的时候手握住笤帚或吸尘器的把手，斜着放在身前。一条腿朝前

迈一小步，稍微弯曲，另一条腿伸直，上身朝前倾斜一点儿，避免颈部和腰部用力。收拾垃圾，要使用长把的簸箕。
④ 晾衣服的时候，不要向上伸腰，要先把晾衣竿降到合适的位置再挂衣物。
⑤ 如果外出购物，要在人少时去商场和市场，以防受挤。有流行感冒时，不要去购物，以免被传染。去商店买东西要注意上下楼梯的安全。
⑥ 准妈妈在做家务时最好不要长时间站立，建议准妈妈在做了15～20分钟家务后，休息10分钟左右。
⑦ 熨衣服要在高矮适中的台子上进行，并坐在合适的椅子上，不可站立着熨衣服。

贴心提示

准妈妈做家务时，如果突然出现腹部阵痛，这表示子宫收缩，也就是活动量已超过准妈妈身体可以承受的程度，此时要赶紧停下手里的活计，并躺下休息。

准妈妈可以骑自行车吗

骑自行车环保又能锻炼身体。不过，准妈妈是否能够骑自行车呢？一般情况下是可以骑的，但必须要注意安全问题。

① 不要骑带横梁的男式自行车，要骑女式车；上下车要小心，避免摔跤。
② 车座上套个厚实柔软的棉布座套，调整车座的倾斜度，让车座后边稍高一些，以缓冲车座对会阴部的反压力。
③ 骑车时活动不要剧烈，否则，容易形成下腹腔充血，容易导致流产。
④ 骑车时间不宜过长，最好不超过15分钟。否则，容易造成疲劳感，骑车时车筐和后车座携带的物品不要太沉。
⑤ 不要上太陡的坡或是在颠簸不平的路上骑车，因为这样容易造成会阴部损伤，也可能会影响胎儿。
⑥ 骑车时，路程不要太长，也不要运动量太大，要注意舒缓。

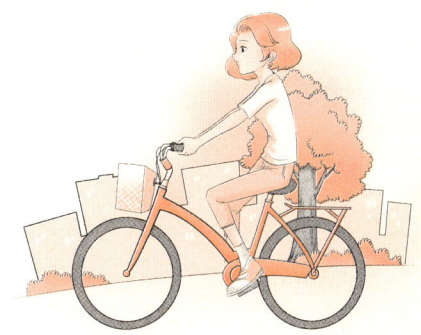

⑦ 前3个月是胚胎着床的关键时期，最好不要骑车，怀孕初期应该避免

颠簸，以防发生意外。

❽ 在妊娠后期，最好不要骑车，以防羊水早破。

❾ 如果线路上汽车、自行车、行人混杂，车辆很多，就不要骑车，否则容易出现事故。

贴心提示

不要骑自行车上下班，因为这段时间不仅人流拥挤、交通堵塞，而且空气质量也不好，环境嘈杂，对健康不利。

成功胎教与情绪调节

如何做一个胎教计划表

孕期注意的事项很多，需要做出合理的计划，胎教更不能例外。将胎教时间和方式做成表格，便于对照执行，有利于自我监督及对效果的检测。以下表格仅供参考，准妈妈可以根据自己的生活情况制订出更适合自己的计划表。

贴心提示

准妈妈的情绪会影响宝宝的胎教效果，准妈妈要精神愉快，情绪安定，遇事要自我控制，不要大喜、大悲、大怒，排除有害信息对情绪的干预。

时间	胎教形式
7：00	出去散步
7：00—7：30	吃早餐，饭后休息
8：00—9：00	进行音乐胎教：上午可以听一些让人神清气爽的音乐，例如民族音乐《江南好》；之后听一些对开发胎宝宝大脑有好处的音乐，例如贝多芬的《致爱丽丝》
10：00	进行语言胎教和抚摸胎教：一边抚摸胎宝宝一边向胎宝宝问好，或者朗诵诗歌给胎宝宝听
12：30—14：30	午睡1～2小时
15：00—16：00	再进行一次音乐胎教，下午可以选择一些抒情性很强的民族音乐，如《春江花月夜》、《平沙落雁》等
19：00—20：00	出门散步，一边散步一边将自己的所见告诉胎宝宝，这是一种很好的语言胎教
20：00—22：00	和家人一起看电视、聊天
22：00—23：00	准时睡觉，同时进行抚摸胎教和语言胎教，一边抚摸胎宝宝一边给胎宝宝讲童话故事

要避免的音乐胎教误区有哪些

音乐胎教，是准妈妈与宝宝心灵沟通的第一步，所以，准妈妈都特别重视音乐胎教，但是准妈妈可能不知道，音乐胎教实施不当，对宝宝也不好。

误区一：胎教音乐越大声越好

许多准妈妈进行音乐胎教时，直接把录音机、收音机等放在肚皮上，让胎宝宝自己听音乐，这是不正确的。特别是不合格的胎教音乐磁带，将会给母腹中的胎宝宝造成一生无法挽回的听力损害，应引起准妈妈的警醒。

正确的音乐胎教方式是准妈妈经常听音乐，间接地让胎宝宝听音乐。进行音乐胎教时，传声器最好离肚皮2厘米左右，不要直接放在肚皮上；音频应该保持在2000赫兹以下，噪声不要超过85分贝。另外，最好不要听摇滚乐，也不要听一些低沉的音乐，多听一些优美舒缓的音乐，对准妈妈和胎宝宝才有好处。

误区二：听世界名曲

大多数准妈妈都知道音乐胎教的益

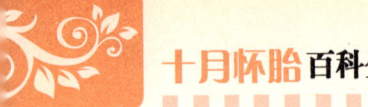

处，却不一定掌握正确的方法。其实，可采取最常见的做法，就是听世界名曲。

但不是所有的世界名曲都适合进行音乐胎教，最好要听一些舒缓、欢快、明朗的乐曲，而且要因时、因人而选曲。在怀孕早期，妊娠反应严重，可以选择优雅的轻音乐；在怀孕中期，听欢快、明朗的音乐比较好。

> **贴心提示**
>
> 胎宝宝绝大部分时间在睡眠中度过，因此，为了尽可能不打搅宝宝的睡眠，胎教的实施要遵循胎宝宝生理和心理发展的规律，不能随意进行。

❋ 呼吸意识冥想法如何做

呼吸意识冥想法，是学习冥想中很基础且必不可少的一部分，是人们进入高级冥想法的基础，也是初学者进入冥想学习的第一步。每天进行呼吸意识冥想法可以缓解精神和身体的压力，建立良好的身体状态。

宝宝的很多先天疾病都与怀孕时准妈妈的情绪不好有关。准妈妈怀孕时应该控制自己的情绪，若是每天进行呼吸意识冥想法，对稳定情绪和建立良好的心理状态有很大的帮助。

❶ 选择一个舒适、轻松的姿势坐定，双手自然地放在膝盖上，让自己放松下来，放松全身。把注意力放在呼吸上，用鼻子呼吸。先不用刻意调整呼吸，只需观察自己呼吸的节奏、快慢、深浅或者静静地体会呼吸时的紧张与放松。

❷ 让呼吸的状态自然、平静。尽可能地放松自己，几分钟之后，你的呼吸状态就会慢慢地变得平稳下来，你会越来越平静。继续观察自己的呼吸，继续体会呼吸的节奏和状态。吸气和吐气会比之前更安静、平稳，体会吸气和吐气之间的平和。吸气时，想象自己正在感受大自然给予身体的能量；吐气时，感觉所有的紧张、浊气排出体外。

❸ 如果注意力从呼吸上转移时，不要着急，慢慢地把意识引回到自己的呼吸上。随着练习时间的加长和次数的增多，随着对这种冥想方法的熟悉和适应，你一定会变得越来越舒适、越来越平静。

> **贴心提示**
>
> 准妈妈可以根据自己的状态来调节冥想时间的长短，如果一开始无法坚持太长时间，不要勉强自己，慢慢来。

孕期忧郁时如何将亲人朋友作为坚强的后盾

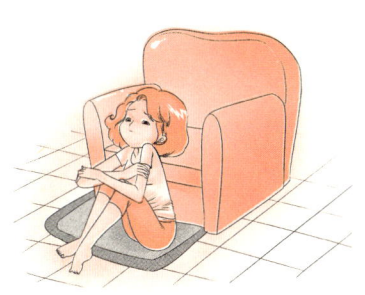

孕期忧郁可大致分为产前忧郁及产后忧郁两种，造成这两种忧郁症的原因虽然不尽相同，但是治疗方法除了求助专业人士外，也非常需要家人及朋友的陪伴与关怀。由于没有生产的经验，准妈妈很容易对孕期各阶段感到焦虑，甚至对未来存在不确定感，这些皆有可能让准妈妈产生心情郁闷、任何事情都提不起劲儿的现象。

当准妈妈心中有不安时，可以考虑找一个年长的亲人或者朋友倾吐这些感受。年长的亲人通常都是过来人，能给自己很多的经验，当你知道更多的孕期知识时，你的焦虑就会减轻。而朋友则通常都会是你情绪的宣泄的最好对象，当你心中感到有压力时，不要老往自己心里压，可以约朋友聊聊天，这样能减轻自己的焦虑情绪。不要怕麻烦他们，亲人和真正的好朋友是非常乐意你跟他们分享怀孕的感受的。让朋友或家人陪在身边，就算不说话也好，心里会有安全感，一段时间后，情绪就会比较平稳了。

另外，亲人和朋友要体谅准妈妈在这一特殊时期的焦躁不安、喜怒无常。若是她对某些事情很敏感，要体谅她，要想到她现在是一个准妈妈，由于怀孕后性情的变化，有一些不近人情的地方也是可以理解的。当她感到不高兴时，你要安抚她的情绪，而不是跟她计较，更不要发生矛盾冲突，而是多给予准妈妈关怀。

如何用音乐平复焦虑情绪

怀孕对于女性来讲，是一个漫长而焦虑的过程。我们都知道音乐不仅能促进胎宝宝的身心发育，对准妈妈本身也能起到一定的放松作用。研究表明，准妈妈每天听30分钟左右的音乐，可以有效地缓解孕期的紧张、焦虑，产生美好的心境，并把这种信息传递给胎宝宝，使胎宝宝健康发育。

适合准妈妈听的音乐有以下几类

❶ 柔和平缓、带有诗情画意的音乐能够镇静情绪，如《春江花月夜》、《平沙落雁》等。

❷ 旋律欢快、优美的音乐，尤其是描写春天的曲子，能让人看到希望，感受到活力，解除忧郁，如《喜洋洋》、《春天来了》、《春之声圆舞曲》等。

❸ 清丽的抒情音乐能够消除疲劳，如《假日的海滩》、《锦上添花》、《水上音乐》等。

❹ 曲调激昂、引人向上的音乐具有振奋精神的作用，如《娱乐升平》、《步步高》、《金蛇狂舞》等。

当然，你也可以播放你最喜欢的歌曲，大声地唱出来如同参加合唱，你的精神状态一定会达到最佳点。

另外，准妈妈怕宝宝听不到音乐，把收音机、音箱贴在肚皮上给胎宝宝听，这是不科学的。准妈妈可以把小录音机放在腹壁旁2厘米处播放，音量不能太大，时间以5～10分钟为宜，每天定时播放几次。

 贴心提示

> 在欣赏音乐时，准妈妈还需要加入联想，如碧空万里的蓝天、悠悠飘浮的白云、美丽的晚霞、连绵起伏的青山翠竹，还有宁静的月光、摇篮边年轻的母亲、摇篮内逗人喜爱的小宝宝。

❋ 准爸爸也要学习孕期知识吗

从怀孕开始，准妈妈就处于喜悦与忧虑的矛盾之中。经历从未体验过的生理变化，畅想着宝宝的成长，担心宝宝的健康；生理的变化引起自身容貌的改变，担心失去丈夫的爱等，准妈妈变得多虑，内心也非常地敏感和脆弱，甚至会产生恐惧感；对丈夫的精神依赖比以往任何时候都要强烈，对准爸爸的期望值也更高。在准妈妈的孕期生活中，准爸爸除了对准妈妈更加关爱外，还要具有一定的孕产常识。

❶ 孕吐时给予协助，帮准妈妈寻找她可以接受的食物。准妈妈孕吐结束会胃口大开，帮忙料理饮食。

❷ 安抚准妈妈不安的情绪并鼓励她，帮准妈妈按摩减轻身体的不适，陪她散步、爬楼梯，以利于生产。

❸ 了解准妈妈所需的健康生活，帮她维持生活的规律。

❹ 学习有关宝宝身心发育的知识，制订宝宝出生后的家庭规划。

❺ 了解怀孕和分娩的基本常识，协助准妈妈加强孕期和产期的必要活动。

❻ 陪准妈妈做产检，一起进行胎教。

❼ 让准妈妈有充足的休息时间，承担大部分的家务。

这些能稳定准妈妈的情绪，让准妈妈感觉到很踏实。而准爸爸通过对孕期知识的学习，能更加深切地体会到准妈妈的不易，从而对准妈妈会更加体贴、理解。

> **贴心提示**
>
> 准爸爸可以通过看有关孕育方面的书籍，或者登录一些网上孕育论坛，来了解孕期知识。

准妈妈如何战胜恶劣情绪

怀孕后，准妈妈体内激素水平产生变化，会导致疲累与睡眠质量下降，加上肚子一天天地变大，身体负荷也加重，坏情绪很容易被挑起。此时的准妈妈，如何战胜恶劣情绪呢？

充满自信

准妈妈要对自己充满信心，要知道自己在身体上是正常的，完全能够生育，而且能够生育一个聪明健康的宝宝。

不要惧怕体形改变、妊娠斑、妊娠纹等不必要的问题，你需要做的就是在专家、医生的指导下保持身体健康、心情愉快。大胆秀出孕期的身材，怀孕的女人最美丽，自信的女人最美丽！准妈妈可以对着镜子，给自己一个笑脸，不要对生活感到索然无味，也不要厌恶或者轻视自己。常常对镜子笑一笑，让你感到更快乐、更自信。

了解、接纳情绪变化

准妈妈的第一步工作应该先了解情绪的来龙去脉，例如：是什么事情让自己生气？是谁让自己生气？是什么原因让自己生气？第二步则是接纳情绪，毕竟怀孕后的改变很多，除了准妈妈本身要接受自己的情绪变化，准爸爸也应该学习接纳准妈妈的情绪变化。

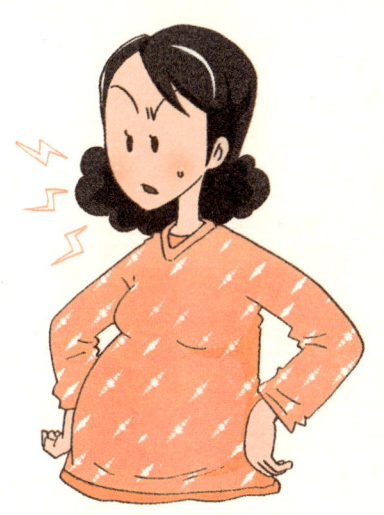

写"情绪日记"

准妈妈不妨尝试写下"情绪日记"，将自己的情绪记录下来，从中发现自己会生气的原因，以后才能避免。

> **贴心提示**
>
> 自信是建立在准妈妈对孕期知识、分娩知识的充分了解和认知基础上的。所以，准妈妈应该多学习孕产相关知识，让自己充实起来。

准妈妈如何去构想胎宝宝的形象

准妈妈与胎宝宝具有心理与生理上的相通性。准妈妈在对胎宝宝形象的构想中，会使情绪达到最佳的状态，从而促进体内具有美容作用的激素增多，使胎宝宝面部器官的结构组合及皮肤的发育良好，从而塑造出自己理想中的胎宝宝。

准妈妈怀孕期如果经常设想宝宝的形象，在某种程度上来说，这种形象相似于将要出生的宝宝。准妈妈可以在家里墙壁上悬挂一些自己喜欢的漂亮的婴幼儿照片，天天看上几回，必然会心情舒畅，进而使胎宝宝受到良好的刺激。

从怀孕开始，准妈妈就应该积极地设计宝宝的形象，把美好的愿望具体化、形象化，想象着宝宝应该具有什么样的面貌、性格、气质等。常常看一些你所喜欢的儿童画和照片，仔细观察你们夫妻双方，以及双方父母的相貌特点，取其长处进行综合，在头脑中形成一个清晰的印象，并可以反复进行描绘。对于全面综合起来的具体形象，以"就是这样一个孩子"的坚定信念在心底默默地呼唤，使之与腹内的胎宝宝同化。久而久之，你所希望的东西将潜移默化地变成了胎教。

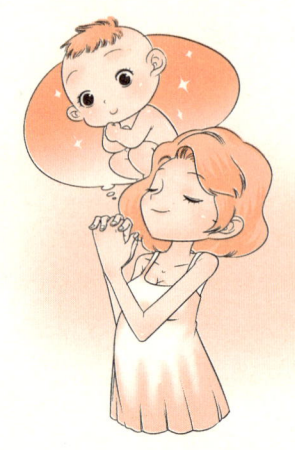

准妈妈可以把自己的想象通过语言、动作等方式传达给腹中的胎宝宝，告诉他，他长得什么样、性格怎么样等，并且要坚持下去，还可以和准爸爸一起描绘自己所希望的宝宝模样，这样可以保持愉快的心情，通过体内的化学变化影响胎宝宝。

贴心提示

准妈妈还可以预先设计制作一些胎宝宝出生后的用品，买些玩具等。在一针一线的缝制中、制作中，培养自己同腹中胎宝宝的感情。

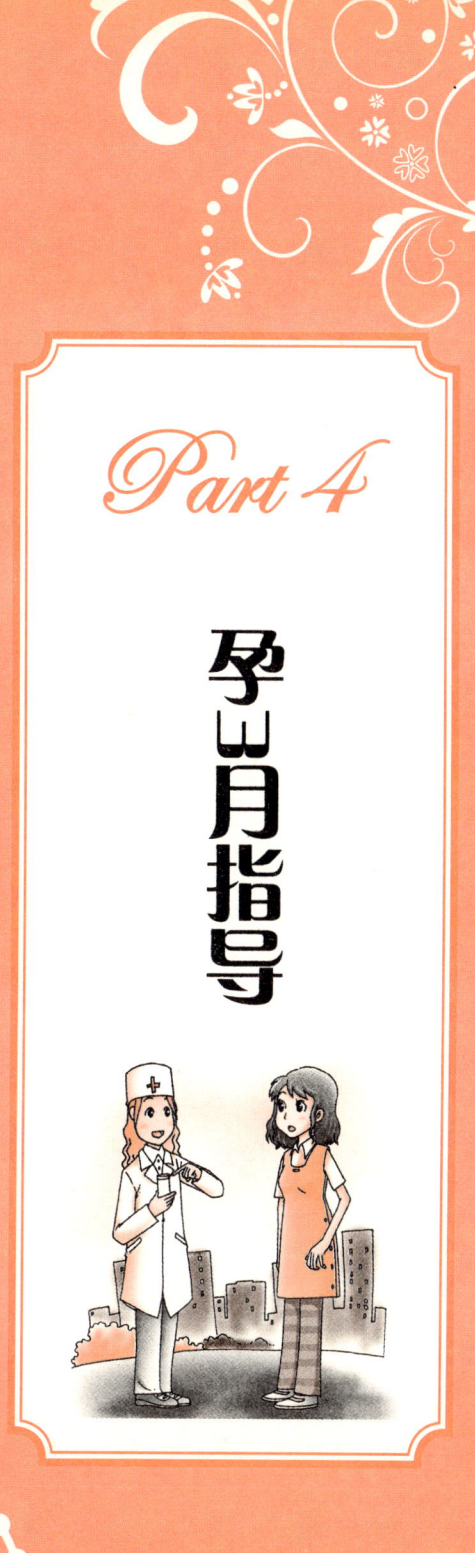

Part 4

孕3月指导

妊娠期身体变化

第3孕月（第9~12周）

这时的孕妇外观还没有变化，除了不来月经外，几乎和以前没什么不同，只是这时往往是早孕反应最剧烈的时期，容易心烦、抑郁，有时睡觉小腹有不适感。乳房仍然很胀，阴道分泌物增多，但没有痒痛等不适。早孕反应到接近孕12周时逐渐减轻。尿频、便秘是这个时期最常见的症状。

检查发现子宫如拳头大小，从腹部不易摸到，当憋尿时偶尔可摸到。在50~70天时是早孕反应最明显的时期，流产也最容易在此期间出现。

孕3月末，自己可以在耻骨上方摸到子宫，尤其早晨有尿时更易摸到，医生用多普勒仪可听到胎心音。

怀孕第9周

体重没有增加太多，但是准妈妈的乳房更加膨胀，乳头和乳晕色素加深。你需要使用新的乳罩，让你的胸部感到更舒服一些。你的血液量也在增加，到你怀孕晚期，你会有比孕前多出45%~50%的血液在血管中流动，多出的血液是为了满足胎儿的需要。子宫增大到原来的两倍大小，腹带越来越明显，尽管此时还看不到怀孕的迹象。

宝宝第7周

左心房和右心房已划分开，每分钟心跳可达140次左右。

长尾巴逐渐变短。

手和脚看起来像小短桨，垂体和肌肉纤维在迅速成长。

胚胎的面部器官已经明显。

小胚胎长约2厘米，形如红豆，胚牙重约4克。

怀孕第10周

身体变化依然不大，有过怀孕生产史的孕妇腹部会稍有突出，初次怀孕的女性还看不出腹部的变化。这个阶段准妈妈的情绪变化会很剧烈，刚才还眉开眼笑，转眼间就会闷闷不乐，这时的喜怒无常是正常的情绪波动，是由于激素水平变化引起的，但孕妇要注意调整心绪，让自己顺利度过孕期。

宝宝第8周

羊膜腔里有羊水，胎儿好像漂浮在里面。脐带开始形成。胎盘开始形成，占子宫腔容积的1/3。

胃、肠、肝等器官发育成形，原始的肝脏产生大量的红细胞。内外生殖器的原基已经形成，但性别无法辨认。胸部移动，就像在呼吸。大脑发育迅速。

皮肤极薄，血管清晰可见。手指和脚趾间好像有蹼状物。

头和躯体的区别渐渐清晰。骨骼还处于软体状态，富有弹性。胎儿开始会动。

牙和腭刚刚开始发育。嘴巴、眼睛、耳朵也出现了，眼睛不长在两侧，但人脸的模样基本成形。

小胚胎长约2.8厘米，大小如蚕豆。

怀孕第11周

孕妇血液循环加快，口渴感频繁。早孕反应开始减轻。食欲缺乏的现象将要结束，孕妇的腰围变粗，体重约增加1千克。

宝宝第9周

从本周起开始产生不安定因素，已不能再叫"胚胎"了，他已有人的模样，可以称"胎儿"了。

所有的器官、肌肉、神经都开始工作。

胚胎的小尾巴不见了。

手腕开始有些弯曲，指（趾）间的蹼状物消失。

四肢由小肉芽发育成软骨，胎儿长3～8厘米。

怀孕第12周

大多数孕妇恶心、呕吐的症状已经减轻，疲劳、嗜睡的阶段也已经过去，你可能会感到精力充沛。你的皮肤可能有些变化，一些孕妇的脸和脖子上不同程度地出现了黄褐斑，这是孕期正常的特征，在宝宝出生后就会逐渐消退。这时你还可能看到，在你的小腹部从肚脐到耻骨还会出现一条垂直的黑褐色妊娠线。

宝宝第10周

生殖器官开始发育。

手腕已成形，脚踝开始发育，手指、脚趾清晰可见。

手臂长了一些，肘部也变得弯曲。

手、脚、头以及全身都可以灵活地动了。

耳朵已经形成，但还没有作用。

长出眼皮，眼皮黏合在一起，至27周后才能睁开。

胎儿长约4.9厘米，形似扁豆。

母体变化与保健

❋ 准妈妈身体有哪些微妙变化

子宫如拳头般大小

怀孕第3个月,准妈妈的子宫如准爸爸拳头般大小,但肚子从外表看,隆起仍然不明显。

阴道分泌物增加

准妈妈阴道的分泌物,也就是白带比平时略微增多,颜色通常为无色,或淡黄色,有时为浅褐色,并时而出现外阴瘙痒及灼热症状。

早孕反应强烈

早孕反应仍然持续,并会在孕10周前后达到一个高峰,然后慢慢消退,到本月末就会基本停止了。有的人早孕反应会比较强烈,几乎吃什么吐什么,有的准妈妈因此体重不增反减。这种情况并不需要过分担心,因为这一时期肚子里的胎宝宝几乎不需要什么额外的营养,除非体重在短时间内下降1/10以上,或者呕吐不止、滴水未进时需要尽快去医院。

情绪不稳定、健忘

准妈妈可能会因为受怀孕期激素变化的影响,情绪不稳定,或者有些健忘,甚至认为自己的智商都有所下降,这些现象都很正常,不用焦虑,这些反应其实是人体对自身变化的一种保护。

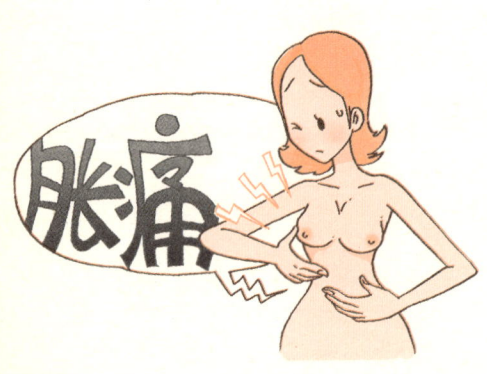

胀气、便秘或腹泻

由于直肠受到压迫，准妈妈这个阶段往往精神忧虑，情绪不稳定，易出现毫无原因的便秘或腹泻。

乳房变化

准妈妈乳房除了胀痛外，进一步长大，乳晕和乳头色素沉着更明显，颜色变黑。

> **贴心提示**
>
> 这时已经到了妊娠反应的后半期，症状不久就会自然消失。家人尤其是准爸爸应对准妈妈更多地体贴与关怀，帮助准妈妈顺利地度过这一时期，而准妈妈也要抱着积极乐观的态度来面对。

❋ 如何做好第一次正式产检

一般来说，准妈妈怀孕 12 周时，应该去正规医院的妇产科作第一次检查，同时建立健康档案。

第一次产前检查的内容

在第一次产检时，医生一般会测量准妈妈的身高、体重、血压、宫高、腹围，给准妈妈进行全身各系统的体格检查，并核对孕周。如果怀孕超过 12 周，医生会听听胎宝宝的胎心。可能还会有一系列的实验室检查，包括血常规、肝功能、尿检、心电图检查等。

第一次产检需要做哪些准备

❶ 准妈妈去医院最好有人陪伴，应注意穿着舒服宽大、易于穿脱的衣服。

❷ 产检时，医生一般会针对性地询问一些问题，如准妈妈的年龄、职业、月经初潮时间、月经周期、月经量及末次月经时间、以前的孕产经历、流产史、避孕情况、疾病史、药物过敏史、生活习惯，及准爸爸的健康情况和双方的家族遗传病史等。准妈妈和准爸爸可以一起提前仔细考虑一下这些问题，会帮助你向医生提供更全面的信息，保证母胎健康。

❸ 有些医院规定建档只在某些时间内进行，因此，准妈妈最好提前咨询。记得带上身份证、围产保健手册和医疗保险手册。

❹ 准妈妈第一次去医院检查，一定要空腹以便采血。

> **贴心提示**
>
> 第一次产检都要先做B超和心电图，结果正常再抽血，而医院早上人比较多，空腹等待太长时间准妈妈会饿坏的。所以，准妈妈可以在前一天下午先去医院做B超和心电图，让医生给你开好抽血单、交好费，第二天一大早直接空腹去抽血就行了。

准妈妈消化不良怎么办

准妈妈怀孕后,由于体内的一些变化,常常会出现食欲缺乏、恶心、呕吐等消化不良的症状。

准妈妈消化不良有哪些原因

1. 准妈妈体内的孕激素含量增加,胃肠蠕动减弱,胃酸分泌减少,加上逐渐增大的子宫压迫胃肠,尤其是怀孕后期,胎宝宝在不断长大,挤压到胃,这些都会导致消化不良。
2. 不少准妈妈精神紧张、压力大,长期的精神紧张和压力会引起神经系统和内分泌调节失常,引发消化不良。

缓解消化不良的方法

1. 合理调配饮食:食欲缺乏时要少吃多餐,择其所好,吃一些清淡、易消化的食物,如粥、豆浆、牛奶以及水果等,少吃甜食及不易消化的油腻荤腥食物。
2. 保持良好的心情:任何精神方面的不良刺激,都会导致消化不良。准妈妈最好多听听音乐或观赏美术作品,以使自己心情愉快。
3. 适当运动:准妈妈保持适当的活动是必不可少的,每天散散步,做一些力所能及的工作和家务,不仅能增进消化,也有利于宝宝的生长发育。
4. 轻柔按摩:先搓热双手,然后双手重叠,按在肚脐上,用掌心绕脐顺时针方向由小到大螺旋状按摩36圈,再逆时针方向由大到小绕脐螺旋状按摩36圈。此法可以增加胃肠的蠕动,理气消滞,对于消化不良引起的腹胀、腹痛、呃逆有良好的效果。

> **贴心提示**
>
> 一般来说,孕期出现消化不良不建议用药,最好通过饮食调理。但如果症状比较严重,导致食欲严重下降、无法进食时,可以在医生的建议下适当用一些成分相对安全的助消化药物。

准妈妈容易头晕怎么办

怀孕后发生头晕眼花是准妈妈孕期常见的症状之一。轻者会头晕眼花、步履不稳;重者会于突然站立或行走时出现眼前发黑、视物不清,甚至晕厥。准妈妈该怎么摆脱头晕的困扰呢?

准妈妈头晕的原因	应对办法
低血糖。怀孕后新陈代谢加快，胰岛血流量比非孕时增多，故胰岛生理功能非常旺盛，孕妇血中胰岛素水平偏高，以致孕妇血糖（尤其是空腹血糖）偏低，从而出现头晕、心悸等症状	多吃些牛奶、鸡蛋、肉粥、蛋糕、糖水和面条等高蛋白质、高脂肪和高糖类的食物。还可随身携带些饼干、糖块、糖水和水果等方便食品，以便一旦出现上述低血糖症状时立即进食，使低血糖症状及时得到缓解
低血压。妊娠早、中期间胎盘形成，分流了一部分血液，导致孕妇血容量略有所下降。由于血压下降，会导致大脑供血不足，从而出现头晕、眼花和眼前发黑等症状	头晕发生时，饮食可偏咸，多喝开水，以增加血容量；锻炼时应避免出汗，冲凉时应避免水温过高，以防血管扩张、血压下降
生理性贫血。妊娠6周起孕妇血容量开始增多，到34～36周达到高峰，由于血浆的增加多于红细胞的增加，故血液相对稀释，红细胞数和血红蛋白量相对下降而导致生理性贫血，以致出现头晕、眼花和无力等症状	多进食富含铁质的食物，如动物血、动物肝脏、猪瘦肉、鸡蛋黄、鹅肉、菠菜、菜花、苋菜、海带、黑木耳和花生等；必要时可在医生的指导下补充铁剂

贴心提示

准妈妈若头晕、头痛还常引起视觉错觉，有时持续好几小时的头痛，同时伴随着眼前出现闪光、视野中有污点障碍，就很可能是惊厥的先兆。准妈妈出现这样的问题，应该马上就诊。

准妈妈腹痛时需要就医吗

在整个怀孕期间，准妈妈都可能会产生腹痛。有的腹痛是正常的生理现象，但是有的腹痛是疾病的先兆，准妈妈得留意各种不同的腹痛，保证胎宝宝和自身的健康。

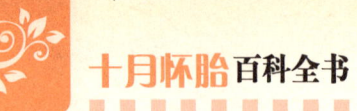

时期	正常生理现象腹痛症状	异常状况腹痛症状
怀孕初期	因子宫撑大所产生的胀痛感，尤其以初次怀孕的准妈妈最容易有深刻的感受。这种胀痛感通常感觉有点儿闷，不会太痛，有时休息一下就好了，太忙时可能又不舒服了	如果下腹感到的是持续如撕裂般的绞痛时，则有可能是宫外孕的征兆；若下腹感到的是一阵阵的收缩疼痛，同时伴随阴道出血，就有可能是流产的先兆
怀孕中期	下腹两侧老是会有抽痛感，而且常常是只痛一边，两边轮流痛，特别是早、晚上下床的时候。这是因为子宫圆韧带拉扯而引起的抽痛感，并不会对怀孕过程造成危险	如果下腹有规则地收缩痛，同时感觉到绷紧，就要怀疑是不是由子宫收缩所引起，这时就有可能发生早产
怀孕后期	这时胀大的子宫会压迫到肠胃器官，准妈妈会常常感到上腹痛、恶心、吃不下东西。两侧的肋骨感到好像快被扒开一样疼痛，甚至会喘。同时，下腹耻骨、膀胱受到子宫的压迫而觉得尿频与疼痛；直肠也因受到子宫的压迫而容易腹胀、便秘和不舒服	如果准妈妈感到持续性地强烈收缩，有时还有阴道出血时，常有可能发生前置胎盘，甚或是胎盘早期剥离的危险情形

贴心提示

不管由什么原因引起，准妈妈一旦出现腹痛自己不能判断时，就应去医院就诊或者打电话咨询医生，由医生来判断是什么原因导致的腹痛，并给予治疗方案。

准妈妈需要拔牙怎么办

孕期内，准妈妈拔牙一定要谨慎。因为此时，准妈妈身体出现了异常的生理变化，使得口腔中有的牙齿牙龈充血、水肿以及牙龈乳头明显增生。孕期拔牙，很容易出血，再加之在孕期内，准妈妈会对各种刺激非常敏感，甚至严重到轻微不良刺激都有可能导致流产、早产。

准妈妈不得不在孕期内拔牙怎么办

❶ 找个适当的、相对安全的时间，这

段时间就是第12周以后、28周之前。在孕期前8周内拔牙，可能会流产；而32周后拔牙可能会早产。

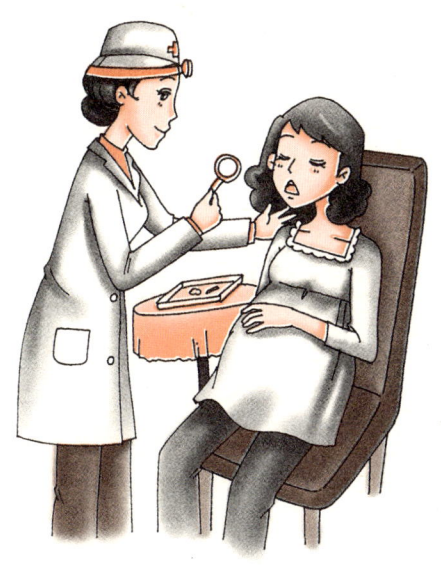

❷ 拔牙前，还得做好充分的准备，比如睡眠充足、精神轻松，另外可以在拔牙前一天、拔牙当天，注射10毫克的黄体酮。

❸ 拔牙用的麻醉剂，不要加肾上腺素，并且一定要确保完全麻醉，否则准妈妈会因为过度疼痛而引起反射性的子宫收缩，以致出现胎宝宝流产的灾难性事故。

拔牙后要注意什么

❶ 拔牙后要注意保护好血凝块，当天不要漱口，不要用拔牙侧咀嚼食物，不要频繁舔伤口，更不要反复吸吮，以免由于口腔内负压的增加而破坏血凝块。手术后2小时才可以吃饭，术后2天的饮食应该是温凉、稀软的。

❷ 有出血倾向的准妈妈，拔牙后最好暂时不要离开，待30分钟后请医生再看看伤口，看是否血已止住。

> **贴心提示**
>
> 拔牙后医生会让患者咬住1~2条棉卷，它的作用是压迫止血、保护伤口。一般棉条在拔牙后40分钟左右即可吐出，注意棉卷不要咬压过久，过久反而造成伤口被唾液长久浸泡，引起感染或凝血不良。

准妈妈多汗怎么办

准妈妈常有多汗现象，是因为妊娠期血中皮质醇增加，肾上腺皮质功能处于亢进状态，再加上孕妇基础代谢增高，自主神经功能改变，引起血管舒缩功能不稳定，皮肤血流量增加，于是出汗增多。出汗多在汗腺较多的部位：手脚掌面、腋窝、肛门、外阴及头面部。

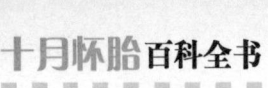

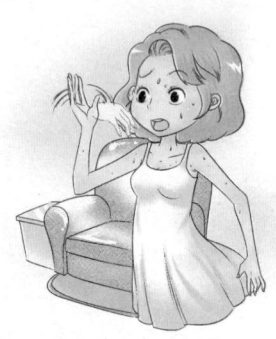

如何对待准妈妈多汗

❶ 过多的汗液积聚在皮肤皱褶处，如颈部、腋窝、腹股沟等处，可导致皮肤溃烂并引发皮肤感染。在出汗时，要尽量随时把汗擦干，汗液浸湿的衣服要及时更换，注意保持皮肤的清洁。准妈妈宜穿宽松肥大、利水散热的衣服，内衣要穿棉织品以利于吸汗。

❷ 出汗除了失去水分外，同时失去一定量的钠、氯、钾等电解质。准妈妈要多饮水，多吃水果，以补充水分和电解质，维持体内电解质平衡，避免因脱水而导致虚脱。

❸ 避免过多的体力活动，以免增加出汗。

❹ 居住的房间要通风；注意营养均衡全面地摄入。

准妈妈产后多汗正常吗

准妈妈产后多汗，是因为怀孕以后体内血容量增加，导致大量的水分会在体内积聚。到了分娩以后，准妈妈的新陈代谢活动和内分泌活动会显著降低，机体也再不需要如此多的循环血量了，之前积聚的水分就显得多余了，必须排出体外，这是机体在产后进行自我调节的结果，这属于生理现象，并非病态，常可在数日内自行好转，所以，准妈妈不必担心。

> **贴心提示**
>
> 准妈妈在出汗时，因为毛孔张开，非常易受风寒，所以，要防止受风和着凉，如果有什么异常情况建议咨询医生。

有先兆流产症状要不要保胎

对于流产，是保胎还是不保？要根据流产的原因，区别对待。

如何区别对待保胎还是流产

对于有先兆流产的准妈妈来说，若为第一次妊娠，且胚胎和母体皆无其他疾病或异常，保胎则显得尤为重要。有过自然流产史或习惯性流产的准妈妈，怀孕前应先到妇产科诊治一下有关的疾病，特别是妇科疾病。若受孕后出现流产先兆，如阴道出血、下腹疼痛等更应及时就医。

有些情况下，比如基因缺陷导致的

胚胎发育异常、胚胎本身有缺损或胎盘异常导致胎宝宝死亡、病毒感染、母体全身性疾病（常见的有高血压、肾炎、甲状腺功能减退等）、内分泌失调、生殖器官畸形及外伤、过量饮用咖啡、吸烟和酗酒等导致的先兆流产，则不宜盲目保胎。

准妈妈如何保胎

❶ 禁止性生活，症状重者可卧床休息，必要的情况下服用保胎药物。

❷ 选择易于消化的饮食，胃肠虚寒者，慎服性味寒凉的食品，如绿豆、白木耳、莲子等；体质阴虚火旺者慎服雄鸡、牛肉、狗肉、鲤鱼等易上火食品。

❸ 给准妈妈以精神安慰，解除顾虑。神经系统的机能状态对流产起着决定性的作用，因此，妊娠期精神要舒畅，避免各种刺激，采用多种方法消除紧张、烦闷、恐惧的心理，以调和情志。

❹ 如果在保胎过程中发现阴道流血增多，超过月经血量，腹痛加剧，应立即到医院检查。流产可能已成为不可避免，千万不要在家不敢动，因此耽误了病情。

> **贴心提示**
>
> 盲目保胎除了对胎宝宝产生不利影响，还可能对母体本身不利。因为死亡的妊娠物在宫内停滞过久，会引起严重的凝血功能障碍、阴道出血增多等麻烦。甚至由于没有及时做刮宫手术，引发宫内感染，影响以后的生育。

孕早期准妈妈患风疹对胎宝宝有什么影响

风疹是由风疹病毒引起的一种急性呼吸道传染病。

准妈妈感染风疹的症状

从接触感染到症状开始，要经过2~3周的潜伏期。初起时，先有发热、微咳、乏力、胃口不好、咽痛、眼发红等类似感冒的症状，只是耳后、颈部、枕部淋巴结肿大，且伴轻度压痛。1~2日后，即出现特殊的皮疹，先见于面颊部，24小时内遍布全身。开始时，风疹为稀疏的红色斑丘疹，随后，互相融合成片，从第二天起，变成针尖样红点。

准妈妈患风疹的危害

风疹虽然全身症状轻，皮疹消退快，但是如果准妈妈受传染，并且是在妊娠早期，问题就严重了，风疹病毒可通过胎盘感染胎宝宝。

风疹病毒对胎宝宝是最危险的致畸因素，可引起先天性的白内障、视网膜炎、耳聋、先天性心脏病、小头畸形及智力障碍。这些疾病出生时不明显，但生后数周、数月甚至数年会明显地表现出来，逐渐出现抽风、耳聋、视网膜病变；随着孩子年龄的增大，还会出现学习困难、行为异常、肌肉力量弱、活动平衡失调等症状，并会出现感觉障碍。畸形儿出生时即使足月，体重也较轻，其中有10%～20%生后一年左右死亡。

准妈妈如何预防风疹

❶ 房间通风，至少每天开窗1小时。

❷ 勤晒衣被，能杀灭一部分病菌。

❸ 多吃含高蛋白质的食物，如鱼虾、牛肉、猪肉、鸡、蘑菇等，提高免疫能力。

> **贴心提示**
>
> 假如准妈妈不幸染上风疹，也并非必然感染胎宝宝，等妊娠5个月抽羊水再查。

葡萄胎有何症状

葡萄胎常常在妊娠早期出现，是一种妊娠滋养细胞病变，属于妇科肿瘤的一种。形成葡萄胎的原因是妊娠后的胎盘绒毛滋养细胞增生、间质水肿，形成大小不一的水疱，水疱相连成串，形状似葡萄，故因此而得名。

葡萄胎有何症状

❶ 阴道流血：由于绒毛变性，失去了吸收营养的功能，所以，胎宝宝早已死亡。到了怀孕2～3个月时出现阴道持续地或间歇性地出血，大多数是断续性少量出血，其间可能有反复多次大出血。仔细检查时，可在血液中发现水疱状物。

❷ 腹痛：由于子宫增大的速度太迅速，会导致出现腹痛。

❸ 子宫异常增大：怀有葡萄胎的子宫大于正常的妊娠子宫，有时准妈妈甚至能自己触及下腹包块（胀大的子宫）。

哪些准妈妈较易怀有葡萄胎

准妈妈的年纪若是小于20岁，或大于40岁，因卵子不够成熟或不够健康，容易造成葡萄胎。

> **贴心提示**
>
> 葡萄胎是不正常怀孕，不能发育成胚胎，要及时地治疗。准妈妈一旦身体出现上述类似症状，应该及时去医院做超声波检查，这是诊断葡萄胎早期症状的一种十分重要的辅助检查法。

宫外孕有何征兆

宫外孕是指受精卵在子宫体腔以外着床发育的怀孕，又称为"异位妊娠"。根据受精卵着床部位不同，有输卵管妊娠、卵巢妊娠、腹腔妊娠、宫颈妊娠及子宫残角妊娠等。患过输卵管炎或做过输卵管修补手术的准妈妈宫外孕的可能性较高。

宫外孕有何征兆

1. 阴道不正常出血：约有1/4的宫外孕准妈妈停经40多天时，有少量的阴道出血。
2. 腹痛：早期会有下腹一侧隐痛，这是胚胎发育，使输卵管膨胀而引起的；痉挛性下腹痛，极其剧烈，会使病人面色发白、出冷汗，这是输卵管痉挛性收缩所引起的，片刻可自行缓解；下腹剧痛，如撕裂样，伴大便感，这是输卵管妊娠破裂出血所引起的。
3. 晕厥：会突然晕倒，醒后头昏眼花。轻者不会摔倒，仅有头昏眼花的症状。这是腹腔内出血较多，脑部供血减少，脑贫血所致。
4. 面色苍白：短期内面无血色，苍白如纸，伴口干、心悸、怕冷、乏力。这是腹腔内出血很多，即将发生休克的征兆。

宫外孕的防治

注意经期、产期和产褥期的卫生，防止生殖系统的感染。如果已经发病应该及时去医院输液、输血，同时，立即做剖腹探察手术。

> **贴心提示**
>
> 宫外孕是产科较常见且严重的病症，如诊断处理不及时，可危及生命。准妈妈于早孕反应、一侧下腹隐痛或下腹痉挛性腹痛时，就应想到自己可能患了早期宫外孕，应及时去医院检查。

饮食营养跟进

❊ 准妈妈补镁对母婴健康有什么意义

镁离子主要的功能在于让受伤的细胞得以修复，另外，它也能让骨骼和牙齿生成更坚固、调整胆固醇以及促进胎宝宝的脑部发育。胎宝宝发育离不开镁元素。准妈妈若妊娠期缺镁，有可能导致子宫胎盘系统的血管痉挛，可引发胎宝宝宫内发育迟缓。此外，孕期缺镁还可引起流产、早产和胎宝宝发育异常、胎宝宝精神及生理障碍。

准妈妈镁的摄入量常常不足。即使孕期饮食较为合理，其他营养都能达到供给量标准，镁常常也仅能满足需要量的60%左右。因此，准妈妈应该重视补镁，多吃含镁丰富的食品，这对母婴都非常有利。

科学补镁

一般人一天镁的需求量为300毫克；准妈妈为350～360毫克。

一般情况下，只要营养均衡，准妈妈可以多吃富含镁的食物，从食物中就可获取所需的镁。香蕉、香菜、小麦、菠萝、花生、杏仁、扁豆、蜂蜜、绿叶蔬菜、黄豆、芝麻、核桃、玉米、苹果、麦芽、海带等食物中都含丰富的镁。如果食物摄取不足，就需要额外补充，应该咨询医生，医生会根据准妈妈的具体情况推荐含镁的制剂给准妈妈服用。切不可自行加量服用，如果准妈妈体内镁的含量太高，就容易造成镁中毒，严重者，还有可能抑制准妈妈的呼吸和心跳。所以，补镁时要特别注意，每天补充量不能超过360毫克。

> **贴心提示**
>
> 当镁摄取量过多时，人体会借由肾脏排泄出金属离子，故而准妈妈多喝水，有助于代谢。

缺碘的准妈妈要如何补碘

碘是人体必需的微量营养素，是甲状腺合成甲状腺激素的基本原料。甲状腺激素不但能够促进人体的生长发育、维持正常的生理活动，而且对人脑神经系统的发育起着重要的作用。

胎宝宝在前5个月不能自行分泌甲状腺激素，发育所需的甲状腺激素都来源于准妈妈。如果准妈妈碘摄入不足，所生成的甲状腺激素就无法满足胎宝宝的需要，会使得胎宝宝全身的脏器及骨骼系统的发育停滞，还会严重损害胎宝宝的中枢神经系统以及内分泌系统，造成死胎、流产、早产以及先天性畸形。

准妈妈常用的科学补碘方法

❶ 食用加碘盐是补充碘的一个重要途径，不过，在食用过程中要注意下面几点：加碘盐应该随吃随买，一旦拆封就要用密闭的容器装起来，不用的时候将盖子盖紧；炒菜时不要一开始就放盐，而要等到菜快要炒好装盘时再放盐，这样才能不破坏食物的营养，盐中的碘才能发挥效用；不能用油来炒碘盐。

❷ 由于炒菜时盐放得太多对身体不好，尤其是准妈妈吃菜要清淡，所以，通过盐来补充碘很有限，准妈妈还需要吃一些碘含量高的食物，如海带、紫菜、鲜带鱼、干贝、淡菜、海参、海蜇等海产品来补碘。

❸ 如果缺碘比较严重，可以在医生的指导下服用含碘的制剂（如碘油）来补充碘。

> **贴心提示**
>
> 准妈妈补碘的关键时间是在孕早期3个月，最好是怀孕前补充，怀孕5个月后再补充则意义不大了。

准妈妈吃粗粮有什么讲究

粗粮中保存了许多细粮中没有的营养，膳食纤维比较多，富含B族维生素等。对于准妈妈来说，适当补充些粗粮，不但弥补了细粮中所没有的营养，而且粗粮里的纤维素有促进肠胃蠕动、帮助消化的作用，可以防止孕期便秘。

准妈妈吃粗粮时要注意什么

❶ 控制食用量：准妈妈每天粗粮的摄入量以60克为宜，且最好粗细搭配，比例以60%粗粮、40%细粮最为适宜。粗粮不容易消化，准妈妈过多地摄入粗粮会导致营养缺乏，长期过多地摄入纤维素，会使人体

蛋白质补充受阻，降低准妈妈抗病免疫的能力。

② 吃粗粮要补水：粗粮中的纤维素需要有充足的水分做后盾，才能保障肠道的正常工作。

③ 粗粮不能和奶制品、补充铁或钙的食物或药物一起吃，最好间隔40分钟左右，因为纤维素会影响对微量元素的吸收。

适合准妈妈吃的粗粮

玉米：玉米含有丰富的不饱和脂肪酸、淀粉、胡萝卜素、矿物质、镁等多种营养成分。准妈妈经常食用，可以加强肠壁蠕动，促进身体新陈代谢，加速体内废物排泄。

红薯及其他薯类：富含淀粉、钙、铁等矿物质，而且其所含的氨基酸、维生素都要远远高于那些精制细粮。红薯还含有一种类似于雌性激素的物质，准妈妈经常食用，能令皮肤白皙细腻。

糙米：糙米胚芽就含有蛋白质、维生素以及锌、铁、镁、磷等矿物质，这些营养素都是准妈妈每天需要摄取的。

荞麦：荞麦含有丰富的赖氨酸成分，能促进胎宝宝发育，增强准妈妈的免疫功能。

❀ 准妈妈吃鱼好，该怎么吃鱼

准妈妈多吃鱼对胎宝宝的发育有利，尤其是脑部神经系统。因为鱼类含有丰富的氨基酸、卵磷脂、钾、钙、锌等微量元素，这些都是胎宝宝发育的必需物质，特别是神经系统。另外，鱼中所含的不饱和脂肪酸——二十碳五烯酸不仅能降低血液的黏稠度，防止血栓形成，还能扩张血管，方便准妈妈给胎宝宝运输充足的营养物质，促进胎宝宝的发育。不仅如此，二十碳五烯酸还可以有效地预防妊娠高血压综合征的发生。

准妈妈吃鱼有哪些讲究

① 准妈妈以一个星期吃2次鱼，1次大约吃200克为宜。

② 准妈妈吃鱼的时候最好不要吃鱼油。因为鱼油会对凝血机能造成影响，准妈妈摄入过多可能会增加出血概率。

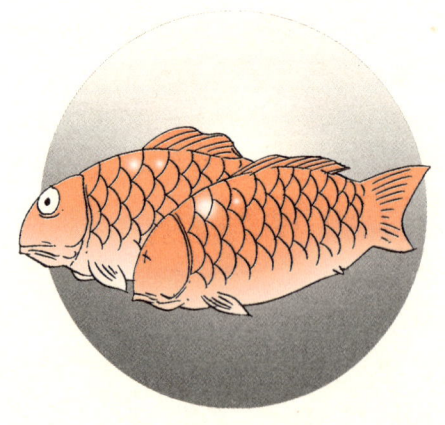

③ 要多吃深海鱼类，如鲑鱼、鲭鱼等。

❹ 烹调的方式最好是蒸或者炖，以最大限度地保留鱼的营养。

❺ 少吃罐头鱼。罐头鱼在制作过程中，会添加防腐剂等一些化学原料，对人身体健康不利。

❻ 少吃咸鱼。咸鱼中含有大量的二甲基亚硝酸盐，进入人体内转化成二甲基亚硝胺，二甲基亚硝胺具有很强的致癌性，有可能会使胎宝宝出生后患癌症。

❼ 准妈妈如果对于鱼类过敏，切不可勉强吃鱼。

贴心提示

买鱼时，准妈妈可以闻一下鱼的气味，正常的鱼有一股鲜腥味，受污染的鱼则往往有一股难闻的味道，有的呈大蒜味，有的散发出氨味或者煤油味，这样的鱼则不要购买。

准妈妈外出就餐要注意什么

逢年过节，朋友聚会，外出吃饭是难免的。不过，准妈妈的身体情况特殊，外出就餐是要特别留意的。

准妈妈外出就餐注意事项

❶ 选择干净、卫生的就餐场所。

❷ 选择安静的餐厅。嘈杂的地方很不适合准妈妈，因此，就餐地点应选择远离歌厅、舞厅等娱乐场所的地方。

❸ 自带餐具，一次性筷子不要用。一次性筷子在制作过程中为了让筷子看起来更白更干净，往往使用硫黄熏、药水泡，同时还用石蜡抛光。因此，餐厅提供的一次性筷子最好不要用，一次性牙签也是同样的状况。

❹ 注意营养平衡。在外就餐时首先应从营养的角度考虑准妈妈所需的饮食结构，要荤素搭配、粗细搭配、酸碱搭配。肉类不宜太多，要多吃富含钙、铜、镁、铁等营养素的新鲜蔬菜水果；还要为自己点些主食，使蛋白质、脂肪、糖类三者摄入量维持均衡。

❺ 自带一个水果。为了弥补新鲜蔬菜补充的不足，准妈妈最好在饭后30分钟吃个水果，以补充体内维生素的缺乏。水果可以自带。

贴心提示

怀孕了，孕期反应、胃灼热经常会让准妈妈感觉不舒服，这时候，很多人都愿意吃些凉菜。但是，准妈妈不宜吃过多的凉菜。准妈妈胃肠道对于冷饮的刺激非常敏感，凉菜有可能使胃肠道血管突然收缩、胃液分泌减少、消化功能降低，从而引起食欲缺乏、消化不良，甚至是剧烈的腹痛，影响正常的饮食。

准妈妈宜多吃的健脑食品有哪些

准妈妈的饮食与胎宝宝的健脑关系极大。它直接影响胎宝宝的生长发育，特别是脑的发育。大脑的发育在胎儿期共有两次高峰，第一次是在妊娠三四个月内，第二次在妊娠七个月到足月，准妈妈可不能错过。

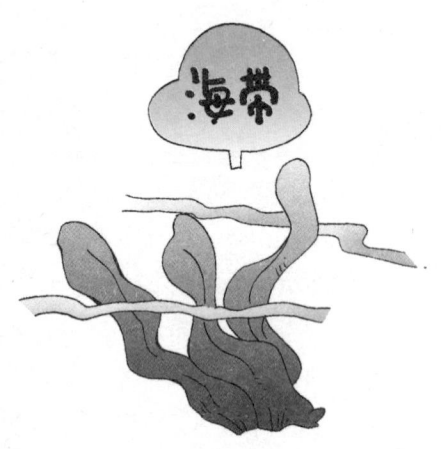

准妈妈宜多吃植物健脑食品

大脑质量的50%~60%是脂肪，而且绝大部分是不饱和脂肪。不饱和脂肪主要来源于植物类食物。不少植物健脑食品都含有亚油酸甘油脂，这种油脂是胎宝宝大脑和视觉功能发育所必需的营养成分，如果准妈妈没有足够地供给，胎宝宝就无法形成健康的大脑，而且神经系统一旦形成，就再也无法修补，将导致宝宝成人以后，注意力缺陷、多动性障碍、冲动、焦虑、发脾气、睡眠不好、记忆力差等症状和精神失调的概率是常人的6倍。

适合准妈妈食用的健脑食品

1. 核桃：核桃的营养丰富，500克核桃相当于2.5千克鸡蛋或4.75升牛奶的营养价值，特别对大脑神经细胞有益。
2. 小米和玉米：小米和玉米中蛋白质、脂肪、钙、胡萝卜素、维生素的含量是非常丰富的，是健脑和补脑的有益主食。
3. 海产品：海产品可为人体提供易被吸收利用的钙、碘、磷、铁等无机盐和微量元素，对于大脑的生长发育有着极高的效用。
4. 芝麻：芝麻，特别是黑芝麻，含有丰富的钙、磷、铁，同时含有19.7%的优质蛋白质和近10种重要的氨基酸，这些氨基酸都是构成脑神经细胞的主要成分。

贴心提示

米和面在精制过程中，会使有益于大脑的成分丧失很多，剩下的基本就是糖类了，糖类在体内只能起到燃料的作用。而大脑需要的是多种营养，所以，久吃精白米和精白面不利于胎宝宝的大脑发育。

健康准妈妈应每日摄入多少盐

人们天天吃的食盐，其主要成分是氯化钠。钠是人体生命活动中不可缺少的物质。钠与氯在血浆中的浓度对渗透压有重要的影响，同时，对血浆与细胞间液量、酸碱平衡、维持体细胞的电子活性以及心血管系统的功能都是必不可少的。

健康准妈妈摄入盐的标准

世界卫生组织建议每人每天食盐的摄入量为3～5克，最多不超过6克。准妈妈在怀孕后和怀孕前在食盐的摄入上差别不是很大，也适用这个标准。

盐摄入过多或过少的危害

过多的钠会加重妊娠高血压综合征的3个症状，即水肿、高血压和蛋白尿。如果准妈妈吃盐多，就会加重水肿且使血压升高，甚至引起心力衰竭等疾病。由于钠离子是亲水性的，会造成体内水的潴留，开始时这会使细胞外液积聚，如果积聚过多，会导致准妈妈水肿。

但是，准妈妈如果长期低盐饮食，或者不能从食物中摄取足够的钠时，就会使人食欲不振、疲乏无力、精神委靡，严重时会发生血压下降，甚至引起昏迷。如果身体内缺少盐分，水分也会减少。在这种情况下除了产生口渴的感觉外，血液也会变得黏稠，流动缓慢，以致养料不能及时地输送到身体的各个部位，废物也不能及时地排出体外，时间一长，对准妈妈身体的危害很大。

> **贴心提示**
>
> 有些准妈妈喜欢将咸食、甜食分开吃，这种吃法有弊端。常吃甜食或常吃咸食会使味觉感受比较单调，久而久之，影响食欲，也会增加人体对盐或糖的摄入量，引发肥胖症或高血压。

适合准妈妈吃的营养小零食有哪些

有的准妈妈在怀孕前有吃零食的习惯，怀孕后就不敢吃了，其实，怀孕后不是不可以吃零食，而是在零食的选择上应慎重。

准妈妈吃零食要注意什么

❶ 选对时间：午餐和晚餐之间是吃零食的最佳时刻，因为这样既补充了营养，又没有耽误正常的午餐、晚餐。但要特别注意，晚间吃零食不要选择睡前的30分钟内，否则会影响健康，给身体带来伤害。

❷ 注意卫生：要注意小零食的卫生，

街头露天出售的食品就最好不要吃。

❸ 注意营养：由于怀孕后期胎宝宝压迫消化系统，食后饱胀感重，正餐的进食量会受到影响。这一时期的营养需要量又相当大，营养不足会直接危害胎宝宝和孕妇。此时可以采用吃零食的办法，即常说的少量多餐，选择酸奶、水果、坚果等比较好，但一定要适量。

最适合准妈妈的零食

❶ 葡萄干：能补气血，利水消肿，其含铁量非常高，可以预防贫血和水肿。

❷ 红枣：含有丰富的维生素C和铁，但是吃多了易使准妈妈胀气。

❸ 核桃：含有丰富的维生素E、亚麻酸以及磷脂等，对促进胎宝宝大脑的发育很重要。

❹ 板栗：准妈妈常吃板栗，不仅健身壮骨，还有利于骨盆的发育成熟，并消除孕期的疲劳。

❺ 海苔：富含B族维生素，特别是核黄素和尼克酸。它含有各种微量元素与大量的矿物质，有助于维持人体内的酸碱平衡，而且热量很低，纤维含量很高，对准妈妈来说是不错的零食。

> **贴心提示**
>
> 零食是对正餐的有益补充，但绝不能替代正餐。腌制食品、冰淇淋、罐头食品和过甜的点心等，准妈妈不适合吃。

❁ 准妈妈如何挑选和食用肉类

肉类含有丰富的优质蛋白质，我们平时经常吃的肉类包括猪肉、牛肉、羊肉、鸡肉和鱼肉，这些肉类的蛋白质含量在16%~26%之间，而且这些肉类中所含的氨基酸最容易被人体吸收利用，同时，肉类也是我们每天所需的铁、铜、锌、镁等营养元素的最好的来源之一。

准妈妈如何吃肉更健康

❶ 掌握食用量：对于健康的准妈妈来说，每天肉类的摄取量在200克左右为最佳，而每个星期所摄入的肉类中最好能包括300克鱼肉。如果每天摄入的肉类过多，日积月累就会导致高脂血症、动脉粥样硬化，甚至会使心血管系统或其他脏器发生病变。

❷ 和豆类、豆制品一起食用：肉与富含植物蛋白、植物脂肪的豆类、豆制品一起食用，可以降低血液中的胆固醇，增加多不饱和脂肪酸的含量，减少动脉硬化等疾病的发病率。

❸ 补充足够的膳食纤维：膳食纤维能够减少食用肉类后，脂肪、胆固醇在肠道内的吸收，有降血脂、降低胆固醇的作用，还能有效地预防便秘，是肉食的最佳配餐。

准妈妈最适合吃哪些肉

❶ 鱼肉：鱼类尤其是海鱼含有多不饱和脂肪酸以及丰富的DHA，能预防流产、早产和胎宝宝发育迟缓。尤其是鳗鱼，建议准妈妈每周最好能够吃2～3次。

❷ 牛肉：牛肉中不仅含有丰富的蛋白质、铁和铜，而且B族维生素含量也很高，脂肪含量相对较低，因此，也是准妈妈餐桌上不错的选择。

❸ 兔肉：蛋白质含量高，脂肪含量低，非常适合怀孕前就比较胖或者体重超标的准妈妈食用。

❹ 鸡肉：蛋白质含量高，容易消化和吸收，脂肪含量低。

> **贴心提示**
>
> 猪肉的脂肪含量最高。在日常我们所接触的肉类中，猪肉的脂肪含量能达到20%～30%，而且多为饱和脂肪酸，摄入过多对健康无益，准妈妈不宜大量食用。

❋ 暴饮暴食对准妈妈有什么害处

不少准妈妈总是担心宝宝营养不良，会不自觉地吃很多东西，但是，孕期加强营养，并不是说吃得越多越好。

准妈妈暴饮暴食的危害

❶ 吃得过多将会使准妈妈体重剧增。由于体内脂肪蓄积过多，导致组织弹性减弱，分娩时易造成滞产或大出血，并且过于肥胖的孕妇有发生妊娠高血压综合征、妊娠合并糖尿病、妊娠合并肾炎等疾病的可能。

❷ 容易发生难产，胎宝宝体重越重，难产率越高。

❸ 容易出现巨大胎儿（体重超过4千克），分娩时使产程延长，易影响胎宝宝的心跳而发生窒息。

❹ 有可能会导致胎宝宝出生后终生肥胖。

> **贴心提示**
>
> 有的准妈妈因吃得过饱，往往会出现类似酒醉状态，即饭后思绪紊乱，昏昏欲睡。这是因为人吃进过多的糖类后，其中的葡萄糖能在胃里转变为酒精，这部分酒精被人体吸收后，就会引起一系列的症状。要预防"饭醉"，关键在于避免暴饮暴食。

准妈妈如何合理控制饮食

① 控制食用量：一般来说，准妈妈怀孕后，每天需要 2500 千卡（1 千卡 = 4.1848 千焦）的热量，比平时增加 500 千卡的热量。所以，每日主食 400～500 克，牛奶 250 毫升或豆浆 500 毫升，鸡蛋 1～2 个，鱼虾、肉类 100～150 克，豆类、豆制品 100～150 克，新鲜蔬菜 500～1000 克，水果适量，就能满足准妈妈的需要。

② 合理搭配：尽量粗细粮搭配，荤素食兼有，品种广泛多样，食量合适。关键是要搭配均匀，防止偏食，也不要进食无度。

③ 养成良好的饮食习惯：吃饭定时定量，饭前洗手，吃饭时细嚼慢咽，饭后稍微走动。这些习惯都对准妈妈大有好处。

双胞胎准妈妈如何保证孕期营养

对怀有双胞胎或者多胞胎的准妈妈来说，身体里的营养确实会消耗很大。因此，要格外关注孕期营养。

双胞胎准妈妈如何保证营养

① 比普通准妈妈增加 10% 的膳食摄入：双胞胎准妈妈的负担比普通准妈妈重得多，两个胎宝宝生长所需的营养量较大，因此，准妈妈应调节饮食摄入的量与质。怀双胞胎的准妈妈大约需比一般准妈妈增加 10% 的膳食摄入，包括主食、肉类和蔬果等。

② 双胞胎准妈妈要多补钙：一个人吃，三个人补的双胞胎准妈妈，将需求更多的钙质来满足自己和两个胎宝宝的生长发育。准妈妈一般都有生理性贫血，在双胎妊娠时更为突出。平时多喝一些牛奶、果汁，多吃各种新鲜蔬菜、豆类、鱼类和鸡蛋等营养丰富的食物。

③ 双胞胎准妈妈要多补铁：铁质在整个健康的怀孕过程中都是十分重要的，特别是怀双胞胎的妈妈。双胞胎准妈妈的血流量比平时高出 70%～80%，双胎妊娠合并贫血发病率约为 40%，所以，双胞胎准妈妈尤其要注意多吃含铁较多的食物，如猪肝和其他动物内脏，以及白菜、芹菜等。

④ 选择营养补充剂：虽然多吃食物能够给多胞胎宝宝提供许多他们所需的营养，但大部分准妈妈在怀孕的时候都没有做好充分的营养准备，例如：她们可能会缺乏蛋白质、缺乏铁质等，所以，怀孕的准妈妈特别是怀有多胞胎的准妈妈，可以在医生的帮助下选择营养补充剂来补充营养。

贴心提示

双胞胎准妈妈怀孕期间，多喝水至关重要，每天至少要喝 2 升水。如果准妈妈脱水的话，过早宫缩以及早产的风险就会增加。

日常起居与运动

❋ 哪些首饰不适合在孕期佩戴

准妈妈在怀孕后就要放弃一些美丽的装饰品了，尤其是首饰，因为怀孕期间，准妈妈体内的新陈代谢改变，手指、胳膊、下肢等都会相应变粗、变大。

准妈妈不适宜佩戴的首饰

1. 戒指和玉镯：戒指的圈形大小一般都是固定的，平时戴在纤细的手指上熠熠生辉，能为你增色。但在孕期手指变粗后，却会因太紧而影响肢体的血液循环，在孕后期水肿严重时，还可能会造成戒指太紧无法取下的后果。而玉镯也会发生同样的问题，由于肢体变粗，原先可以活动自如的玉镯勒住腕部无法拿掉，也会给孕妇在手术室待产带来许多不必要的麻烦，如妨碍输液、静脉穿刺等。

2. 项链：夏天佩戴金属项链，由于汗渍等容易造成皮肤过敏，会给准妈妈带来不能预期的麻烦。

3. 特殊材料制成的首饰：如坊间流行的磁石和锗粒，以及其他声称有磁疗作用的首饰。因材制采用带有辐射的金属或矿石，虽然经过加工处理，正常人佩戴没多大的影响，但是胎宝宝是很敏感的，为了他的健康，准妈妈最好不要佩戴。

♨ 贴心提示

除特殊场合外，孕期的准妈妈还应以自身健康为重，尽量去除身上的首饰，如坚持要戴，也应调整型号，以不勒为宜。但在去医院待产前，要取下全部首饰，留在家中，以免在产房分娩时影响麻醉消毒或是造成保管纠纷等意外。

准妈妈如何健康看电视

电视机在工作时，显像管会不断产生一些肉眼看不见的射线、高压静电。这些射线和高压静电虽然对普通人没有什么影响，但长时间积累还是会对准妈妈和胎宝宝的健康产生不利的影响。

准妈妈看电视时的注意事项

❶ 一般准妈妈一次看电视时间不宜超过2小时，避免过度使用眼睛，尤其有妊娠高血压综合征的新准妈妈更应注意。

❷ 准妈妈距离电视机的距离应在2米以上，远离X线和静电影响，也可以穿上防辐射服将危险降至最低。

❸ 保持空气流通，并在看完电视后用清水洗脸、洗手，消除放射线对人体的影响，保障胎宝宝的健康。

❹ 准妈妈不要饱食后看电视，以免使食物积压；也不要边看电视边吃零食，或者蜷着身体看电视等。这会使腹腔内压增大，胃肠蠕动受限，不利于食物的消化吸收，特别不利于胆汁排泄，易引发胆道疾病。

❺ 准妈妈要避免看恐怖、紧张、悲剧等刺激性较强的节目，以免引起精神高度紧张，对妊娠安全不利。尤其是睡前，不要看刺激性强的节目，建议读一些优美的散文或者同类图书。

贴心提示

电视机使用一段时间后，最好请专业人士来家里进行除尘处理，也可用小型吸尘器对着散热孔简单除尘。另外，空气净化器对清除可吸入颗粒物效果也非常好。如果有条件，最好选择液晶等环保型电视机。

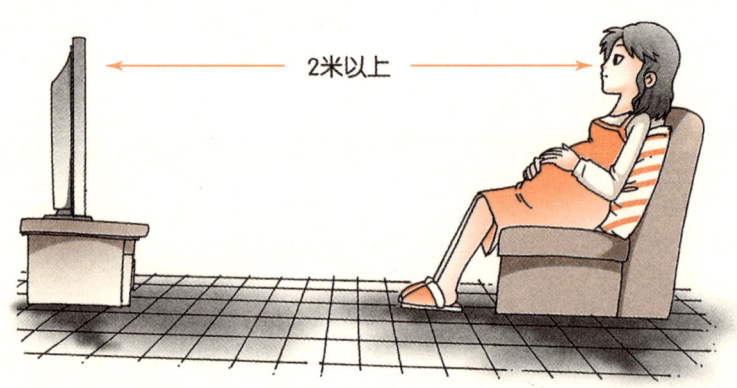

2米以上

孕期这些绿色植物能养在家中吗

在家中养些花花草草，赏心悦目，但是有些花草却不适合准妈妈。准妈妈在室内摆放绿色植物时，一定要弄清植物的生态习性，以免起到反作用，污染了室内环境。

不宜养在家里的绿色植物

1. 容易产生过敏的花草：如洋绣球、紫荆花等。紫荆花所散发出来的花粉如果与准妈妈接触过久，会诱发哮喘症或使咳嗽症状加重；洋绣球花（包括五色梅、天竺葵等）散发的微粒，如果与准妈妈接触，会使准妈妈的皮肤过敏而引发瘙痒症。
2. 松柏类植物：包括玉丁香、接骨木等，这类植物会分泌脂类物质，散发出较浓的松脂味，对人体的肠胃有刺激作用，闻久了，会引起恶心、食欲下降，尤其是对已怀孕的准妈妈影响较大。
3. 本身含有毒性的花草：如含羞草、郁金香、夹竹桃、秋水仙等有微毒。长期接触这些植物会使准妈妈出现昏昏欲睡、智力下降等症状。
4. 耗氧性花草：如丁香、夜来香等，它们进行光合作用时，大量消耗氧气，影响人体健康。

适合准妈妈养的花草

1. 吊兰、龟背竹：它们可以净化空气，还能吸收甲醛，清除有害气体。
2. 仙人掌、芦荟：它们白天、晚上都能释放氧气，可以令空气更清新，并且没有浓重的气味。芦荟还可以吸收装修和家具造成的甲醛。

> **贴心提示**
>
> 准妈妈不要在卧室内摆放花草，大部分花草在夜间会释放二氧化碳，吸收氧气，降低室内氧气的浓度，而且花香会使人神经兴奋，长期放在卧室，会影响准妈妈的睡眠。

厨房存在哪些对准妈妈不利的隐患

对于准妈妈来说，粉尘、有毒气体密度最大的地方，不是在工厂、街道，而是在生活中天天都离不开的厨房里。

厨房里的健康隐患

1. 粉尘油烟：煤气或液化气的成分十分复杂，燃烧后在空气中会产生多种对人体极为有害的气体，尤其是

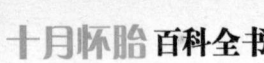

对准妈妈的危害更是严重。其中放出的二氧化碳、二氧化硫、二氧化氮、一氧化碳等有害气体，要比室外空气中的浓度高出好多倍，加之煎炒食物时产生的油烟，使得厨房被污染得更加严重。

❷ 抹布：一条全新的抹布使用1周后，细菌数量高达22亿个，包括大肠杆菌、沙门氏菌、霉菌等多种致病菌。而我们用于厨房的抹布常常是随手放在水池边，经常处在一种潮湿的环境下，更容易滋生细菌。

❸ 水龙头：厨房的水龙头长期接触油渍、污垢，而且总是处于潮湿状态，就会滋生包括大肠杆菌、金黄色葡萄球菌等细菌。

准妈妈下厨怎么把危害减到最低

❶ 厨房应安装抽油烟机。

❷ 准妈妈待在厨房里面的时间越短越好。做饭时要打开窗户，保持厨房内空气流通。

❸ 多采用煮、炖、蒸来做饭，而少用煎炸、爆炒等产生油烟多的烹调方式。

❹ 有早孕反应时，尽量不要去厨房，因油烟和其他烹调气味会加重恶心、呕吐。

> **贴心提示**
>
> 准妈妈最好每隔3～5天给抹布消消毒。方法很简单，将抹布洗干净后用沸水煮30～40分钟，或用消毒液浸泡30分钟就可以了。厨房里可以多备几块抹布，分别用来擦水池、台面、餐桌等，做到"专布专用"，这样可以避免交叉感染。

❈ 准妈妈怎样做好口腔护理

准妈妈如果有口腔炎症，即使只是牙龈炎，但引发牙龈炎的细菌就有可能进入血液，通过胎盘，感染胎宝宝而引发早产。所以，准妈妈孕期口腔护理非常重要。

准妈妈如何做好口腔护理

❶ 每次进餐后都需要漱口，有条件的还可以刷牙。牙刷只能清除牙齿表面70%的细菌，使用牙线可彻底去除齿缝间牙菌斑和食物残渣，有条件的准妈妈可以养成使用牙线清洁牙面的好习惯。

❷ 做好定期口腔检查和适时的口腔治疗。孕期里口腔疾病会发展较快，定期检查能保证早发现、早治疗，使病灶限于小范围。

❸ 注意均衡的饮食，多吃富含维生素C的水果和蔬菜，多喝牛奶。

❹ 使用不含蔗糖的口香糖清洁牙齿，如木糖醇口香糖。木糖醇是一种从白桦树或橡树中提取的甜味剂，不含蔗糖，因此，不会引起蛀牙。这种口香糖具有促进唾液分泌、减轻口腔酸化、抑制细菌和清洁牙齿的作用，如果能在餐后和睡觉前咀嚼一片，每次咀嚼至少5分钟，可以使蛀牙的发生率减少。

准妈妈如何选择牙膏

如果准妈妈没有明显的口腔疾病，可以选用含氟牙膏。不建议准妈妈随意长时间使用药物牙膏，特别是强消炎类的牙膏，因其含有较多的化学制剂。口腔炎症比较重的时候，可以短期选择两面针、云南白药等消炎作用强的牙膏，一旦炎症好转，就可选择含盐牙膏来消炎抑菌。

> **贴心提示**
>
> 准妈妈最好选用软毛保健牙刷。因为怀孕后体内的激素变化可能会使牙龈出现轻微的肿胀，使用软毛的保健牙刷，可避免牙龈出血；而且每3个月要更换一次牙刷。

❁ 准妈妈如何呵护日渐浓密的头发

准妈妈怀孕以后，头发由于受到雌激素的影响而变得光洁、浓密、服帖，并且很少有头垢和头屑，所以，准妈妈可以抓住这一契机，打造出一头秀美的头发。

选择怎样的护发用品

❶ 选择适合自己发质且性质比较温和的洗发水。如果原先使用的品牌性质温和，最好能沿用，不要突然更换洗发水。特别是不要使用以前从未使用过的品牌，防止皮肤过敏。

❷ 使用天然材质、宽齿的梳子，如木梳、牛角梳。

准妈妈怎样护理头发

❶ 洗发姿势要注意。短发的准妈妈头发比较好洗，可坐在高度适宜、可让膝盖弯成90°的椅子上，头往前倾，慢慢地清洗；长发的准妈妈最好坐在有靠背的椅子上，请准爸爸帮忙冲洗。

❷ 洗发后不要用干毛巾使劲儿揉搓头发，避免过度使用吹风机、卷发器。最好让头发自然晾干。准妈妈可以利用吸水性强、透气性佳的干发帽、干发巾将水吸干。不过，要注意选用抑菌又卫生、质地柔软的干发帽、干发巾。

❸ 外出时戴太阳帽或使用遮阳伞，避免头发受到紫外线的伤害，变得干枯、易断。

❹ 孕期不要染发、烫发。在怀孕期间，准妈妈应避免染发、烫发，以免一些化学物质损伤皮肤和影响胎宝宝的发育。

❺ 多吃富含B族维生素的食物。B族维生素可以让头发强韧，因此，怀孕期间，准妈妈可以多食用些B族维生素含量高的食物，如小麦胚芽、糙米、肝脏、香菇、包心菜等。多吃些有利于头发生长的食物，比如黑豆、黑芝麻等。

准妈妈运动要注意哪些事项

准妈妈适当运动有利于自身与胎宝宝的健康，但孕期运动要注意采用适当的方法，以免受伤或对胎宝宝产生不良影响。

准妈妈运动要注意的问题

❶ 掌握运动量。一般来说，准妈妈在运动时，脉搏不要超过140次/分，体温不要超过38℃，时间以30～40分钟为宜。准妈妈运动时心率不能过快，尽量不超过最大心率［最大心率＝（220－年龄）×60%］。运动中准妈妈如果出现晕眩、恶心或疲劳等情况，应立即停止运动。

❷ 运动前和运动时要喝足够的水，运动中要注意多停顿休息。

❸ 运动时应穿着宽松的服装，如果下水游泳，应穿专门为准妈妈设计的游泳衣。

❹ 运动前后一定要进行热身和放松活动，尤其要注意活动韧带部位。

❺ 不要在太热或太潮湿的环境里活动。最好在空气清新、绿树成荫的场所锻炼，这对准妈妈和胎宝宝的身心健康均有裨益。

❻ 怀孕超过4个月后应避免仰卧姿势的运动，因为胎宝宝的重量会影响准妈妈的血液循环。

❼ 运动时如何从仰卧到站立有讲究：应先侧卧，然后用一只手的肘部和另一只手支撑身体，慢慢转成坐姿后再站起。

贴心提示

不少准妈妈孕前在健身房锻炼身体，怀孕后也还保持去健身房的习惯，但是，大部分健身房的采光与通风都不太好，走进去会有一种憋闷的感觉。而且健身房空气也不好，人多且乱，墙板、地板与健身器也散发出一种令人不舒服的味道，准妈妈如果在健身房里待的时间太长可能发生缺氧，建议准妈妈怀孕后不要再去健身房了。

Part 4 孕3月指导

❋ 准妈妈做瑜伽要注意什么问题

准妈妈合理地练习瑜伽可以增强体力和肌肉张力，增强身体的平衡感，提高整个肌肉组织的柔韧度和灵活度；可以刺激控制激素分泌的腺体，增加血液循环，加速血液循环，还能够很好地控制呼吸；可以起到按摩内部器官的作用，有益于改善睡眠，让人健康舒适；可以帮助准妈妈进行自我调控，使身心合二为一，形成积极健康的生活态度。但是，准妈妈练习瑜伽要注意一些问题。

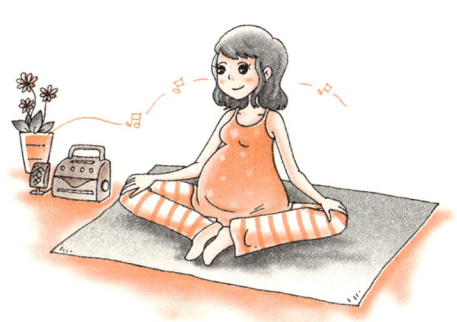

哪些准妈妈不宜练习瑜伽

1. 如果准妈妈孕前就一直坚持练习瑜伽，孕早期就可以进行较简单的瑜伽练习；如果准妈妈此前从未练习过瑜伽、不常锻炼或曾经流过产，那么，必须到孕中期才能开始练习瑜伽。

2. 有心脏病或是哮喘的准妈妈不宜练习瑜伽。因为患有哮喘的病人是没有办法合理调息的，而对于心脏病患者，老师因无法随时准确掌握练习者的心跳频率，没有办法给予准确的指导。

准妈妈做瑜伽要注意什么问题

1. 准妈妈必须找到一位在教授孕妇练习瑜伽方面经验丰富的瑜伽教练，在其指导下进行瑜伽练习，不宜在家中自己随意练习。
2. 环境要相对安静，空气一定要相对流通，音乐舒缓，心态安静。
3. 练习所有姿势时要量力而行，不要勉强。
4. 在练习瑜伽前、后30分钟内不可以进食、进水。

> **贴心提示**
>
> 瑜伽的练习因人而异，必须与人的身体状况协调。准妈妈可以在专业孕妇瑜伽教练的指导下练习不同的瑜伽姿势，但必须以个人的需要和舒适度为准，练习时如有不适感，可以改用更适合自己的练习姿势。

好孕瑜伽操，给你好心情

平日里做几个舒缓柔美的瑜伽动作，不仅可以提高情绪，并且有益于改善睡眠。

山立式

1. 双腿并拢站直，两脚大拇指、脚跟和脚踝互相接触，大腿内侧肌肉收紧，这时你会觉得臀部肌肉变得有力。
2. 进一步收缩臀部肌肉，继续收紧大腿内侧肌肉，身体可以前后或左右摆动。
3. 保持这个姿势足够长的时间，然后慢慢睁开眼睛，抖动你的双脚。

猫伸展式

1. 跪在垫子上，将你的臀部坐在脚跟上，同时伸直你的背部。
2. 抬起你的臀部，两手放在地上。
3. 吸气，抬头，让你的背部肌肉充分收缩。保持这个姿势6秒。
4. 呼气，垂下头，拱起你的脊柱像一座拱桥。保持这个姿势6秒。
5. 分别把凹背和拱背两种姿势各做10次。

成功胎教与情绪调节

如何消除不切实际的致畸焦虑

所谓致畸焦虑,是准妈妈由于过度紧张、忧虑而草木皆兵,生出某些对胎宝宝不切实际的负面设想——担心宝宝生下来兔唇、斜颈或长6根手指,以及种种宝宝不健康的病症。

如何消除致畸焦虑

① 不带给准妈妈不良信息:准妈妈一般都很敏感,在关于宝宝的问题上,很多准妈妈神经是相当脆弱的。一旦听到谁的胎宝宝不好、哪个孕妇出了什么事之类的信息,很容易跟自己联系起来,导致情绪低落,而且常常会做无谓的担心,甚至焦虑成病。因此,亲人和朋友不要在准妈妈面前提起这些关于孕产的不良信息。

② 避免准妈妈孤单:让准妈妈处在一个和谐的人际关系中,天天如沐春风,尽量减少让准妈妈独处的机会,转移其注意力。

③ 培养兴趣爱好:越是闲而生愁的准妈妈,致畸焦虑越是频繁和强烈。因此,准妈妈要让自己变得忙碌一点儿,冲淡这种担忧。准妈妈可以给自己准备一些休闲活动,培养一些良好的爱好,当精神注意力有所转移后,就不会疑神疑鬼了。

④ 相信科学:如果准妈妈在孕前都进行了优生咨询和体检,确认没有致畸因素的威胁,完全没有必要担心胎宝宝的健康问题。没有进行孕前检查的,孕期也可以去医院做相关的咨询,以帮助准妈妈缓解这些不必要的忧虑。

贴心提示

准父母一起玩些不妨碍健康的小游戏,也有助于准妈妈的心理调适,像脑筋急转弯、猜谜语、扑克牌游戏、五子棋等,都可以让准妈妈从不良情绪中转移注意力。

胎教中的哼歌谐振法怎么做

准妈妈在宁静的心态下,用柔和的声调唱轻松的歌曲,同时想象胎宝宝正在静听,从而达到爱子心音的谐振,称为"哼歌谐振法"。准妈妈只要有时间,就可以哼唱几首儿歌或轻松欢快的曲子,让胎宝宝不断地听到准妈妈的宜人歌声。这样既传递了爱的信息,又有意识地给胎宝宝播下了艺术的种子。

准妈妈哼歌时要注意的问题

1. 哼歌时,声音不宜太大,以小声说话的音量为标准;不能大声地高唱,以免影响胎宝宝。
2. 尽量选唱一些简单、轻快、愉悦的歌曲。
3. 哼歌的时候尽量使声音往上腭部集中,把字咬清楚,唱得甜甜的,宝宝一定会十分欢迎的。

适合准妈妈选唱的歌曲

1. 《小燕子》:边唱边联想燕子飞舞的动作,亦可说唱结合,用童话般的语言,把春天的景象描述给胎宝宝听。
2. 《早操歌》:早晨散步时,随着春、夏、秋、冬四季的变化,把大自然的美好景色告诉给胎宝宝,鼓励胎宝宝在子宫中健康发育,出生后立志成才。
3. 《小宝宝快睡觉》:哼一首催眠曲,和胎宝宝共同入梦乡。如果准妈妈自己会演奏乐器,也不失为哼歌谐振的好办法。

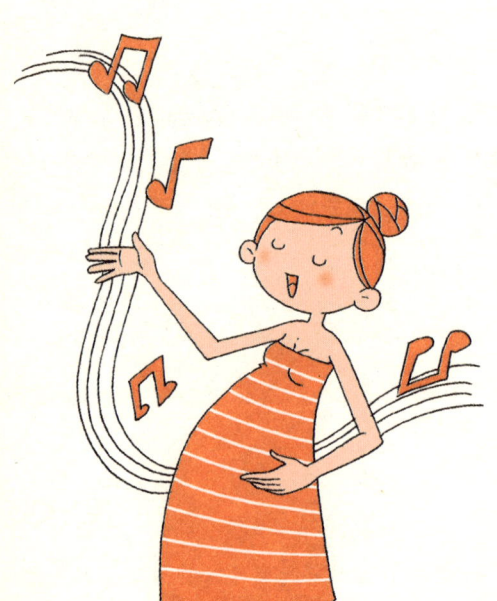

贴心提示

胎宝宝不愿意听尖、细、高调的音乐,喜欢较低沉、委婉的声音。过强的音乐也会导致胎宝宝的组织细胞损伤,准妈妈不要唱这类的流行音乐。

如何培养好性格的胎宝宝

许多研究表明,准妈妈的精神状态、情感、行为、意识可以引起体内激素分泌异常,影响到胎宝宝的性格形成。性格是胎宝宝心理发展的一个重要组成部分,因此,在怀孕期注重胎宝宝性格方面的培养非常必要。

调整准妈妈的情绪

怀孕期间,准妈妈的心情好坏与否,是决定胎宝宝性格好不好的一个至关重要的因素。随着胎宝宝的一天天长大,胎宝宝和准妈妈的心灵感应也会日渐明显,如果准妈妈的心情好,胎宝宝自然也会安静愉快;如果准妈妈的心情乱糟糟的,那么胎宝宝也会躁动不安、缺乏耐性。

在胎教期间,建议准妈妈经常观看幽默电影和幽默书籍,做自己喜欢做的事,多吃水果和蔬菜,减少工作量,有烦恼时常找朋友倾诉,这可以帮助准妈妈调节情绪,忘掉不愉快的事。同时,大声笑也有助于舒缓神经。

对胎宝宝进行合理的胎教

① 抚摸胎教给胎宝宝以安全感:由于胎宝宝在腹中可通过触觉来接受外部的信息,所以,准妈妈如果能够经常抚摸腹部,并在这个过程中,配以语言的交流,则可以让胎宝宝感到愉快舒服,并有一种安全感,从而使他的情绪得到安抚,这样的宝宝出生后都非常乖巧。

② 音乐胎教陶冶宝宝高尚情操:音乐胎教包括收听音乐和父母自己唱歌两种方式。音乐胎教有助于胎宝宝的性格培养,也有利于胎宝宝的智力发育。

> **贴心提示**
>
> 准妈妈应该时时刻刻注意自己的情绪,即便是遇到特别让人生气的事,也要懂得随时调整自己的心态,尽量排除不良的情绪,让自己尽快恢复平静。

情绪胎教——微笑

微笑是给予胎宝宝最好的胎教。准妈妈愉悦的情绪可促使大脑皮质兴奋,使血压、脉搏、呼吸、消化液的分泌均处于相互平稳、相互协调的状态,有利于准妈妈的身心健康,改善胎盘供血量,促进腹中胎宝宝的健康发育。

微笑是准妈妈的一种心理保健,在遇到烦心事的时候,控制各种过激的情绪,提醒自己腹中的胎宝宝虽然看不见准妈妈的表情,却能感受到准妈妈的喜、怒、哀、乐，然后微笑地去面对，始终保持开朗、乐观的心情。准爸爸也应该在精神上给准妈妈以安慰。

每天清晨，准妈妈可以对着镜子，先给自己一个微笑，可以让你这一天都充满朝气与活力；还可以把这种美好的情绪传达给胎宝宝。

不仅准妈妈要常常微笑，准爸爸也要常常微笑，因为准爸爸的情绪常常影响着准妈妈的情绪。准妈妈快乐，这种良好的心态，会传递给腹中的胎宝宝，让胎宝宝也快乐。胎宝宝接受了这种良好的影响，会在生理、心理各方面健康发育。

贴心提示

准妈妈切忌大悲大怒，更不要吵骂争斗。孕前3个月，正是胎宝宝各器官形成的重要时期，如果准妈妈受到惊吓、恐惧、忧伤、悲愤等严重的刺激，或其他原因造成的精神过度紧张，会引起流产或者造成胎宝宝畸形等不良反应。

如何借助阅读优化宝宝的神经

准妈妈通过阅读书籍，可以使思维敏捷，并产生丰富的联想，从而产生一种神经递质，在传递给胎宝宝的过程中，为胎宝宝脑神经细胞的发育创造一个与母体相似的神经递质环境，使胎宝宝的神经向着优化方向发展。

适合准妈妈阅读的书籍

从胎教的角度出发，准妈妈宜选阅读一些趣味高雅、给人以知识的启迪、使人精神振奋、有益于身心健康的书籍。因为读一本好书、看一篇好的文章，无异于在精神上获得一次美的净化，使人心情开朗、精神振奋、耳目一新。同时，优质阅读对腹中的胎宝宝也能起到潜移默化的渗透作用。准妈妈的阅读内容宜选择那些名人的传记、名言；优美的抒情散文，著名的诗歌、游记；有趣的童话故事；艺术价值高的美术作品；以及有关胎教、家教、育婴知识的书报杂志，从中获得知识和力量。

不适合准妈妈阅读的书籍

一些单纯为了吊人胃口的庸俗小报，惊险离奇的凶杀、武打读物，这些书里充满了打斗、杀戮，则像是精神上的噪声，会使准妈妈长期处在不良的精神状况中，对胎宝宝的发育是极为不利的。

贴心提示

听音乐、看书、读诗、旅游或欣赏美术作品等，这些美好的情趣有利于准妈妈调节情绪、增进健康、陶冶情操，对胎宝宝也是非常重要的。

环境色彩与胎教有什么关系

一般说来，红色使人激动、兴奋，能鼓舞人们的斗志；黄色明快、灿烂，使人感到温暖；绿色清新、宁静，给人以希望；蓝色给人的感觉是明净、凉爽；白色显得干净、明快；粉红和嫩绿则预示着春天，使人充满活力。

因此，可以在胎教中让准妈妈处于某些特殊的色彩环境里，来刺激准妈妈体内的激素发生变化，从而取得较好的胎教效果。

准妈妈如何布置环境色彩

1. 家是准妈妈实施胎教的主要环境，因此，居室的色彩设计就必须着重考虑。总的指导思想为：安静、幽雅、舒适、整洁。准妈妈在孕早期妊娠反应比较严重，造成准妈妈食欲缺乏、全身乏力，这个时期也容易引起准妈妈心情烦躁，影响胎宝宝的健康。因此，对准妈妈来讲，居室的主色调应该以冷色调为主，如：浅蓝色、淡绿色等。在主色调的背景上，不妨布置一些暖色调，如：黄色、粉红色等。

2. 如果准妈妈是在紧张、安静、技术要求高、神经经常保持警觉状态的环境中工作，那么，家中不妨用粉红色、橘黄色、黄褐色来装饰。这些颜色都会给人一种健康、活泼、鲜艳、悦目、充满希望的感觉。

> **贴心提示**
>
> 准妈妈在布置居室、选购日常生活用品时，可有意识地选择让自己感觉舒适的颜色。建议准妈妈不要过多地接触红色、黑色、紫色等刺激性较强的色彩，以免产生烦躁、恐惧等不良的心理，影响胎宝宝的生长发育。

Part 5

孕5月指导

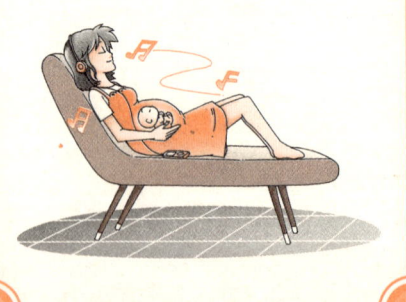

妊娠期身体变化

妊娠中期

在妊娠中期，孕妇的早孕反应大多已消失，此期间是整个妊娠期间最舒服的时期。在妊娠中期，孕妇腹部隆起，从外表上已可看出孕妇的模样，此期孕妇增重6～7千克，其中胎儿重约0.9千克。

第4孕月（第13～16周）

痛苦的孕吐已结束，孕妇的心情会比较舒畅，食欲也于此时开始增加。尿频与便秘现象渐渐消失，但分泌物仍然不减。此阶段结束时，胎盘已经长成，流产的可能性已减少许多，可算进入安定期了。这时子宫如小孩子头部般大小，已能由外表约略看出"大肚子"的形态。基础体温下降，会持续到分娩时，都保持低体温状态。

怀孕第13周

孕妇的乳房迅速地增大，腹部和乳房的皮下弹力纤维断裂，在这些部位出现了暗红色的妊娠纹。有的孕妇除了腹部和乳房，在臀部和腰部也出现了妊娠纹，这时应进行适当的锻炼，增加皮肤对牵拉的抗力。对于局部皮肤可以使用祛纹油进行适当的按摩，促进局部血液循环，增加皮下弹力纤维的弹性。为了产后的美丽容颜和健康体形，怀孕期在补充营养的同时也要注意避免体重增加过快或过多。如果有条件的话，可以开始参加孕校学习了。

宝宝第11周

脊神经开始生长，能看到脊柱的轮廓。胎儿开始做吸吮、吞咽、踢腿动作。两腿交替伸出做出"走"的动作和"蹬"自行车的动作，被称为"原始行走"，胎儿长约6厘米，体重约16克。

怀孕第14周

分泌物开始增多，阴道分泌物又称为"白带"，它是阴道和宫颈的分泌物，含有乳酸杆菌、阴道脱落上皮细胞和白细胞等。孕妇体内雌激素水平和生殖器官的充血情况直接影响阴道分泌物的多少。怀孕时体内雌激素水平较高，盆腔及阴道充血，阴道分泌物增多是非常自然的现象，正常的分泌物应是白色、稀薄、无异味。如果分泌量多而且颜色、性状有异常，应请医生检查。这时应注意保持外阴部的清洁，内裤应选用纯棉织品，并坚持每天清洗，避免使用刺激性强的皂液。孕中期一些孕妇开始感到精力有所恢复，原来十分疲惫的身体开始有所恢复了。肤色和体形都有所变化，这时更应注意仪容。妊娠期间由于体内雌激素的增加，孕妇的头发越来越乌黑发亮，很少有头垢或头屑，呈现一生中难得的优良发质。

宝宝第12周

绒毛发育成胎盘。脐带变长。胎儿正常地饮用羊水，大部分进入消化道，少量进入肺。排泄系统逐渐形成。男孩形成睾丸，女孩形成卵巢，但还无法从外表以超声波扫描识别性别。尾巴消失。皮肤仍是透明的，从外观可以看到皮下血管和心脏，听觉开始发育。软骨发育出固化的中心，骨骼开始变得坚硬，并出现关节雏形。

胎儿在羊水中会改变身体方向，有走路、跳跃、惊吓等动作。鼻和嘴唇的周围以及声带、齿根开始生成。下颌和两颊开始发育，从面部特征上看与人脸很相似，头占身体全长的1/3。胎儿长约6.5厘米，体重约19克。

怀孕第15周

怀孕后，由于内分泌的改变，对雌激素需求的增加，孕妇牙龈多有充血或出血现象，同时由于饮食结构不当，身体慵懒不愿运动，没有及时刷牙等都有可能引发牙周炎。有资料表明，在发生流产、早产的孕妇中，牙周炎的发病率很高。此时胎儿的状况已经稳定，在注意口腔卫生的同时，孕早期不能接受的拔牙、治疗牙病的情况现在可以解决了。早孕反应过去了，孕妇胃口好了很多。孕妇腹部膨大，可以考虑穿孕妇装了。

宝宝第13周

肝脏开始分泌胆汁。肾脏开始分泌尿液。手指可与手掌握紧，脚趾和脚底可以弯曲。条件反射的能力加强。眼睛开始突出，两眼之间的距离拉近。胎儿长约8.5厘米，体重达28克。

Part 5 孕4月指导

怀孕第 16 周

产前检查的最好时机。孕期令人兴奋的时刻到来了,现在可以感到胎动了,当胎儿动来动去的时候,许多孕妇都会感觉到他(她)快速的运动。胎动会在16~20周时逐渐明显起来,你可以感到子宫在蠕动,胃里发出类似饥饿时的咕噜声。当你感觉到第一次胎动时,一定要记录下时间,下次去医院体检时请告诉医生。这个时期胎儿的生长发育很快,有必要进行家庭监护以利于随时了解胎儿的情况。你可以请丈夫帮你做这件事情,准爸爸的关爱会通过准妈妈的感受传达给胎儿。

宝宝第 14 周

生殖器官已成形。
手指上出现指纹印。
胎儿可以用自己的手摸脸。
胎儿长至10厘米左右,体重约50克。

母体变化与保健

❀ 准妈妈身体有哪些微妙的变化

腹部开始隆起

这一个月子宫已经像婴儿的头部一般大小,准妈妈的下腹部开始隆起,原来的裤子或裙子可能会穿着有些紧了,要开始换穿孕妇装了。

乳房明显增大

准妈妈的乳房在这一个月明显地增大,而且乳晕的颜色变得更加深了。除此之外，有的准妈妈的乳头还能挤出乳汁来，看上去就好像是刚刚分娩后分泌的初乳。

早孕反应逐渐消失

痛苦的早孕反应逐渐减轻，进入安定期。子宫长到新生儿头的大小，因为到了骨盆上方，尿频和便秘症状也有所缓解，准妈妈食欲开始增加。并且由于胎盘已经形成，流产的可能性减少了很多，可以说是进入了相对安定的时期，准妈妈的身心也会变得舒畅很多。

白带增多

准妈妈阴道白带增多，含有乳酸菌、阴道脱落上皮细胞和白细胞等。孕妈妈体内的雌激素和生殖器官的充血情况直接影响阴道分泌物的多少。由于怀孕时准妈妈体内的雌激素水平较高，盆腔及阴道充血，所以，白带增多是非常正常的现象。这时，应注意避免使用刺激性强的肥皂。若分泌物量多且有颜色，性状有异常，应去医院检查。

基础体温依然保持升高

这时，准妈妈的基础体温仍然保持升高的状态。由于胎宝宝的不断成长，子宫逐渐增大，准妈妈有腰部沉重感，大腿根部有时出现抽搐。

可能出现妊娠纹和怀孕斑

准妈妈的腹部从肚脐到耻骨可能会出现一条垂直的黑色妊娠纹，脸上也可能会出现黄褐色的怀孕斑，这是怀孕的特征，一般在分娩结束后就会逐渐变淡或消失。

❋ 准妈妈第二次产检的内容

在妊娠4个月，准妈妈应该去医院做第二次也是全面而系统的产前检查，有助于了解准妈妈的健康状况以及胎宝宝的生长发育状况，保障准妈妈和胎宝宝的健康和安全。

贴心提示

有时为了纠正胎位，医生会建议准妈妈利用腹带。腹带会影响胎宝宝的正常发育，所以，准妈妈不要盲目地使用腹带，应在医生的指导下挑选，并且在使用时需由医生操作。

第二次产检的内容

测量体重	为了查对准妈妈的体重增加是否在正常范围之内。因为体重的异常增加，有可能是妊娠高血压综合征。腹围、子宫底的测量，是为了查看胎宝宝是否在顺利成长。按照怀孕周数的比率，腹围过大时，可能是双胞胎或羊水过多症等
尿常规的化验	检查准妈妈尿中的糖和蛋白质的含量，检查的结果有助于对糖尿病和妊娠高血压综合征的早期发现与治疗。在检查的当天，准妈妈要注意进餐的时间，不要把检查安排在饭后很短的时间之内。因为人刚吃完饭的时候，尿里容易出现糖分，这时做尿常规化验容易得出错误的结论，误导医生作出错误的诊断。准妈妈应该在饭后至少2小时之后再进行尿常规化验
测量血压	检查准妈妈有无高血压、低血压。如血压升高，有妊娠高血压综合征的危险，医生会采取措施以及时防治
第一次超声波畸形筛查	在孕11~14周内进行胎儿早期超声波筛查，除了可以检出无脑儿等致死性畸形外，还可以通过检测胎儿颈项透明层厚度，早期评估胎宝宝染色体异常的患病风险，并可以确定孕龄，为评估胎宝宝生长提供依据

❀ 准妈妈孕期增重多少合适

怀孕后，准妈妈由于生理上的需要，必须适当增加营养，孕期营养不良，体重增加不够不利于胎宝宝的健康，例如：孕前体重低于标准体重15%的低体重女性，若孕期增重少于9千克时，她分娩低体重儿的发生率将增加50%，新生儿的死亡率也要相应增加。

但也不能吃得过多，使体重无限制地增加。有事实证明，体重过重的孕妇，当妈妈时比一般产妇要付出更大的代价。孕妇体重过重会增加许多危险的并发症，如慢性高血压、妊娠糖尿病并肾炎、血栓、过期妊娠及胎宝宝过大和难产等，甚至产下先天性异常儿；当然剖宫产的比率也会相对增高，而手术及麻醉的困难度、麻醉后的并发症及手术后的伤口复原都是问题，尤其是高血压患者在生产前后所引起的心脏衰竭，更威胁到生命。

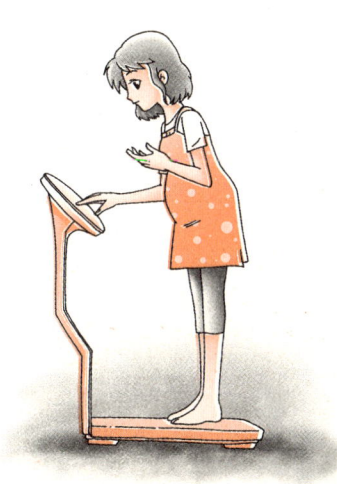

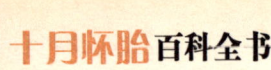

孕期体重增加多少才合理

孕期体重的增加并非千篇一律，毕竟每个准妈妈孕前的体质是各不相同的。科学方法是根据孕前 BMI（体质指数）来确定准妈妈应该增加多少体重。

体质指数计算方法：体重（千克）除以身高（米）的平方。这一数值在 18.5～24.9 之间为正常，超过 25 为超重，30 以上则属肥胖。

给准妈妈的孕期增重建议是：体重正常者 11.3～15.8 千克；超重者 6.8～11.3 千克；肥胖者 5.0～9.0 千克；体重不达标者 12.7～18.1 千克。

贴心提示

体重的增加不应在某个阶段突飞猛进，而应该均匀。体重增加过快，势必会加重心血管系统的负担，高血压、妊娠糖尿病、流产、难产、死胎的发生率也会增高。

准妈妈控制体重应采取哪些措施

准妈妈如果能够聪明有效地控制体重，对准妈妈和胎宝宝的健康大有好处，而且还有助于产后身材的恢复。

准妈妈如何控制体重

1. 常称体重，当体重增加过快时要控制饮食，例如：用多吃蔬菜、水果等低热能的食品代替一部分主食，力争不要使每周体重增加量超过 0.4 千克。
2. 饮食一定要有规律，尽量少吃零食和夜宵，特别是就寝前 2 小时左右别吃东西。吃饭要细嚼慢咽，切忌狼吞虎咽。
3. 少吃甜食及饮用富含糖类的饮料，饮食中应加一些低能量而有饱腹感的食品，如山芋、土豆等。
4. 适当减少主食，增加蔬菜和水果的进食。因为瓜果中能量少，含有多种维生素。瓜菜中的纤维素还能缓解或消除便秘现象。这对于减少体内吸收热量很有利。那种怀孕后猛吃好东西的做法不可取。因主食热量大，容易使人发胖。
5. 避免用大盘子盛装食物，面对一大盘子美味的诱惑可能会失去控制力。可以用小盘子盛装或者实行分餐制。
6. 烹饪应按少煎、炸，多蒸、煮的原则。
7. 注意身体的锻炼。适当锻炼身体，可以减少准妈妈本身的体重，不会影响胎宝宝的生长。

贴心提示

怀孕初期体重增加很多的准妈妈，不宜急速减轻体重，应请教医师、营养师做适当的减肥计划。

牙龈容易出血，是妊娠牙龈炎吗

在体内大量雌激素的影响下，从怀孕的第3个月起，准妈妈的口腔可能会出现一些变化，如牙龈充血、水肿以及牙龈乳头肥大增生，触之极易出血，医学上称此为"妊娠牙龈炎"。

妊娠期牙龈炎发病率为50%，一般在怀孕后2~4个月出现。妊娠牙龈炎可以通过准妈妈跟胎宝宝之间的血液循环，影响到胎宝宝的健康，甚至会影响胎宝宝以后糖尿病、心脏病的发病，成为心脏病、糖尿病等疾病的导火索。所以，妊娠牙龈炎不容小视。

妊娠牙龈炎的表现

妊娠牙龈炎表现为全口牙龈组织，特别是牙间乳头出现明显的水肿、颜色暗红、松软，严重的会有出血现象，甚至是产生溃疡，伴有严重的疼痛。

如何防治妊娠牙龈炎

❶ 准妈妈在孕前一定要去口腔科检查，怀孕后也要定期去专业的牙科医院做检查，向专业的牙医进行咨询，得到指导和必要的治疗。

❷ 坚持早、晚认真刷牙，餐后漱口，必要的时候还要用牙线清洁牙缝。准妈妈要使用软毛牙刷，刷牙时避免大力触碰到牙龈。

❸ 准妈妈要注意补充维生素C，以减少牙齿的出血。一旦患上牙龈炎，要选择松软、容易消化的食物，以避免损伤牙龈。

❹ 保证饮食平衡，营养充足，增强口腔的抵抗力。

> **贴心提示**
>
> 准妈妈检查口腔的最佳时期是在怀孕4~6个月的时候，这个时候孕妈妈身体状况比较稳定，活动也不是特别受影响。如果说在这阶段发现有口腔疾病的话，尽量在这一期间治疗。

孕期如何防治缺铁性贫血

孕期，由于血容量的增加，准妈妈对铁需要量也增加了，同时，准妈妈还需贮存相当数量的铁，以备补偿分娩时由于失血造成的损失，以避免产后贫血。而此时，胎宝宝需要补充并贮存大量的铁，以供出生后6个月之内的消耗。所以，孕期的准妈妈容易因为铁质摄入不足而导致缺铁性贫血。

贫血的危害

缺铁性贫血不仅危害到准妈妈自身的健康，还可导致死胎、早产、分娩低体重儿；由于胎宝宝先天铁储备不足，出生后很快就发生营养性贫血。贫血还会影响胎宝宝脑细胞的发育，使胎宝宝后来的学习能力低下。

如何判断是否贫血

1. 由检查判断：孕期的产检中就包含有血色素、血比容的检查，医生会通过检查数据给准妈妈提供建议。
2. 由症状判断：少数贫血患者并没有自觉症状，但大部分贫血患者会有疲倦、头晕、心跳加速、心悸现象，脸色苍白、下眼睑苍白、呼吸短促、指甲苍白等症状出现。

如何防治缺铁性贫血

1. 平时注意有选择性地补充富含铁质的食物，如猪肾、猪肝、猪血、牛肾、羊肾、鸡肝、虾、鸡胗、黄豆、银耳、黑木耳、淡菜、海带、海蜇、芹菜、荠菜等。
2. 维生素A对铁的吸收及利用有一定的帮助，肝脏中既含有丰富的铁和维生素A，也有较丰富的叶酸。每周吃一次动物肝脏对预防贫血是有好处的。

> **贴心提示**
>
> 对于中度以上贫血的准妈妈，可在医生指导下口服铁剂治疗，如硫酸亚铁、葡萄糖酸亚铁、富马酸亚铁及维血冲剂等。

准妈妈如何使用补铁剂

如果准妈妈贫血比较严重，就需要在专业医生的指导下服用补铁剂了。准妈妈服用补铁剂，要注意以下几个问题：

1. 首先准妈妈需要去医院验血，如果验血结果表明有贫血症状，最好由专业医师来开补铁剂，确定每天的补铁剂量。
2. 注意选择易吸收的补铁剂。建议准妈妈选择硫酸亚铁、碳酸亚铁、富马酸亚铁、葡萄糖酸亚铁，这些铁剂属二价铁，容易被人体吸收。
3. 准妈妈补铁量特别大时，可能会导致胃肠不舒服，通常还容易引起便秘，而便秘本来就是一个困扰许多准妈妈的问题。如果补铁带来的这些副作用一直存在，那么就一定要去看医生了。
4. 补铁剂服用过量的话容易导致铁中毒。铁作为金属物质，轻度的中毒会造成恶心，严重的会在一些重要的脏器中沉淀，造成脏器的器质性病变。补铁剂不属于处方药，准妈妈用药一定要在医生的指导下使用。

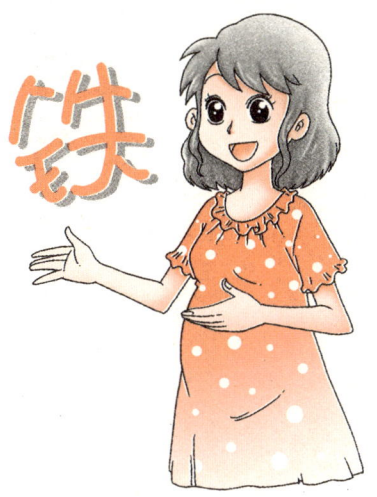

帮助准妈妈促进身体对铁的吸收，增强补铁效果。富含维生素C的食品有：橙汁或西红柿汁、草莓、青椒、柚子。

❻ 铁剂对胃肠道有刺激作用，常引起恶心、呕吐、腹痛等，应在饭后服用为宜。反应严重者可停服数天后，再由小剂量开始，直至所需剂量。若仍不能耐受，可改用注射剂。

❺ 维生素C可以促进铁的吸收。准妈妈可以在服用补铁剂时，补充一些富含维生素C的食品或饮品，这能

> **贴心提示**
>
> 如果在刚开始补铁的时候，大便发黑了，准妈妈不必担心，这是正常的反应。补铁剂一定要放在小孩拿不到的地方，一份成年人的补铁剂量就足以使一个小孩中毒而死。

❋ 准妈妈如何判断自己是否缺钙

一般来讲准妈妈缺钙率还是很高的。据统计，有80%的准妈妈可能缺钙。准妈妈是否缺钙可以从以下几个症状进行判断：

准妈妈缺钙的症状

❶ 小腿抽筋：一般在怀孕5个月时就可出现，往往在夜间容易发生。但是，有些孕妇虽然体内缺钙，却没有表现为小腿抽筋，容易忽视补钙。

❷ 关节、骨盆疼痛：如果钙摄取不足，为了保证血液中的钙浓度维持在正常范围内，在激素的作用下，准妈妈骨骼中的钙会大量释放出来，从而引起关节、骨盆疼痛等。

❸ 牙齿松软感：钙是构成人体骨骼和牙齿硬组织的主要元素，缺钙能造成牙齿珐琅质发育异常，抗龋能力降低，硬组织结构疏松，如果准妈妈咀嚼时有牙齿酸软的感觉，或甚至出现牙齿松动，可能是缺钙了。

❹ 妊娠期高血压综合征：缺钙与妊娠期高血压疾病的发生有一定的关

系，如果准妈妈正被妊娠期高血压困扰，那么就该警惕自己是否缺钙了。

如果准妈妈发生了以上症状的一种或者几种，应及时求助产科医生，确认是否缺钙，以让医生确定治疗方案。

准妈妈如何选择钙片

❶ 选择由国家卫生部门批准的、品牌好、信得过的优质钙产品。
❷ 查看产品的外包装，主要查看生产日期、有效期限以及生产批号等。

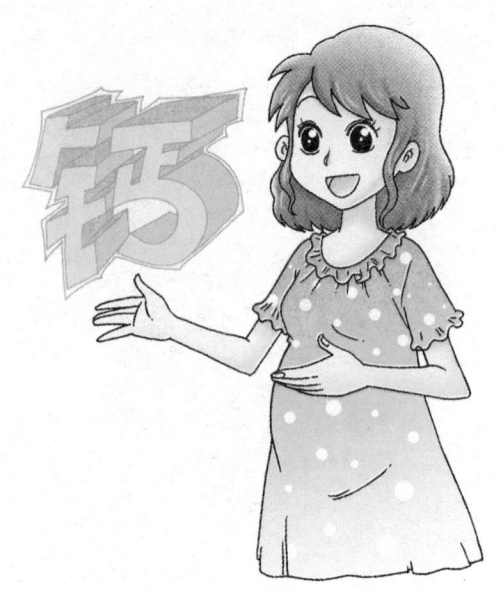

> **贴心提示**
>
> 在两餐之间服用钙制剂可避免食物中不利因素的影响，有利于钙的吸收利用，而且分次服用钙剂比集中服用的效果更好。

饮食营养跟进

❈ 孕中期需要注意哪些饮食原则

孕中期是胎宝宝迅速发育的时期。这一时期，胎宝宝不仅身高、体重迅速增加，组织器官也在不断地生长发育，同时，准妈妈的体重也会快速增加。为了满足胎宝宝的迅速发育以及保证准妈妈营养素存储的需要，这一时期准妈妈要调整饮食，不失时机地补充营养。

增加主粮的摄入

孕中期胎宝宝迅速生长以及母体组织的生长需要大量热能，这均需由摄入主粮予以满足。准妈妈适当增加米饭、馒头等主食的摄入量，同时可适当地搭配一些杂粮，如小米、玉米、红薯等。

增加动物性食物的摄入

动物性食物是优质蛋白质的重要来源，也是胎宝宝生长发育的物质基础。素食妈妈可以用豆类以及豆制品来代替动物性食物，因为豆类以及豆制品所提供的蛋白质质量与动物性食品差不多。

多食动物内脏

孕中期，准妈妈对血红素铁、核黄素、叶酸、维生素A等营养素需要量明显增加，为此，建议孕中期准妈妈至少每周一次选食一定量的动物内脏。

增加植物油摄入

孕中期胎宝宝机体和大脑发育速度加快，对脂质及必需脂肪酸的需要增加，必须及时补充。因此，孕中期准妈妈应增加烹调所用植物油的量，即豆油、花生油、菜油等。此外，孕中期准妈妈还可选择摄入些花生仁、核桃仁、葵花子仁、芝麻等油脂含量较高的食物。

> **贴心提示**
>
> 孕中期准妈妈食欲大振，每餐摄食量可有所增加。但随着妊娠的进展，子宫进入腹腔可能挤压胃，准妈妈餐后易出现胃部胀满感。对此，准妈妈适当减少每餐摄入量，做到以舒适为度，同时增加餐次，如每日4～5餐。

怎样搭配食物能提高营养价值

进入孕中期，准妈妈的食欲逐渐好转，这时，不少准妈妈在家人的劝说及全力配合下，开始了大规模的营养补充计划，不仅要把前段时间的营养损失补回来，还要在孕晚期胃口变差之前，把营养储存个够。那么，准妈妈在补充营养的时候怎样搭配食物能提高食物的营养价值呢？

1. 谷物与豆类搭配：豆类蛋白质为优质蛋白质，营养价值较高；谷类中蛋白质营养价值较低。豆类与谷类混合食用，可起到"蛋白质互补"的作用。
2. 注重主食与副食平衡搭配：小米、燕麦、高粱、玉米等杂粮中的矿物质营养丰富，人体不能合成，只能靠从外界摄取，因此，不能只吃菜、肉，忽视主食。
3. 酸性食物与碱性食物应平衡搭配：酸性食物包括含硫、磷、氯等非金属元素较多的食物，如肉、蛋、禽、鱼虾、米面等；碱性食物主要是含钙、钾、钠、镁等金属元素较多的食物，包括蔬菜、水果、豆类、牛奶、茶叶、菌类等。
4. 干稀食物要平衡：只吃干食会影响肠胃吸收，容易形成便秘；而光吃稀的则容易造成维生素的缺乏。
5. 蔬菜五色搭配："观菜色，知营养"。绿色、红色、黄色的蔬菜，所含的胡萝卜素、铁、钙等优于浅色蔬菜。浅色蔬菜可用于调剂口味，菜篮子里要以深色菜为主。

> **贴心提示**
>
> 准妈妈尽量多吃不同种类的食物，每天建议吃30～35种食物（调料种类也包括在内）。蔬菜、肉、粮食等不同种类的食物都要吃，让营养素共同发挥作用。

准妈妈吃什么能让宝宝更漂亮

准妈妈都希望自己的宝宝聪明、健康又漂亮,那么从孕育时期就开始准备吧,在怀孕期间如果能有意识地进食某些食物,会对腹中胎宝宝的生长发育起到意想不到的微妙作用,帮助准妈妈生出一个称心如意的漂亮宝宝。

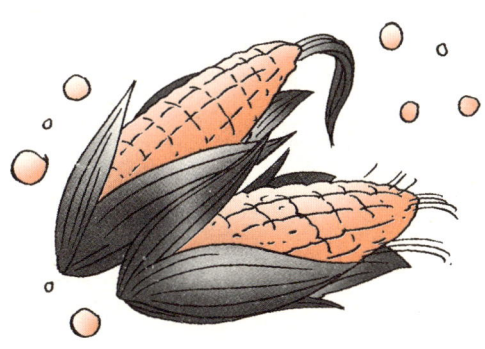

让宝宝肤质细腻

维生素 A 能保护皮肤上皮细胞,准妈妈如果经常食用富含维生素 A 的食物,如动物的肝脏、蛋黄、牛奶、胡萝卜、西红柿以及绿色蔬菜、水果、干果和植物油等,可以使日后宝宝的皮肤细腻有光泽。

培育光泽油亮的乌发

准妈妈多吃些含有 B 族维生素的食物,比如瘦肉、鱼、动物肝脏、牛奶、面包、豆类、鸡蛋、紫菜、核桃、芝麻、玉米以及绿色蔬菜,这些食物可以使宝宝的发质得到改善,不仅浓密、乌黑,而且光泽油亮。

让宝宝更高大

准妈妈多吃些富含维生素 D 的食物,如虾皮、蛋黄、动物肝脏以及蔬菜等。维生素 D 可以促进骨骼发育,促使人体增高,这种效果尤以作用于胎宝宝最为明显。

让宝宝视力更好

视力不佳或患有近视的父母往往会有这样的忧虑,担心宝宝遗传上他们的眼疾。处在这种情况下的准妈妈也应该多吃些富含维生素 A 的食物,可以保护宝宝的视力。

贴心提示

准妈妈如果怀孕期间多吃些含碘丰富的食物,比如海带等海产品,用以补充胎宝宝对碘的需要,可以促进胎宝宝甲状腺的合成,有利于胎宝宝大脑的良好发育。

准妈妈为什么不要吃夜宵

吃夜宵对于现在的年轻人来说是很正常的事情,因为睡得比较晚,晚上12时左右已经开始感觉肚子饿了。但是不少准妈妈还保持了吃夜宵的习惯,这并不可取。

吃夜宵影响准妈妈的睡眠

依照人体生理变化,夜晚是身体休息的时间,吃夜宵之后,容易增加胃肠道的负担,胃肠道在夜间无法得到充分的休息。不少准妈妈都容易产生睡眠的问题,如果再吃夜宵,更加影响准妈妈的睡眠质量。

吃夜宵容易导致准妈妈肥胖

夜间身体的代谢率会下降,热量消耗也最少,因此,容易将多余的热量转化为脂肪堆积起来,造成体重过重的问题,导致产后恢复能力变差。如果准妈妈过胖,可能会导致产后恢复能力变差,无法恢复到怀孕前的正常体重,而需要产后减肥。

不能解除吃夜宵习惯怎么办

❶ 控制吃夜宵的时间。吃夜宵的时间与睡眠时间之间一定要有间隔,最好在睡觉前2小时就将夜宵吃完。

❷ 控制吃夜宵的量。夜宵的量一定要小,不能超过全天进食份额的1/5,品种可以多样一点儿。

❸ 夜宵最好喝粥。粥中的淀粉能够与水分充分地结合,不但能提供一定的热量,还能提供一定的水分,并且粥营养美味又容易消化,不会给肠胃造成负担,所以是夜宵的首选食物。鱼片粥、猪肝粥、八宝粥都是不错的选择。

准妈妈吃调料品有什么讲究

有的准妈妈在孕期食欲不佳,靠多食一些调味品如白糖、味精、食盐、香料等来提高食欲,不少调味品吃多了对准妈妈和胎宝宝的健康是不利的,准妈妈在选择调味品的时候要慎重。

这些调味品不宜吃

怀孕后吃小茴香、大茴香、花椒、桂皮、辣椒、五香粉等热性香料,以及油炸、炒等热性食品,容易消耗肠道水分,使胃肠腺体分泌减少,造成便秘。发生便秘后,孕妇用力排便,令腹压增大,压迫子宫内胎宝宝,易造成先兆流产、胎宝宝发育畸形、羊水早破、自然流产、早产等不良后果。

这些调味品不宜多吃

❶ 食盐:食盐量与高血压发病率有一

定关系，食盐摄入越多，发病率越高。孕期若过度咸食，容易并发妊娠高血压综合征，严重者可伴有头痛、眼花、胸闷、晕眩等自觉症状。准妈妈每日摄入食盐最多不能超过8克，酱油中含有18%的盐，准妈妈在计算盐的摄入量时要把酱油计算在内。

❷ 味精：味精的主要成分是谷氨酸钠，血液中的锌与其结合后便从尿中排出，味精摄入过多会消耗大量的锌，不利于胎宝宝神经系统的发育。

❸ 酱油：酱油中含有防腐剂，准妈妈虽不必忌食酱油，但饮食还是以清淡为好。

❹ 醋和酸性食物：过多食用醋和酸性食物是导致畸胎的元凶之一。尤其是怀孕最初半个月左右，准妈妈若大量摄入酸性食物，可使体内碱度下降，从而引起疲乏、无力。而长时间的酸性体质，不仅容易使母体罹患某些疾病，最重要的是会影响胎宝宝正常的生长发育，甚至可导致胎宝宝畸形。

准妈妈吃姜、蒜有哪些讲究

鲜生姜中的姜辣素能够刺激胃肠黏膜，令人开胃，使消化液分泌增多，有利于食物的消化和吸收。姜辣素对心脏和血管都有刺激作用，能使心跳及血液循环加快，汗毛孔张开，有利于体内的废物随汗液排出。

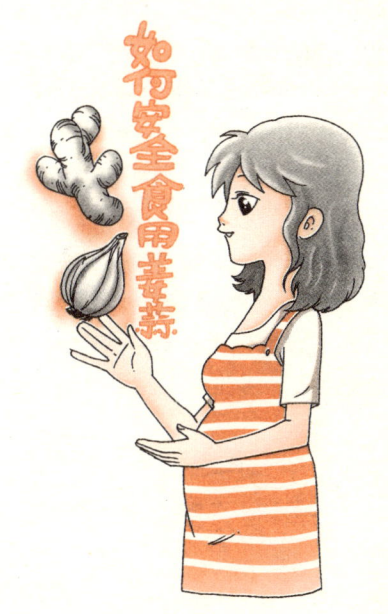

大蒜含有蛋白质、脂肪、糖以及多种矿物质和维生素。准妈妈吃大蒜能促进血液循环，还能促进胎宝宝智力发育，大蒜对多种病毒、细菌有杀灭作用，还有抗真菌、抗原虫作用，有利于准妈妈对抗感冒。

虽然姜、蒜的好处颇多，但均属于刺激性食品。准妈妈在整个妊娠期间不宜过多吃刺激性食品，所以，对姜、蒜的吃法也有一定的讲究。

准妈妈吃姜要注意什么

1. 食量适度：生姜辛温，属于热性食物，多吃容易使准妈妈口干烦渴。
2. 准妈妈如生痱子、疖疮、痔疮、肾炎、咽炎或者上呼吸道有感染时，不宜过多食用生姜，甚至应禁食，以防病情加重。
3. 生姜红糖水只适用于风寒感冒或淋雨后的畏寒发热，不能用于暑热感冒或风热感冒。
4. 不要食用已经腐烂的生姜：腐烂的生姜会产生一种毒性很强的有机物——黄樟素，能损害肝细胞。

准妈妈吃蒜要注意什么

1. 吃大蒜不能过量：每天吃生蒜2～3瓣，或熟蒜4～5瓣即可，过多可能使肠道变硬，造成便秘。空腹最好不吃蒜，否则可能引起急性胃炎。
2. 把大蒜捣碎吃最有价值：在大蒜的鳞茎中含有蒜氨酸和蒜酸，这两种成分在鳞茎中各自存在，互不相干。只有把鳞茎捣碎使两者接触，蒜氨酸才能在蒜酸的作用下分解，生成有挥发性的大蒜辣素。
3. 阴虚火旺的准妈妈不宜食用：经常有面红、午后低热、口干便秘、烦热等表现的准妈妈不要吃太多大蒜，因为大蒜会让阴虚的状况加剧。

准妈妈怎样防止食物过敏

有过敏体质的准妈妈在食用过敏食物后，可能直接危害到胎宝宝的生长发育，或直接损害某些器官，如肺、支气管等，从而导致胎宝宝畸形或罹患疾病。因此，准妈妈学会预防食物过敏十分重要。

如何确定自己属于过敏体质

准妈妈如果不确定自己是否属于过敏体质，可以去医院做相关的食物过敏诊断，如食物过敏病、皮肤针刺试验、排除性膳食实验、血清特异性IgE水平测定和食物激发试验。

过敏体质可以通过一定的治疗得到改善，如果准妈妈在孕前就发现了自己的过敏体质，可以去医院进行脱敏治疗，减轻过敏的程度。

如何预防食物过敏

1. 以往吃某些食物发生过过敏现象，在怀孕期间应禁止食用。
2. 不要吃过去从未吃过的食物，或霉变的食物。
3. 在食用某些食物如发生全身发痒、出荨麻疹或心慌、气喘、或腹痛、腹泻等现象，应考虑到食物过敏，立即停止食用。
4. 不吃易过敏的食物，即使怀孕之前

不会过敏的食物,在怀孕期间也可能会发生过敏,如生吃海产鱼、虾、蟹、贝壳类食物及辛辣刺激性食物。

❺ 食用异性蛋白类食物一定要注意烧熟煮透,如动物的肉、肝、肾及蛋类、奶类、鱼类等。

❀ 准妈妈如何通过食物补充钙质

钙的补充要贯穿于整个孕期。但进入孕中期后,胎宝宝的骨骼和牙齿生长得特别快,是迅速钙化时期,对钙质的需求剧增,因此,准妈妈尤其要注意补钙。

中国营养学会建议孕妇和乳母每日应摄入钙质1000～1200毫克。这些钙质准妈妈可以从以下食物中摄取:

食物	含钙量	食用原则
牛奶	500毫升牛奶的含钙量是300毫克	牛奶中的钙质很容易被人体吸收,所以,牛奶可以作为日常补钙的主要食品。需要注意的是,牛奶加热时不能搅拌,加热到60～70℃就行。另外,其他奶制品如酸奶、奶酪、奶片,也是很好的补钙食品
豆制品	豆类食品的含钙量也非常高,500毫升豆浆里含钙120毫克,150克豆腐的含钙量达到了500毫克	豆腐不能和菠菜同吃,因为菠菜中含有草酸,它能与钙相结合生成草酸钙结合物,降低人体对钙的吸收率
海产品	海带和虾皮都是含钙量很高的海产品,每25克海带含钙达到了300毫克,每25克虾皮含钙更是达到了500毫克	夏天将海带煮熟后凉拌,冬天用海带炖排骨,都是不错的补钙美食
动物骨头	动物骨头80%以上都是钙	动物骨头里含大量的钙质,可是不溶于水,很难被人体吸收,所以,在烹煮前要先敲碎它,加醋后用文火慢煮

♥ 贴心提示

补钙的同时注意补充维生素D,以促进钙的吸收。每日的维生素D需要量为10毫克左右。建议准妈妈多进行户外活动,以保证有足够的阳光照射,使自己的皮肤产生吸收钙所需的维生素D。

哪些食物可以防治便秘

进入孕中期之后,准妈妈由于体内的激素水平发生了变化,黄体酮分泌增加,使肠道的蠕动减慢;同时,子宫逐渐增大,会慢慢压迫到排便肌肉,这些都会造成准妈妈容易出现便秘的现象。

要想改善孕期便秘的症状,准妈妈可以多吃以下食物:

1. 含粗纤维较多的食物:粗纤维经过肠道的消化和吸收,仍有较大部分留存于肠道内,这些纤维一方面可以增加粪便的容量,另一方面刺激肠壁,促进肠蠕动,有利于粪便的排出。这类食物主要有各种粗粮、蔬菜、水果等,如番薯、小麦、玉米、大豆、竹笋、青菜、菠菜、芹菜、茭白等。
2. 含有丰富脂肪的食物:脂肪丰富的食物有显著的润肠通便的作用,主要有核桃仁、黑芝麻、花生仁、芝麻油等。
3. 含蛋白质的食物:充足的蛋白质能给胃肠以动力,使胃肠蠕动有力量,促进肠蠕动。准妈妈可以适当摄入优质高蛋白质的食物(如瘦牛肉、瘦猪肉、蛋白粉、酸奶等),尤其是富含双歧杆菌等益生菌的酸奶,可改善胃肠内菌群,抑制腐败细菌的繁殖,使肠内环境干净。
4. 含有大量水分的食物:如黄瓜、西红柿、鸭梨等,这些食物可补充肠道内的水分,提高粪便的含水量,增加其柔软程度,有利于粪便的顺利排出。

贴心提示

有便秘问题的准妈妈要养成定时排便的习惯,保证每天排便一次。每天早上和每次进餐后最容易有便意,肠蠕动较快,一有便意就要及时如厕。千万不要随便用泻药、蓖麻油、番泻叶等有刺激性的药物,这些药物可能会引起腹部绞痛,容易引起子宫收缩,严重时甚至可导致流产。

日常起居与运动

❋ 如何预防妊娠纹的形成

怀孕超过3个月后,准妈妈的腹部皮肤会出现一些宽窄不同、长短不一的粉红色或紫红色的波浪状花纹。分娩后,这些花纹会逐渐消失,留下白色或银白色的有光泽的疤痕线纹,即妊娠纹。妊娠纹一旦形成,就难以恢复到以前的状态,它的痕迹是很难完全消失的。所以,对待妊娠纹,预防重于治疗。

准妈妈怎么预防妊娠纹

❶ 控制孕期体重增长速度,避免脂肪过度堆积,是减轻妊娠纹的有效方法。一般而言,怀孕期间最好将体重增加控制在10~12千克之间。

❷ 摄取均衡的营养,避免摄取过多的甜食及油炸物,改善皮肤的肤质,让皮肤保持弹性,减少妊娠纹的发生。

❸ 多吃可以增加皮肤弹性的食物。要多吃富含蛋白质、维生素的食物,此类食物可以改善皮肤的肤质,增加皮肤的弹性。

❹ 适度地按摩,增加皮肤的弹性,减轻妊娠纹。建议从怀孕3个月后(孕早期不宜按摩腹部)开始到分娩后的3个月内坚持腹部按摩,可以有效预防妊娠纹的生成或淡化已形成的细纹。可以配合使用准妈妈专用的除纹霜,产后还可以配合使用精油按摩。

❺ 使用托腹带及穿合身内衣。准妈妈怀孕4个月时,可以使用托腹带来减轻腹部和腰部的重力负担,减缓皮肤向外、向下过度延展拉扯,可以有效地避免妊娠纹。此外,准妈妈还应该选用尺寸合适、支撑力足够的孕妇内衣,可减少胸部下垂所造成的皮肤拉扯,以避免胸部、腋下妊娠纹的产生。

贴心提示

游泳对于恢复皮肤弹性也很有好处，可以借助水的阻力进行皮肤按摩，促进新陈代谢，消耗多余脂肪，有条件的准妈妈在产后体质恢复以后，可以适当地游泳。

如何去除妊娠斑

许多准妈妈在怀孕4个月后，脸上会长出茶褐色的斑，主要出现在鼻梁、双颊，有的生在前额部，多数像蝴蝶形，这就是孕期妊娠斑，也叫蝴蝶斑。

怎么去除妊娠斑

1. 减少阳光照射：晒日光能加重妊娠斑，准妈妈夏日外出要做好防晒措施，比如戴遮阳帽、打防紫外线遮阳伞、涂防晒霜等，避免阳光直射皮肤表层。
2. 多吃富含维生素C的水果：维生素C能有效地抑制皮肤内多巴醌的氧化作用，使皮肤中深色氧化型色素转化为还原型浅色素，干扰黑色素的形成，预防色素沉淀，保持皮肤白皙，如猕猴桃以及柑橘类水果。
3. 冷热水交替冲洗：准妈妈可以用冷水和热水交替冲洗长斑的部位，促进患部的血液循环，加速黑色素的分解。
4. 少吃咸鱼、咸肉、火腿、香肠、虾皮、虾米等腌、腊、熏、炸的食品，少吃葱、姜、辣椒等刺激性食品。
5. 勤去角质：尽管角质本是保护肌肤不受损伤的，可是角质层过厚，会大大减弱肌肤的通透性，影响皮肤的新陈代谢，导致长斑。
6. 克服焦躁的心理：一旦发现长了雀斑，就背上沉重的思想包袱，时常叹息甚至焦虑。殊不知，过于担忧的心理，会消耗掉体内有淡化斑点作用的维生素C，使斑点更为泛滥。

贴心提示

通常情况下，妊娠斑会在生产后3～6个月自动消失，只有部分特殊体质，以及内脏有特殊疾病的准妈妈可能例外，需要到医院做诊治。

❀ 准妈妈体形发生变化，如何选择内衣裤

选择舒适及合身的内衣裤，以符合怀孕期间全身的变化。这不但关系着准妈妈和胎宝宝的生理发展，对产后身材恢复也有帮助。

选择内衣原则

怀孕阶段	身体变化	选择内衣原则
怀孕初期	乳房变得非常敏感，需要特别保护	需要选择有足够承托力、弹性佳且质感柔软的内衣
怀孕3～5个月	胎宝宝的成长给准妈妈的脊椎带来负担，此时胸部的承托力增强了	要选择一些特别剪裁的胸罩，如全杯设计的胸罩
怀孕5个月后	胸部增大明显，同时乳头之间的距离不断增大	应选择比胸部稍大一些的文胸，如一些光面大杯文胸
生产前	胸部增大程度反而减小，胸部很敏感，只要压迫可能就会不舒服，而且会有一些分泌物	应选择没有钢丝的，就是像运动型那种

选择内裤原则

怀孕阶段	身体变化	选择内裤原则
怀孕初期	怀孕1～3个月，准妈妈腹部没有明显的变化	一般可以穿普通的内裤
怀孕中期	当怀孕进入4～7个月时，准妈妈的腹部明显鼓起	宜选择带橡皮筋、布料弹性佳的内裤，以加强承托胎宝宝及保护腰背部的作用，面料必须能吸汗透气，以保持干爽
怀孕晚期至生产后	准妈妈排出恶露，容易弄脏内裤，同时，这一时期需经常配合医生进行妇科检查	最好穿着特为孕妇而设的安检裤

> **贴心提示**
>
> 准妈妈选择内衣裤，以透气性好、不会刺激皮肤、穿着舒服的天然材质内衣裤为佳。由于激素的影响，准妈妈的体温较高，容易流汗，加上这时候肌肤较为敏感，选择吸汗力佳、透气的材质，不会引起皮肤过敏以及湿疹。

准妈妈如何泡脚对身体好

泡脚能够促进血液循环，有效防止静脉曲张，准妈妈泡脚是有益的，不过，准妈妈泡脚也是有很多讲究的。

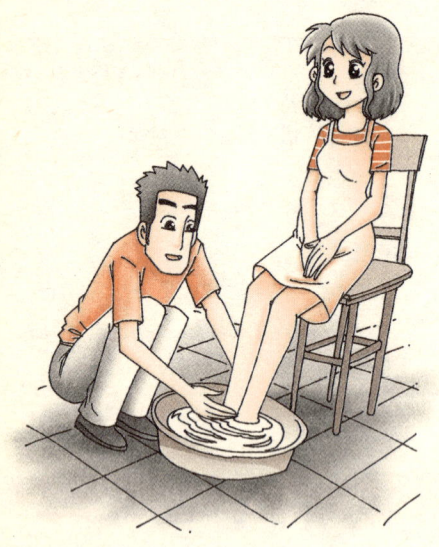

水温以35～39℃为宜

准妈妈可以用手肘测试一下水温，和手肘温度差不多即可；也可以借助温度计，并在泡脚的过程中随时注意温度计的温度为佳。因为高于39℃的水温只需要10～20分钟的时间就能够让准妈妈的体温上升至38.8℃甚至更高，由于准妈妈的血液循环有其自己的特点，如果热水温度过高，心脏和脑部可能负荷不了其刺激，很可能会使准妈妈出现晕眩和虚脱等情况。

时间不能太长

时间要掌握好，不能太长，泡的时间太长，会引起出汗、心慌等症状，应该以20分钟为最好，最长也不能超过30分钟。

不要随意进行按摩

泡脚时不要随意进行按摩，因为脚底是身体很多部位的反射区，如果随意按摩，可能引起宫缩，导致流产。按摩型的洗脚盆，怀孕期间也不宜使用了。

不要随意用药水泡脚

除非有专业人士的指导，否则泡脚时不要随意在水中添加药材。因为中药泡脚可能会刺激到准妈妈的性腺反射区，对准妈妈与胎宝宝的健康造成不良的影响。不仅是中药，其他药物也要避免，最好用清水泡。

> **贴心提示**
>
> 患有脚气的准妈妈，病情严重到起泡时，不宜用热水泡脚，因为这样很容易造成伤口感染。

准妈妈为什么不能随便用清凉油、风油精

清凉油或风油精具有爽神止痒和轻度的消炎退肿作用，可用于防治头痛、

头昏、蚊虫叮咬、皮肤瘙痒和轻度的烧伤、煤油烫伤等。因此，在日常生活中特别是夏、秋季节，清凉油或风油精成为家庭必备之药。

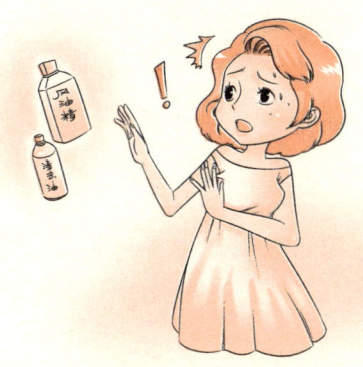

不少准妈妈在蚊叮虫咬后，也习惯在痒处涂抹一点儿，她们觉得，风油精之类的外用药使用简便，既实用又安全，且用量很少，不会对胎宝宝造成损害，这是绝对错误的。

准妈妈用清凉油、风油精的危害

准妈妈不能随随便便地经常涂抹风油精类药油，更不能滴入口中服用，否则，容易对胎宝宝造成损害。

无论是风油精、清凉油还是万金油、祛风油、白花油等，樟脑、薄荷脑、桉叶油、冰片、丁香油均是其主要成分。以樟脑为例，樟脑进入人体能和体内的一种物质（葡萄糖磷酸脱氢酶）结合成无毒物质排出体外，但准妈妈体内这种物质含量很少，以至于不能顺利地将樟脑排出体外。除了准妈妈的皮肤吸收外，樟脑还可穿过胎盘屏障，影响胎宝宝的正常发育，严重的还可导致畸胎、死胎或流产。药油中的其他成分，如冰片，也可对准妈妈造成刺激而引起早产。

> **贴心提示**
>
> 防止蚊虫叮咬，准妈妈晚上睡觉最好挂蚊帐，出去散步穿长衣长裤；被蚊子叮咬后，可抹一点儿苯海拉明药膏或炉甘石药膏，一般次日即可消肿。

准妈妈外出购物要注意什么

逛街走路等同于散步，也是一种很好的锻炼。进入孕4月之后，准妈妈的身心日渐稳定，只要一切健康，出门购物是没有问题的。但在出门逛街的时候，准妈妈要注意：

❶ 不要选择人流高峰期逛街：准妈妈对拥挤环境的适应性差，外出时要尽可能避开人流高峰，免受拥挤之累。上街购物要有计划，减少在一些拥挤场所的逗留时间。在逛街途中可选择一些街心花园或人静境幽处休息一会儿。

❷ 最好有家人陪伴：平时出门逛街最好也有家人陪同，那样不仅可以帮

忙提重物,还可以保护准妈妈的安全。

❸ 购物时间不宜过久:每次逛街最好不要超过2小时。尤其是在一些密闭的商场或娱乐场所不要久留,要注意呼吸新鲜空气,及时补充身体所需的氧气。逛街购物要有计划,预先列好清单,买齐所需物品之后就离开人多的场所,减少在一些拥挤场所的逗留时间。

❹ 在气候恶劣(寒潮、大风、大雨、大雾)时,不要上街购物,以免因身体笨重及不便而发生摔伤或扭伤,或因滑倒而引起流产或早产。在流感和其他传染病流行时,也不要到人群过于拥挤的地方去。

❺ 购物归来及时换洗:逛完商场后回到家里应当及时洗手、洗脸,换下外衣。购回的物品要合理存放,外包装要妥善处理。也可坐定后闭目养神或听听优雅的音乐,以消除躯体疲劳,缓解紧张情绪。

 贴心提示

准妈妈最好不要去刚装修完毕的商场或商店,以免接触装修材料产生的化学污染物。

❀ 准妈妈外出旅行需要注意什么

随着交通的日益方便、旅游业的蓬勃发展、旅游方式的多元化,当今休闲旅游已经成为现代人的一项重要生活,甚至成为一种时尚。但是,孕妇也可以旅游吗?答案是肯定的,只要准妈妈掌握一些技巧,事先做好准备,旅游对于健康的准妈妈并不会产生伤害。

❶ 孕中期较适宜计划旅行:将旅行时间安排在怀孕的第4~6个月之间,最为安全妥当,因为此时怀孕初期的不适已渐渐消失,而末期的沉重、肿胀等现象尚未开始。此外,也避免了怀孕初期的易于流产以及末期的可能早产。

❷ 避免前往医疗落后的地区:地点的选择,应在确保任何紧急意外状况发生时,准妈妈都可获得妥善现代化的医疗服务。

❸ 充分准备行李:除了宽松舒适的衣鞋之外,最好携带一个枕头或软垫,搭乘飞机或巴士时很管用。

❹ 长途旅行,最好乘坐飞机,尽量减少长时间的颠簸,短途有条件的可以自驾车出游,避免拥挤、碰撞准妈妈的腹部。不论在火车、汽车,还是在飞机上,最好能每15分钟站起来走动走动,以促进血液循环。

❺ 外出旅行途中,要多吃蔬菜、水果,

保证充足的纤维。还要多喝水，防止出现脱水、便秘以及消化不良等现象。同时要注意饮食卫生，应做到饭前便后洗手，不吃生冷不洁的食物，不喝生水，尤其不要乱吃车站、码头上那些小商贩的食物。

> **贴心提示**
>
> 准妈妈容易疲倦，因此，在安排行程时，不要过于紧凑，应有充分的休息时间，并且避免不当的压力及焦虑。

孕中期可以进行性生活吗

孕3个月之后，胎盘逐渐形成，胎盘和羊水像两道屏障，阻挡外界的刺激，使胎宝宝能够获得有效的保护，妊娠因此进入了稳定期，准爸爸和准妈妈可以适度地进行性生活了。

适度性生活是有益的

这一时期，准妈妈的早孕反应已经消失，阴道也比较容易润滑，性唤起会更容易，因此，性生活会更加和谐，更容易达到高潮。适度的性生活有利于增进夫妻间的感情，也有利于胎宝宝的健康发育。有研究表明，夫妻在孕期性生活和谐，生下来的宝宝不但身体健康，而且反应灵敏，语言发育早。

掌握性生活频率

不过，这一时期性生活要适度，一星期1~2次为宜，不能太频繁，动作也要轻柔，不能太激烈。

选择合适的性生活体位

孕中期性交宜采用女方在上的体位，女方跨坐在男方的身上，这样女方可以掌握性交的深度和角度，也不会挤压到自己的腹部。也可以采用侧卧位，男方躺在女方的体侧，从后面进入。总之，不管采用哪种体位，都不能压迫到准妈妈的腹部。

使用安全套

孕期过性生活虽然不用担心怀孕，但也要用避孕套，一是避免精液刺激子宫发生收缩，引起早产；二是防止准爸爸生殖器上的细菌感染准妈妈的阴道。

> **贴心提示**
>
> 也有准妈妈过于担忧胎宝宝的安危，变得性欲低下。这时，作为准爸爸，一定不能显得气恼或沮丧，应该理解准妈妈，并多给予准妈妈一些感情上的支持和身体上的爱抚，千万不可因孕期性生活的减少而影响夫妻感情。

如何练习有助于自然分娩的孕妇操

孕妇操可以增强准妈妈骨骼和肌肉的强度与柔韧性，防止由于体重的增加而引起腰腿痛，还可以放松腰部、骨盆部与肌肉，使准妈妈心情舒畅，情绪受到鼓舞，为胎宝宝的顺利分娩做好身体和心理上的双重准备。

腿部运动

1. 坐在椅子上，双腿与地面垂直，双脚并拢平放在地面上。
2. 脚尖用力往上跷，之后深呼一口气再吸气，脚尖放下。
3. 把右腿放在左腿上面，然后慢慢地上下活动右腿和右脚尖，5～6次之后换腿进行。

骨盆运动

1. 平躺在床上，双腿与床面呈45°角。
2. 两个膝盖并拢并带动大小腿慢慢地、有节奏地向左右摆动，摆动时两个膝盖就像在画一个椭圆形，肩膀与脚掌则紧贴床面。反复做10次左右。
3. 之后伸直左腿，右腿保持原来的姿势，右腿膝盖缓缓地向左倾斜，倾斜到最大限度时恢复原位，之后再向右侧倾斜。如此反复5～6次以后，换腿进行。

大腿外展

1. 右腿向前伸直坐在地上，左腿架在右腿上。
2. 在左腿下置一靠垫，将左腿放松，重量完全由靠垫支撑，保持半分钟左右。
3. 换另一侧重复。

> **贴心提示**
>
> 习惯性流产史、胎盘低置、宫颈口松懈、严重心脏病史、严重高血压史的准妈妈不适合做孕妇操。

准妈妈可以游泳吗

游泳能改善心肺功能，增加身体的柔韧性，促进血液循环，增强体力，对于准妈妈来说，游泳还有利于为胎宝宝输送营养物质，有助于排出胎宝宝所产生的废物。不过，准妈妈最好要根据自己的身体状况，在咨询产科医生的意见之后，再决定是否去游泳。

准妈妈游泳前的准备

1. 选择卫生条件好、人少的游泳池，场边应有专职的医务人员或救生人员，一旦发生意外，能够得到及时的救助。最好能选择室内恒温的，水温在 29～31℃的游泳池，并能避开阳光的直射。水温若是低于 28℃，就会使子宫收缩，容易引起早产或者流产。游泳的时间应选择在子宫不容易紧张的时候，一般为上午 10 时至下午 2 时之间。

准妈妈游泳时要注意什么

❶ 游泳时动作不宜剧烈，时间也不要过长，一般不宜超过 1 小时，游 300～400 米即可。

❷ 不要过度伸展关节，也不能潜水、跳水，不要仰泳，以免发生溺水危险。

游泳后的注意事项

准妈妈游泳后应该将身体冲洗干净，并马上解小便，防止阴道炎或皮肤病的发生。游泳后体温略微下降，要注意保暖，还要及时补充水分。

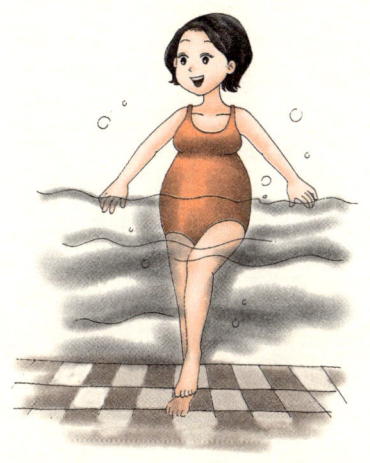

❷ 换上适宜的泳衣、泳裤，戴好泳帽，最好也戴上游泳镜。应选择防滑拖鞋，到了池边再脱掉。

❸ 游泳之前，要先量血压和脉搏，做各种检查，合格的话才能下水游泳。

贴心提示

准妈妈游泳的最佳时间是在孕 5～7 月，此时已经进入妊娠的稳定期，胎宝宝的各个器官已经生长到位，可以适当进行游泳运动了。有过流产史、早产史、阴道出血、腹痛、高血压综合征、心脏病的准妈妈，在孕期要避免游泳。

❀ 适合准妈妈孕 4 月做的几个瑜伽动作

准妈妈合理地练习瑜伽可以增强体力和肌肉张力，增强身体的平衡感，提高整个肌肉组织的柔韧度和灵活度，可以使分娩更加顺利。

使骨关节柔软的运动

身体坐直，两脚脚心相对，边短促呼吸，边双手按压双膝盖，反复按压 10 次，两腿呈 90°角展开，屈左腿，边吸气边将右手沿体侧上举，目光向手指的

正前方，停2秒，边呼气边将身体倒向左侧，再次吸气，身体还原到脚心相对时，双手按双膝盖，反复按压10次，向相反方向练习。这个动作有助于使骨关节柔软，有助于准妈妈顺产时的正确坐姿培养，让背部挺直，重心落在臀部的正中央。

腿部伸曲动作

站立，双脚分开，与肩同宽，膝盖稍微向外，双手放在脑后，吸气，边呼气边屈膝，停5秒；吸气，边呼气边直膝，双手伸直；吸气，边呼气边屈膝，停5秒，吸气，边呼气边直膝，最后整个是蹲的姿势。这个动作会使腿部肌肉具有充分的耐力，有助于顺利分娩。

在做这些动作时，要注意做好防护，运动前先喝杯水，如果动作做不到位，不可勉强，要知道，慢慢地锻炼，带着愉悦的情绪去做，这比严格按规范动作去做，要有意义得多。

成功胎教与情绪调节

❀ 怎么进行环境胎教

当准妈妈置身于舒适优美的环境中时，就会感受到美和欢快，心情自然就会变得轻松愉快，能使胎宝宝受到良好的感应，促进胎宝宝的健康发育。这就是我们所说的环境胎教。

美化居室环境

居室环境对于准妈妈来说意义非凡，因为准妈妈大部分时间都是待在屋里的。

❶ 在居室的墙壁上悬挂一些活泼可爱的婴幼儿画片或照片，他们可爱的形象会使准妈妈产生许多美好的遐

想，形成良好的心理状态。也可以挂一些书法作品，书法作品不但字体优美，而且内容多为古诗词或发人深思的名言警句，能够陶冶情操，给人以鼓舞和力量。

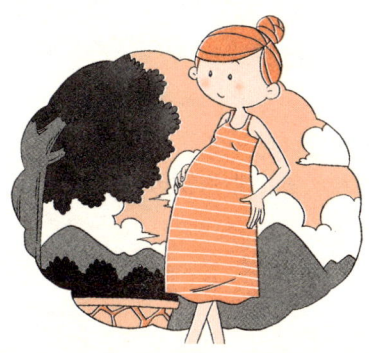

❷ 对居室进行绿化装饰，而且应以轻松、温柔的格调为主。无论盆花、插花装饰，均以小型为佳，不宜大红大紫，花香也不宜太浓，准妈妈处在被花朵装饰得温柔雅致的房屋里，一定会有舒适轻松的感觉，这有利于消除准妈妈的疲劳，增添情趣。

感受大自然的美好风光

准妈妈如果一味地在屋里闷着，对自身的身心和胎宝宝的生长都是不利的。所以，准妈妈可经常到空气清新、风景秀丽的地方走走，多看看美丽的花草，以调节情趣，这样可使准妈妈心情舒畅，体内各系统功能处于最佳，使胎宝宝处于最佳的生长环境。

> **贴心提示**
>
> 孕12~16周时，胎宝宝出现第一次胎动，这说明胎宝宝的中枢神经系统已经完成了分化。此时胎宝宝的听觉、视觉也开始迅速发育，对于外界的声音、光线、触动等刺激反应变得更加敏感，也会作出相应的反应了。此时积极地进行胎教，往往能收到良好的效果。

如何进行对话胎教

进行过对话胎教的宝宝，出生后情绪稳定，视听能力强，容易被安抚。如果将这种有益的教育延续到出生之后，将来宝宝在语言、认知、情绪和行为能力等方面的发展，将远远超过那些没有进行过对话胎教的宝宝。

和宝宝聊天

对宝宝进行对话胎教，准妈妈或准爸爸不必为谈话内容绞尽脑汁，完全可以就地取材，把生活琐事、工作、学习、娱乐乃至天文地理等作为聊天内容，随时跟胎宝宝聊一聊。当然，聊天内容也可以是对宝宝的问候或祝福。

例如，早晨起床后，可以轻抚腹部对胎宝宝说："宝宝，咱们起床了，和妈妈一起去散步吧。"出去散步时，讲一讲路边的漂亮植物，和其他人打打招呼等。

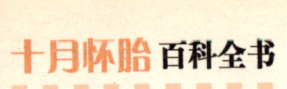

给宝宝讲故事、唱儿歌

准妈妈或准爸爸应该经常给宝宝讲讲故事、唱唱儿歌。

给胎宝宝讲故事时,准妈妈或准爸爸要充满感情,并且尽量地发挥自己的想象,让故事内容在自己的脑海里呈现出一个个具体生动的形象,这种专注和投入也是一种非常好的胎教。

除了喜欢听故事,胎宝宝也很喜欢听韵律感极强的儿歌,并且喜欢不断重复,这个特点会一直持续到幼儿期。所以,准妈妈或者准爸爸可以经常声情并茂地念一些优美、悦耳的歌谣给胎宝宝听,一首歌谣可以反复地念,胎宝宝不但不会感到厌烦,反而会很喜欢呢。

 贴心提示

> 夫妻间的高声喧哗、吵闹声、爽朗的欢笑声或充满爱意的窃窃私语等都会被胎宝宝听到,准父母切不可认为宝宝什么都不懂,从而不顾自己的言行。

❀ 准妈妈如何避免孤独感

如果准爸爸忽视准妈妈的心理需求,容易让准妈妈产生孤独感,导致准妈妈产生心理压力,影响心情和身体健康。所以,准爸爸需要多关心自己的妻子,多与她交流沟通,调节准妈妈的孕期心理,避免准妈妈出现孤独的感觉。

准爸爸多陪伴准妈妈

1. 陪妻子做产检:准爸爸尽量抽时间陪妻子去做每一次产检。其他家人的陪同与丈夫相比,意义是不一样的。这一行为体现了对妻子和胎宝宝的重视和爱护。

2. 陪妻子散步:怀孕后妻子会经常觉得腰酸背痛,到了妊娠的中、晚期,妻子的腿或脚还可能肿。准爸爸哪怕工作再忙,也要争取每天抽出时间陪妻子散散步,每天花几分钟为她擦擦背或者做做足底按摩,这些亲密小举动将会永远保存在准妈妈的甜蜜回忆里。

3. 陪妻子一起去"听课":目前很多医院的产前检查服务中都有孕妇课堂。准爸爸最好能于百忙之中抽出时间和准妈妈一起去听课,一来可以学到知识,二来这也是体现自己对准妈妈心理支持的有力行动。

准妈妈学会自我调节

有些准妈妈怀孕后就喜欢窝在家里,时间长了就会觉得闷,还容易东想西想,情绪自然也会受到影响。而如果能经常出去做些户外运动,晒晒太阳,呼吸一下新鲜空气,心情会好很多。

贴心提示

与好朋友聊天，分享一些感受和体会，让朋友帮忙一起分担一些不良的情绪，有助于准妈妈摆脱孤独感。

夫妻感情会影响胎教效果吗

夫妻感情融洽不但会让家庭幸福，同时也是一种良好的胎教。在幸福和谐的家庭中，胎宝宝会得到良好的生长环境，健康顺利地成长，生下的宝宝往往更加健康聪明。

夫妻感情不好会严重影响到胎宝宝的发育

夫妻激烈争吵时，准妈妈受刺激后内分泌发生变化，随之分泌出一些有害激素，通过生理信息传递途径为胎宝宝所接受，同时，准妈妈的盛怒可以导致血管收缩，使血流加快、加强，其物理振动传至子宫也会殃及胎宝宝。

在孕早期，夫妻之间经常争吵，准妈妈情绪极度不安，可引起胎宝宝兔唇、腭裂等畸形。在孕晚期，如果夫妻感情不和，准妈妈精神状态不好，则可增加胎动次数，影响胎宝宝的身心发育，而且出生后往往烦躁不安，发育缓慢，胆小怯弱，生活能力差，严重时甚至危及宝宝的生命。

如何让夫妻感情更融洽

❶ 在准妈妈怀孕期间，准爸爸应体贴照顾好准妈妈，处理好夫妻之间的一些矛盾，与准妈妈共同分担所承受的压力。

❷ 夫妻双方应互相尊重，互相理解，耐心倾听对方的意见，理智地、心平气和地对待彼此间的分歧。

❸ 不妨偶尔送彼此一些贴心的小礼物，既能让对方感受到你浓浓的爱意，还能增进生活的情趣，给对方一个大大的惊喜。

❹ 结婚纪念日、对方生日、定情纪念日等，是夫妻爱情史上的重要日子，应采取适当的形式予以纪念，让双方都感受到深深的爱意。

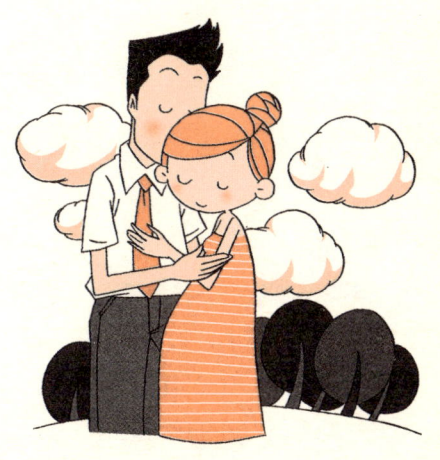

和胎宝宝一起分享大自然

走进大自然,准妈妈可以欣赏到飞流直下的瀑布的美丽,欣赏到幽静的峡谷、潺潺的泉水。在赏心悦目的感受中,准妈妈可以将这些盛景不断地在大脑中汇集、组合,然后经情感通路,将这些信息传递给胎宝宝,使他感受到大自然的陶冶。

和宝宝一起感受阳光

大自然是生命的绿地,它不仅能够给人以温馨,而且能够给人以希望,在大自然中感受阳光,是一种温暖的感动。我们的生命离不开阳光,它不仅仅给了我们温暖,还可以促进血液循环,杀灭传染病的细菌和病毒,更能促使母体内钙的合成,促进胎宝宝骨骼的生长发育。

和宝宝一起感受清新的空气

准妈妈在早上起床之后,到树林或者草地的地方去做操或散步,呼吸那里的清新空气,而且,树林多的地方以及有较大面积草坪的地方,尘土和噪声都比较少。还在工作的准妈妈,除早晨外,在工作休息时也应到树木、草坪或喷水池边走走。准妈妈可以边走边为胎宝宝描述眼前的景象,例如:可以向胎宝宝介绍周围人们生活的情况、居住的环境、不同季节里自然界的变化、动植物的生态情况等。当然,最好能发现一些新鲜和感兴趣的东西,讲给胎宝宝听。

> **贴心提示**
>
> 俗话说:"一日之计在于晨。"对于准妈妈来说就更是如此。每一个即将做妈妈的孕妇都应该克服自己的懒惰情绪,争取每日按时起床,然后去欣赏大自然清晨的美景,也使腹中的胎宝宝受到熏陶。

如何对胎宝宝进行呼唤训练

准父母通过声音和动作对腹中的胎宝宝进行呼唤训练是一种积极有益的胎教手段。在对话过程中,胎宝宝能够通过听觉和触觉感受到来自父母的亲切呼唤,增进彼此生理上的沟通和感情上的联系,这对胎宝宝的身心发育是很有益的。

准爸爸扮演重要角色

生活中,我们会看到这样的现象,一些婴儿,即使不熟悉的女性逗他,他也会微笑,而父亲逗他则反而会哭,别说其他的男性了。这正是宝宝从胎宝宝期到出生后的一段时间里,对男性的声音不熟悉造成的。为了消除宝宝对男性包括对父亲的不信任感,在呼唤胎教中准爸爸应该扮演一个非常重要的角色。

呼唤胎教的具体方法

准爸爸可以让准妈妈坐在宽大舒适的椅子上,然后由准妈妈对胎宝宝说:"乖宝宝,爸爸就在旁边,你想听他对你说什么吗?"这时,准爸爸应该坐在距离准妈妈 50 厘米的位置上,用平静的语调开始说话,随着说话内容的展开再逐渐提高声音,不能一下子发出高音而惊吓了胎宝宝。

说话的内容最好事先构思好,先拟订一篇小小的讲话稿,稿子的内容可以是一段优美动人的小故事、一首纯真的儿歌、一首内容浅显的古诗,也可以谈自己的工作及对周围事物的认识,然后用诗一般的语言、童话一般的意境,告诉胎宝宝外面的这个美丽新世界。

 贴心提示

准妈妈最好给胎宝宝取个好听的乳名,这对进行呼唤胎教很有好处。

Part 6

孕9月指导

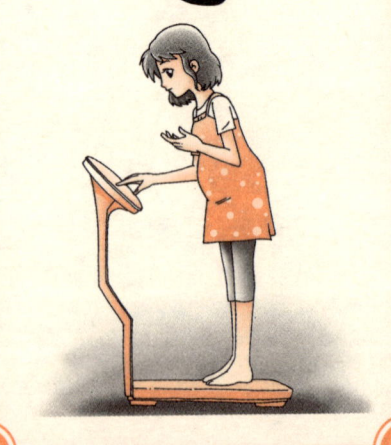

妊娠期身体变化

第5孕月（第17～20周）

可能是由于胖瘦、高矮、体形不同的原因，孕妇的身体外观有明显差异，有的孕妇肚子开始显形，有的似乎和孕前没有多大变化。但是触摸其腹部时，发现子宫的轮廓已经很清晰，在耻骨联合往上至肚脐下3厘米左右处，有一隆起的半球。孕妇会感觉胎儿在踢你了，这是小宝宝在告诉你他的存在，这就是胎动。经产妇早些，初产妇要到第18～20周才能感觉到。胎动初时很轻微，就像肠子动了一动，如果不是细心体会，很可能被忽略；慢慢地动作越来越明显，尤其在孕妇休息时，有时是一下一下地动，有时是叽里咕噜一连串的翻动。胎动证明胎儿是充满活力的，如果胎动消失或减少，就必须马上找医生检查。

怀孕第17周

孕妇的体重增加明显，此时孕妇体重最少已增加了2千克，有些孕妇也许会增加5千克。孕妇的子宫长得很大，有时腹部会有阵阵的剧痛，这是由于腹部韧带拉伸的原因。由于子宫上升，尿频消失。经产妇会感觉到第一次胎动。

宝宝第15周

可以握拳、挤眼、皱眉、吮手。
皮肤表层覆盖了一层薄薄的细绒毛。
味觉已初步发育成熟。
眉毛开始长出来了，头发也在生长。
胎儿已达13厘米左右，体重约为80克。

怀孕第18周

孕妇的子宫不断地长大，身体的重心也在发生变化，孕妇可能感觉行动有些不便，此时应注意不可穿高跟鞋。由于胃口大开，精神高涨，精力恢复，不少孕妇出现性欲增强的现象。这是由于体内雌激素大量增加，导致盆腔内血流量增多，使性欲提高，并更易达到高潮。

宝宝第16周

胎盘形成，母亲和胎儿已紧密连成一体。
胎盘成为半圆形，占宫腔一半。
羊水量达200毫升左右。胎儿在羊水中不受重力影响，行动如太空人一样自由。
皮肤增厚，变得红润有光泽。
触觉和味觉非常发达，听觉日渐发达。
强烈的阳光照射腹部，胎儿会用手挡。
内脏器官越来越接近完成阶段。
可用超声波装置听到胎心音，心脏的搏动更加活跃。
手指甲完整地形成了，关节也开始运动了。
腿长超过了胳膊的长度。
头部偏大。
外表和构造逐渐呈人形。
胎儿身长16厘米左右，体重约105克。

怀孕第19周

新陈代谢加快，血流量明显增加。腰身变粗，动作开始显得笨拙。如果注意自己的乳房，会发现乳晕和乳头的颜色加深了，而且乳房越来越大，这很正常，是在为哺育宝宝做准备。现在应注意乳头和乳房的保养，乳房增大后，乳腺也发达起来。如果忽略乳房保养，乳房组织就会松弛，乳腺管的发育也会异常，有可能生产后缺乏母乳。进行乳房保养包括选用合适的胸衣，一些扁平乳头、凹陷乳头的孕妇，可以使用乳头纠正工具进行矫治。另外还需要做乳房保健按摩操，从乳房的四周向中心轻轻按摩，适时地开始乳房、乳头的保养按摩，可使乳头坚韧、挺起，利于将来宝宝吸吮。

宝宝第17周

宝宝的循环系统和尿道进入了工作状态。
肺已开始工作了。
胎儿开始在妈妈的肚子里顽皮地抓拉脐带，不过不会做得太过分，他懂得小心地保护自己。
胎儿身长约为13厘米，体重约170克。

怀孕第20周

本周做一次产前检查。孕妇的腹部已经适应了不断增大的子宫，孕产妇可能在本周感觉第一次胎动。

宝宝第18周

18周后使用听诊器在腹壁可听到胎心音。
胎儿已能听到外界较强的声音。
胎儿的骨骼变得越来越硬，开始骨化，此时需要较多的钙、磷和维生素D。
胎儿大约为14厘米长，体重约200克。

母体变化与保健

❋ 准妈妈身体有哪些微妙变化

下腹突出，臀部丰满

到这个月末，也就是怀孕 20 周的时候，准妈妈已经度过了孕期的一半，此时，肚子将明显地鼓胀起来，因为子宫的大小已经差不多相当于一个成年人的脑袋大了。臀部也因脂肪的增多而显得浑圆，从外形上开始显现出较从前丰满的样子。

发质改变

怀孕后，由于激素的变化，准妈妈头发的生长速度一般会加快，显得比以前多且有光泽。但另一种可能是油性的发质变得更油，干性的发质变得更干、更脆，而且头发也掉得很多。

皮肤发生变化

由于孕激素和雌激素分泌的变化很大，准妈妈的皮肤也会有很大的改变。有的准妈妈皮肤滋润光泽，有的则越发油腻，甚至长出小痘痘，干性皮肤则更加干燥以至于有皮屑脱落。

乳房形状变化

伴随着乳房的胀大，左、右乳头之间的距离开始逐渐变宽，双乳开始向腋下扩展并下垂。乳头很干燥，有时会内陷。有些准妈妈还能挤出黏稠、颜色微白的液体。

关节韧带变得松弛

准妈妈会感到手指、脚趾和全身关节韧带变得松弛，这是因体内孕激素改变所引起的。

偶尔呼吸急促

怀孕不仅会让准妈妈看到自己身材的变化，也会感受到身体各个器官的一些不适。比如：有时会觉得呼吸变得急促起来，特别是上楼梯的时候，准妈妈不用担心，这是因为血容量增加，日益增大的子宫使膈肌上抬造成的。

第三次产检要注意什么

准妈妈已经进行了两次产检,跟自己的妇科医生应该也逐渐熟悉起来了,以后产检会更加轻车熟路,但是,随着宝宝的成长,准妈妈的负担日渐沉重,所以,产检时最好有准爸爸陪伴,而且事先要做好充分的准备。

第三次产检内容

第三次产检时,除了体重、血压、宫高与腹围、水肿情况、尿常规等每次产检都要检查的项目外,还有可能进行血常规检查。

另外,准妈妈还要做产前筛查。通过产前筛查可以查出怀有患先天愚型、神经管畸形、18-三体综合征胎儿的可能性。

第三次产检要注意什么

① 出门之前准备好零钱、卫生纸、围产保健本等。

② 检查时要把这一段时间以来,自己身体有无任何不适的情况告诉医生,特别是还有没有呕吐的现象,有无头痛、眼花、水肿、阴道流血或腹痛等症状,准妈妈可以事先仔细回忆并做好记录。

③ 在进行产前检查的同时,准妈妈或家人还应进行自我监测,以便随时了解胎宝宝的生长情况,保证胎宝宝的正常发育。孕期自我监测的方法很多,常用的方法有测胎动、听胎心及检查子宫底的高度等,如果发现异常,准妈妈可以及时到医院做进一步的检查。

贴心提示

产前检查如果发现怀有不健康的胎宝宝迹象,就需要进一步确诊,如B超检查或羊水细胞染色体核型分析确诊。如果经过医生仔细的诊断,或经多位专家会诊,明确怀有先天愚型胎儿,应该考虑终止妊娠,从而避免生下残疾孩子,给家庭造成重大的悲剧。

需要进行唐氏儿筛查吗

唐氏儿筛查是一种通过抽取准妈妈的血清,检测母体血清中甲型胎儿蛋白和绒毛膜促性腺激素的浓度,并结合准妈妈的预产期、年龄、体重和采血时的孕周等,计算生出唐氏儿的危险系数的检测方法。

唐氏综合征的表现

患有此症的宝宝俗称痴呆儿。通常表现为智力低下,发育迟缓。患儿眼距增宽,眼裂狭小,双眼外侧往上斜,鼻梁扁平,外耳及头围比正常儿童小,运动和语言能力发育明显落后,很晚才学会坐、站、走和讲话等。

唐氏儿筛查意义重大

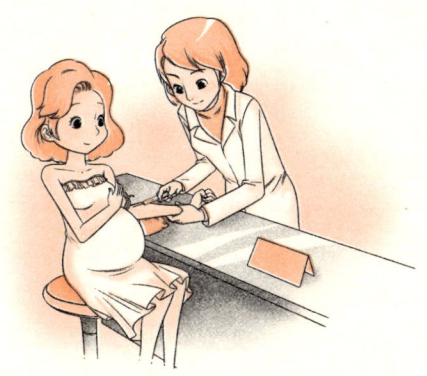

随着环境污染及不良生活习惯的影响，即使没有任何异常家族史的正常孕妇仍有可能生出唐氏儿。据统计，按目前的出生率，我国平均每20分钟就有一例唐氏儿出生，这种疾病目前仍缺乏有效的治疗手段，这无疑给家庭和社会造成了沉重的负担。因此，重视产前筛查唐氏儿的意义重大。

哪些夫妻生育唐氏儿的潜在危险高

❶ 准妈妈妊娠前患过流感、风疹或服用过致畸药物（如四环素）等。
❷ 受孕时夫妻一方染色体异常，或一方长期在放射性、污染环境下工作。
❸ 准妈妈有习惯性流产史，以及出现过早产或死胎现象。

把握检查时间

唐氏综合征检查时间控制得非常严格，一般是在孕期的16~18周之间，无论是提前或是错后，都会影响检查结果的准确性。如果错过了时间段，无法再补检，只能进行羊膜穿刺检查。

> **贴心提示**
>
> 唐氏筛查得到的不是绝对值而是可能性，即生育唐氏儿的危险性大小，因此，经过筛查定为低危也不是说绝对保证胎宝宝100%健康。

哪些准妈妈需要做羊膜腔穿刺

羊膜腔穿刺是在腹部超声波的导引下，利用特殊的长针，经过准妈妈腹部进入羊膜腔，抽取少量的羊水来作为检查标本，进行羊水细胞和生物化学方面的检查。

羊膜腔穿刺可以确诊胎宝宝是否有染色体异常、神经管缺陷以及某些能在羊水中反映出来的遗传性代谢疾病。

哪些准妈妈需做羊膜腔穿刺

❶ 准妈妈年龄在35岁以上。
❷ 唐氏儿筛查高危的准妈妈。
❸ 曾生育过先天性缺陷儿尤其是生育过染色体异常患儿的准妈妈。
❹ 准父母一方是染色体异常者或平衡

异位的携带者。
⑤ 孕期血清甲胎蛋白值明显高于正常妊娠者的准妈妈。

做羊膜腔穿刺注意事项

❶ 掌握时机。在怀孕16～18周是羊水抽取的最好时机。

❷ 做完羊膜腔穿刺后，应避免从事粗重或会增加腹压的活动。

❸ 有2‰～3‰的准妈妈在穿刺后会出现轻微的子宫收缩及阴道流血，通常不需要特别治疗，对于怀孕过程没有不良影响，在休息或安胎治疗后可以得到缓解。

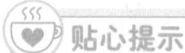
贴心提示

准妈妈需做羊膜腔穿刺检查时，应到条件相对好的大医院进行。严格掌握适应证，并且配合超声波检查，在严密消毒下由有经验的医生操作，这些都是很有必要的。

如何判断羊水指标是否正常

羊水是维系胎宝宝生存的要素之一。准妈妈羊水出现异常会对胎宝宝造成影响，因此，要学会判断并且防止羊水异常的出现。

羊水的形成

羊水的98%是水，另外含有少量无机盐类、有机物和脱落的胎宝宝细胞等。

在胎宝宝的不同发育阶段，羊水的来源也各不相同。在妊娠的头3个月，羊水主要来自胚胎的血浆成分。之后，随着胚胎的器官开始成熟发育，其他诸如宝宝的尿液、呼吸系统、胃肠道、脐带、胎盘表面等，也都成为了羊水的来源。

羊水的正常指标

羊水量的多少因人而异，通常随着妊娠周数增长而逐渐增加，12周时有50毫升，怀孕中期大约400毫升，直到妊娠36～38周达到最大量的1000毫升左右，过了预产期则显著减少。

临床上以羊水指数作为参考值。以肚脐为中心画一个十字，将准妈妈的肚子分成4个象限，分别测量其中羊水的深度，4个数字加起来即为羊水指数。

一般定义：羊水指数在8～18厘米的范围之内属于正常状态；超过24厘米为羊水过多；低于6厘米则属羊水过少。羊水过多过少都不好，应积极找到原因，配合医生对症治疗。

羊水过多或过少的预防

❶ 羊水过多时，要注意休息，少吃盐，并在医生的指导下服用健脾利水、温阳化气的中药。

❷ 羊水过少的准妈妈要加强产检，在孕37周后至孕40周前计划分娩，降低羊水过少的发生率。

准妈妈乳头内陷怎么办

准妈妈乳头凹陷入乳晕皮面之下，不凸出于乳晕平面，致局部呈大小口状时，称为乳头内陷。对于准妈妈来说，乳头内陷妨碍哺乳功能，且局部难以清洗，下陷的部位易藏污纳垢，常引起局部感染，乳腺导管又与凹陷处相通，炎症可向乳腺内扩散而引起乳腺炎，所以，准妈妈应该予以纠正。

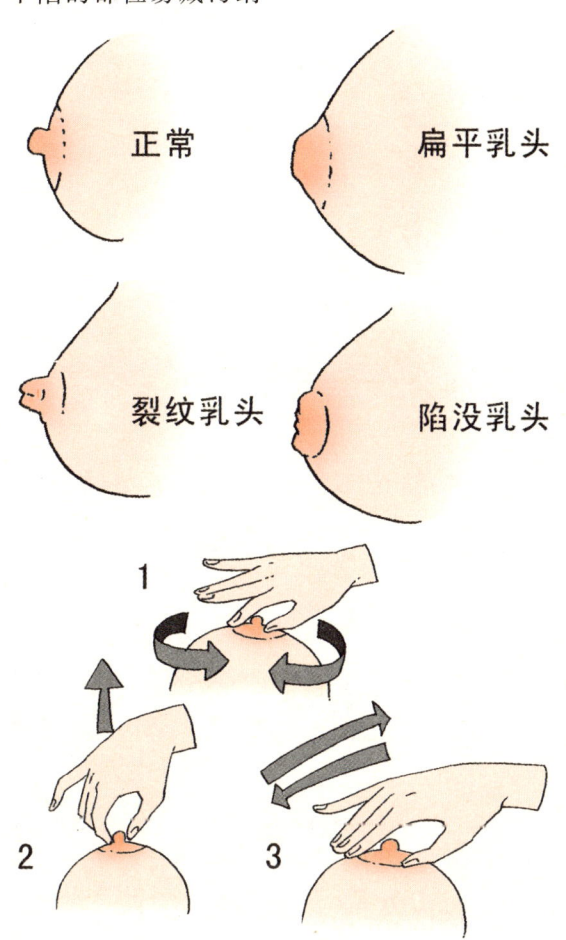

如何纠正乳头内陷

❶ 牵拉法：用一手托住乳房，另一手的拇指和中、食指抓住乳头向外牵拉，每日2次，每次重复10～20次。经常牵拉乳头，可以使双乳突出，周围皮肤支撑力增大，起到"定型"作用。

❷ 挤压法：将两拇指相对地放在乳头左

右两侧，缓缓下压并由乳头向两侧拉开，牵拉乳晕皮肤及皮下组织，使乳头向外突出，重复多次。随后将两拇指分别在乳头上下侧，由乳头向上下纵形拉开。每日2次，每次5分钟。

❸ 负压吸引法：每日应用吸奶器吸引乳头数次，利用其负压促使乳头膨出。

乳头内陷的准妈妈要注意哪些问题

❶ 内衣、乳罩适当，不可过紧，特别是对于乳房较大的准妈妈，以免加重乳头内陷的程度。

❷ 贴身内衣应为棉制品，并经常换洗、日光照射。乳头如有发红、裂口的迹象时，应及时就医。

❸ 罹患乳头内陷的准妈妈分娩后，应特别注意乳头的保健和卫生。乳头有轻度凹陷者，适当增加婴儿的吸吮次数，同时注重保护乳头，注意哺乳后清洗，谨防感染。一旦发生乳头红肿，应及时去医院诊治，防止形成乳腺炎。

> **贴心提示**
>
> 乳头内陷的准妈妈，应该于怀孕5～6个月时就开始纠正。

❀ 什么是妊娠瘙痒症

妊娠瘙痒症又叫妊娠期肝内胆汁淤积症，是由于准妈妈体内雌激素水平升高，使肝细胞内酶出现异常，导致胆盐代谢能力的改变，造成胆汁淤积，淤积在末梢血管的胆汁刺激神经末梢，因此引起痒感。

妊娠瘙痒的危害

妊娠瘙痒不但引起皮肤发痒，而且对胎宝宝有严重的潜在危险。胆汁淤积在胎盘，使胎盘的绒毛间腔变窄，胎盘血流量减少，准妈妈与胎宝宝之间的物质交换和氧的供应受到影响，还可能引发早产、胎儿宫内发育迟缓、胎儿窘迫甚至胎儿死亡。

如何识别妊娠瘙痒

❶ 瘙痒持续3天以上，在没有治疗的情况下，妊娠期瘙痒症通常将持续到分娩。所以，当瘙痒持续3天仍没有消失时，必须去医院检查确诊。

❷ 除了瘙痒，发痒处一般没有皮肤的损害。皮肤病一般局部有小疹子出现，而妊娠期瘙痒症没有。

❸ 角膜有轻微的黄染，或者小便有点儿黄，妊娠期瘙痒症引起肝功能轻微损害，产生黄疸。不过一般黄疸的程度很轻，所以不容易觉察。

❹ 妊娠瘙痒严重时不但会出现黄疸，还会出现红色丘疹、风团块、红斑和水疱等，少数患者还会乏力、腹泻、腹胀。

Part 6 孕5月指导

贴心提示

妊娠瘙痒症具有一定的家族遗传性。而且，如果上次怀孕时发生了妊娠瘙痒症，今后怀孕再发生的概率很大。

胎动有怎样的规律

胎动是胎宝宝正常的生理活动，妊娠18～20周的准妈妈便可以感知胎宝宝的胎动。

不同孕期胎动的规律

孕期	胎动位置	胎动感觉
16～20周	下腹中央，比较靠近肚脐眼	孕16～20周是刚刚开始能够感知到胎动的时期。这个时候的胎宝宝运动量不是很大，动作也不激烈，准妈妈通常觉得这个时候的胎动像鱼在游泳，或是"咕噜咕噜"吐泡泡，跟胀气、肠胃蠕动或饿肚子的感觉有点儿像，没有经验的准妈妈常常会分不清
20～35周	靠近胃部，向两侧扩大	这个时候的胎宝宝正处于活泼的时期，而且因为长得还不是很大，子宫内可供活动的空间比较大，所以，这是宝宝胎动最激烈的一段时间。准妈妈可以感觉到胎宝宝拳打脚踢、翻滚等各种大动作，甚至还可以看到肚皮上突出小手小脚
临近分娩	遍布整个腹部	临近分娩，胎宝宝几乎撑满整个子宫，所以，宫内可供活动的空间越来越少，施展不开，而且胎头下降，准妈妈会感觉胎动减少了一些，没有以前那么频繁、激烈

不同时间及状况的胎动规律

每个胎宝宝都有自己的生物钟，昼夜之间胎动次数也不尽相同，一般早晨活动最少，中午以后逐渐增加。晚6～10时胎动活跃。大多数胎宝宝是在妈妈吃完饭后胎动比较频繁，因为那时妈妈体内血糖含量增加，宝宝也吃饱喝足有力气了，于是，就开始伸展拳脚了。

而当准妈妈饿了的时候，体内血糖含量下降，宝宝没劲了，也就比较老实，这也是胎宝宝的一种自我保护行为。

准妈妈如何在家监测胎动

胎动反映了胎宝宝在妈妈子宫内的安危状态。如果胎动出现异常，则很可能是胎宝宝出现宫内缺氧。因此，依靠准妈妈的自我监控，每天掌握胎动变化的情况，可以随时了解胎宝宝在子宫内是否安然无恙。

监测胎动的方法

每个胎宝宝的活动量不同，有的好动，有的喜静。不同的准妈妈可能自觉胎动次数和时间会有所不同。细心的准妈妈经过一段时间，就会掌握胎宝宝的运动规律，然后可以根据胎宝宝的胎动规律来监测胎动。

❶ 每日测量胎动次数：准妈妈自怀孕的第 28 周起，每天可以监测胎动，选择宝宝胎动最频繁的时间段，采用左侧卧姿势，记录 10 次胎动所需的时间，若小于 120 分钟，表示胎动次数没有异常。但如果没有感觉到胎动，或 10 次胎动的所需时间大于 2 小时，就应该尽快找医师做进一步的检查。

❷ 计算平均时间内的胎动次数：准妈妈每天分别在早上、中午、晚上各利用 1 小时的时间测量胎动，然后将 3 小时的胎动次数相加乘以 4，即为 12 小时的胎动次数。如果 12 小时的胎动次数大于 12 次，为正常；如果 12 小时的胎动次数少于 10 次，属于胎动减少，就应该仔细查找原因，必要时到医院进行胎心监测。

发现胎动异常怎么办

一般医生建议，准妈妈应该以 24 小时作为一个周期，来观察胎宝宝的胎动是否正常。因此，如果一天内，发现胎宝宝的胎动规律明显异于平时，就应该查找原因，及时到医院就诊。

> **贴心提示**
>
> 胎动不能完全作为监测胎宝宝的可靠指标，除非有非常显著的变化。所以，准妈妈千万不可因为胎动的细微异常就惊慌失措。

几种胎动异常的原因及处理办法

可能原因	处理办法
准妈妈血糖过低、发烧	❶ 注意休息，注意随气温变化增减衣物，避免感冒；❷ 尽量避免到人多的地方去；❸ 经常开窗通风，保持室内的空气流通，适当进行锻炼；❹ 多喝水，多吃新鲜的蔬菜和水果
缺氧、受到外界刺激、高血压、受到外界撞击，以及受外界噪声的刺激	❶ 有妊高征的准妈妈，应该定时到医院做检查，并注意休息，不要过度劳累；❷ 无论是走路还是乘公共汽车，尽量和他人保持距离，不到嘈杂的环境中去，防止外力冲撞和刺激；❸ 保持良好的心态，放松心情，控制情绪
脐带绕颈	❶ 一旦出现异常胎动的情况，要立即就诊；❷ 坚持每天数胎动，有不良感觉时，马上去医院检查；
准妈妈受剧烈的外伤所致	准妈妈应少去人多的地方，以免被撞到，还要减少大运动量的活动

❀ 如何进行胎心监护

胎心听诊是最传统，也是最简单、实用的胎心监护方法。孕20周以后，非专业人员使用听诊器就能听到胎心音。

正常胎心音的特点

胎心音是双音，第一音和第二音很相近，就像钟表的"滴答"声。胎心音具有一定的规律，一般情况下，在怀孕20周时便可测听到胎心音了，它比胎动的出现要晚一些，正常的胎心率比较快且强而有力，每分钟120～160次，怀孕中期，胎心率可达每分钟160次以上。

如何进行胎心监护

❶ 胎心位置因胎位而异，如是头位，胎宝宝头朝下，在准妈妈脐孔的右下方或左下方听；若为臀位，胎宝宝臀在下，那就在准妈妈脐孔的右上方或左上方听；要是横位，在准妈妈的脐部听。家属当然不会摸胎位，不过，没关系，只要准妈妈记得医生检查时所说的胎位，是在哪个部位听取胎心的，依照做即可。

❷ 听胎心音虽然没有什么特殊的技巧，一般人都可以掌握，但必须与准妈妈腹内的几种杂音准确地区分开。a. 宫杂音，即血流通过发出的声音，这是和脉搏频率相同的吹风样杂音，一般在腹部左侧较明显；b. 腹主脉音，即腹主动脉的跳动声，其速

率与脉搏一致；c. 胎动音，即胎宝宝肢体碰撞子宫壁发出的声音，它是一种没有节律的杂音。

❸ 在孕28周后应每日听1次，每次1分钟，以便监测胎宝宝的健康状况。

胎心音的危险信号

如果胎心率低于120次/分钟或大于160次/分钟，或节律不规则，很可能是胎宝宝宫内窘迫的信号，就要密切观察胎动和胎心的变化，如果仍不正常就必须从速去医院就诊。

饮食营养跟进

❀ 准妈妈最适合吃哪些坚果

坚果中富含蛋白质、脂肪、糖类以及维生素、各种矿物质、膳食纤维等营养成分。吃坚果对改善脑部营养很有益处，对胎宝宝也能起到补脑的作用，特别适合准妈妈食用。

最适合准妈妈吃的坚果

❶ 花生：花生富含蛋白质，而且易被人体吸收。花生仁的红皮还有补血的功效。花生可以与红枣、莲子等一起做成粥或甜汤，也可以做成菜肴，比如宫保鸡丁。为了补血，不要把花生仁的红色种皮剥掉。

❷ 核桃：补脑、健脑是核桃的第一大功效，另外，其含有的磷脂具有增长细胞活力的作用，能增强机体抵抗力，并可促进造血和伤口愈合。另外，核桃仁还有镇咳平喘的作用。尤其是经历冬季的准妈妈，可以把核桃作为首选的零食。

❸ 杏仁：杏仁有降气、止咳、平喘、

润肠通便的功效。对于预防孕期便秘很有好处。但是杏仁有小毒，一次不宜多食。

❹ 瓜子：准妈妈多吃南瓜子可以防治肾结石病；多吃西瓜子润肠、健胃；而多吃葵花子能起到降低胆固醇的作用。

❺ 松子：松子含有丰富的维生素 A 和维生素 E，以及人体必需的脂肪酸、油酸、亚油酸和亚麻酸，还含有其他植物所没有的皮诺敛酸。它不但具有益寿养颜、祛病强身之功效，还具有防癌、抗癌之作用。准妈妈可以直接生吃松子，或者将松子做成美味的松仁玉米来吃。

> **贴心提示**
>
> 坚果对准妈妈和胎宝宝虽然有诸多好处，但凡事要有度，过犹不及。由于坚果类食物油性大，准妈妈消化功能在孕期会减弱，如果食用过多的坚果，就会"败胃"，引起消化不良，甚至出现"脂肪泻"，反而适得其反。因此，准妈妈每天吃坚果达到 50 克就可以了，不要吃太多。

❀ 体重增加过快的准妈妈怎样控制饮食

孕中、晚期需要大量的营养来满足日渐长大的胎宝宝所需，还要为分娩及产后哺乳的消耗做准备。但并不是准妈妈营养摄入越多，胎宝宝的发育就越好。这个阶段控制体重在正常范围增长是非常重要的。

如果吃过多高能量的食物，会导致剩余的热量转化为脂肪堆积在体内，造成准妈妈肥胖、胎宝宝体重过大。所以，如果准妈妈体重增加过快，就要学会控制饮食。

准妈妈体重增长正常值

❶ 怀孕的前 3 个月：每月体重增加 0.5 千克左右。

❷ 怀孕 4~7 个月：每月体重增加 1.5~1.8 千克。

❸ 怀孕 8~10 个月：每周增加 0.5 千克以内，应该是逐渐稳步地增加，而不是突然猛增。

体重增长过快应这样控制饮食

❶ 多吃一些蔬菜：蔬菜的主要成分是维生素和膳食纤维，能量很低，多吃蔬菜可以让准妈妈产生饱足感，而且还不会发胖。

❷ 少吃高脂肪、高热量食品：体重增加过快的准妈妈要尽量少吃高脂肪、高热量的食物。

❸ 注意食物合理搭配，提高营养价值

及蛋白质的利用率。如燕麦和牛奶搭配，蛋白质的利用率就会明显提高。

④ 主食不但吃细粮，还要搭配粗粮。如玉米、小米、紫米、燕麦等，这些食物能量低，常吃不但能预防肥胖，还有通便的效果，对孕期准妈妈常发生的便秘很有帮助。

⑤ 进餐规律：没有规律的进餐习惯会导致肥胖和免疫力下降，而且还会造成准妈妈体内血糖水平不稳定。

> **贴心提示**
>
> 有些准妈妈产检时胎宝宝并不大，本身也不太胖，可是一段时间内体重骤增，还感觉穿鞋越来越紧，早晨起来双手胀得不能握拳，晚上下肢沉重，这可能是发生了妊娠水肿，也就是过多的液体潴留在体内造成的，应该及时就医。

❀ 准妈妈可以吃冷饮吗

炎炎夏日，来上一杯冷饮或者一根冰淇淋，是再美不过的事情了。可是，对于有着孕育责任的准妈妈来说，不管你多么爱吃这些东西，也要忍痛戒掉了。

准妈妈多吃冷饮的危害

❶ 准妈妈在怀孕期，胃肠对冷热的刺激非常敏感，多吃冷饮会使胃肠血管突然收缩，胃液分泌减少，消化功能降低，从而引起食欲缺乏、消化不良、腹泻，甚至引起胃部痉挛，出现剧烈腹痛现象。影响准妈妈对营养的吸收，从而导致营养跟不上，影响胎宝宝的生长发育。

❷ 准妈妈的鼻、咽、气管等呼吸道黏膜往往充血并有水肿，如果贪食冷饮，充血的血管突然收缩，血流减少，可致局部抵抗力降低，使潜伏在咽喉、气管、鼻腔、口腔里的细菌与病毒乘虚而入，引起咽喉痛哑、咳嗽、头痛等，严重时还能引起上呼吸道感染或诱发扁桃体

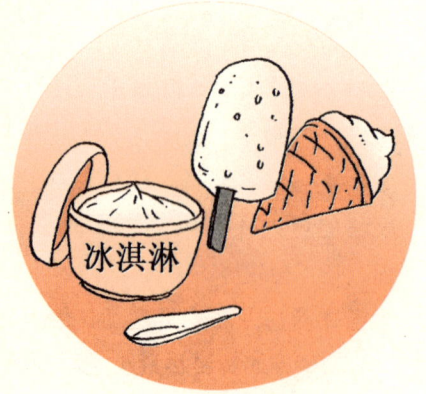

产妇不宜吃冷饮

炎等。

❸ 冷饮通常脂肪含量偏高，准妈妈在怀孕期间，激素水平发生了改变，代谢异常，再去吃脂肪含量高的冷饮极易引发高血脂、脂肪肝等疾病。

贴心提示

在闷热的季节里，准妈妈可以适当吃一些瓜果，既可以解渴又能解暑，冬瓜、菜瓜、香瓜、黄瓜等均可食用。对于夏季胃口不好的准妈妈来说，不妨将一些水果入菜来增强食欲，菠萝、柠檬、柳橙都适合作为烹煮食物的原料。

爱吃甜食的准妈妈需要注意什么

不少准妈妈喜欢吃甜食，甜食确实有其诱人之处，但准妈妈不宜吃得过多。

准妈妈吃过多甜食的危害

❶ 增大患妊娠糖尿病的风险：吃进去的糖分，主要靠胰腺中胰岛分泌的胰岛素分解，准妈妈在孕期如果吃进去的糖分过多，分泌的胰岛素不足以分解糖分的话，多余的糖就会积蓄在体内，久而久之就会患糖尿病。所以说，孕期准妈妈若吃了过多甜食，会增大患妊娠糖尿病的风险。

❷ 导致准妈妈肥胖和巨大儿：甜食的热量也比较高，过量摄取会造成准妈妈肥胖，还会导致腹中胎宝宝过于肥大。

❸ 引起体内血糖浓度增加：甜食中的蔗糖经胃肠道消化分解后，可以引起体内血糖浓度增加。吃甜食越多，血液中葡萄糖浓度就越高。血糖超过正常值时，会促进金黄色葡萄球菌等化脓性细菌的生长繁殖，从而诱发疖疮或痈肿，一旦病菌侵入毛囊底部，又成为菌血症之根源，严重威胁胎宝宝生存的内环境。当糖在身体内分解产热时，会产生大量的丙酮酸、乳酸等酸性代谢废物，使血液从正常的弱碱性变成酸性并且形成酸性体质。这种体质是导致胎宝宝畸形的原因之一。

准妈妈要少吃甜食

准妈妈不能多吃糖，并不是说就不要吃糖，糖类作为供给人体能量的最主要来源，对于准妈妈的身体和胎宝宝的发育都是非常重要的。酷爱吃甜食的准妈妈要适当地减少吃甜食的量和次数，注意均衡营养分配。

贴心提示

如果准妈妈血糖比较高,主食,包括米饭、面食等也都要少吃一点儿,尽量多吃营养丰富的蔬菜、水果。

孕期可以吃辣味食物吗

虽然目前还没有科学依据证明吃辣味食物对准妈妈及胎宝宝有不良影响,但这并不是说准妈妈就可以肆无忌惮地吃辣味食物了,准妈妈吃过多辣味食物是有害无益的。

准妈妈吃太多辣味食物的危害

❶ 辣椒素可以促进血液循环,但是,对于孕妇而言容易造成心跳加速、血压增高,对胎宝宝的发育和自身健康不利。

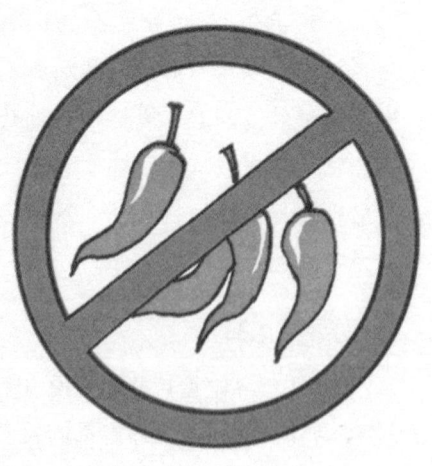

❷ 孕妇本来就容易患便秘和痔疮,食用辣椒过量更易加重便秘和痔疮。

❸ 一些辣制品含有高盐分,盐分摄取过多容易造成准妈妈水肿。

❹ 过辣的食物容易破坏胃肠黏膜,引起腹痛、腹泻等,造成消化功能紊乱,影响正常的孕期营养吸收。

准妈妈吃辣味食物要注意的问题

❶ 肠胃不好的准妈妈不宜吃过多辣椒。如果准妈妈吃辣后有肠胃不适的现象,应尽量避免吃辣味食物。

❷ 如果有流产病史或是有早产病史的准妈妈,则整个孕期都不建议食用过辣食物。

❸ 准妈妈如果有高血压、便秘、痔疮、流产等症状,最好不要吃辣。

❹ 最好少吃辣椒酱,因为辣椒酱中含盐量很高,不利于健康,制作过程中也可能添加防腐剂等成分。

贴心提示

不少准妈妈认为辣椒开胃,在食欲不好的时候不论什么菜都佐以辣椒。其实,过度吃辣,只会破坏神经末梢的感觉,久而久之,使胃肠黏膜损伤,引起慢性炎症,出现呕吐、痉挛、疼痛及腹泻等。

哪些食品不利于胎宝宝脑发育

妊娠 5 个月后，胎宝宝的脑开始逐渐形成，准妈妈应该少吃以下不利于脑发育的食品。

1. 肉类：不宜多吃。人体呈微碱性状态是最适宜的，若偏食肉类，则使体内偏于酸性，致使胎宝宝大脑迟钝、不灵活。
2. 白糖：不宜大量食用。糖能够直接进入血液中，使血液不能畅通。糖进入脑细胞，可带进水分，使脑细胞呈"泥泞"状态，不仅有损大脑，还可导致脑出血、脑血栓。准妈妈吃白糖多，对胎宝宝大脑细胞的发育不利。
3. 含脂肪过高的食物：脂肪容易滞留在血管壁上，妨碍血液流动。脑中为数众多的毛细血管是输送脑细胞所需营养的，若是脂肪使毛细血管不畅，则会引起大脑缺乏营养，导致大脑正常发育受阻。
4. 过咸食物：过咸食物会影响脑组织的血液供应，造成脑细胞的缺血、缺氧，导致记忆力下降、智力迟钝。
5. 含过氧化脂质的食物：过氧化脂质会导致大脑早衰或痴呆，直接有损于大脑的发育。腊肉、熏鱼等曾在油温 200℃以上煎炸或长时间暴晒的食物中含有较多的过氧化脂质，准妈妈应当少吃。

贴心提示

光吃精米、精面不利于脑发育。米、面在精制过程中，会使很多有益于大脑的成分丧失，而大脑所需要的是多种营养成分。所以，准妈妈不可光吃精米、精面，也要吃些粗米、杂粮、标准面粉。

如何吃能帮准妈妈消除妊娠水肿

准妈妈在妊娠中、晚期常会出现下肢水肿，用手指按压下肢皮肤时可出现凹陷。轻度的下肢水肿多属于生理性妊娠水肿。如果准妈妈注意饮食，就有助于消除水肿。

妊娠水肿时不宜吃的食物

1. 过咸的食物：发生水肿时要吃清淡的食物，不要吃过咸的食物，尤其是咸菜。
2. 难消化和易胀气的食物：吃油炸的糯米糕、白薯、洋葱、土豆等难消化和易胀气的食物，会引起腹胀，使血液回流不畅，加重水肿。

妊娠水肿时宜多吃的食物

1. 含蛋白质高的食物：增加饮食中蛋白质的摄入，可以提高血浆中白蛋白的含量，改变胶体渗透压，能将组织里的水分带回到血液中。准妈妈每天一定要保证食入肉、鱼、蛋、奶等食物，特别是鲤鱼和鲫鱼，准妈妈可以多吃，不但消除水肿效果好，还有利于胎宝宝大脑发育。

2. 水果：水果中含有人体必需的多种维生素和微量元素，它们可以提高机体的抵抗力，加强新陈代谢，还具有解毒利尿等作用。

3. 冬瓜：冬瓜具有清热泻火、利水渗湿、清热解暑的功效，可提供丰富的营养素和无机盐，既可养胎排毒，又可利水消肿，准妈妈可以常吃。

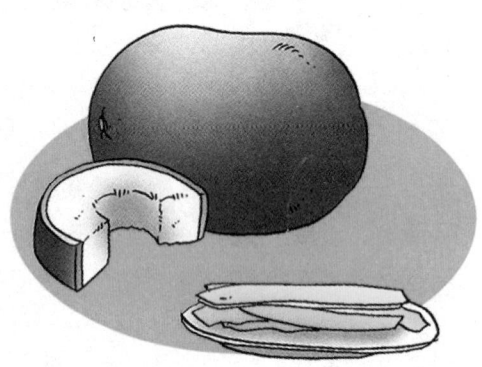

贴心提示

准妈妈如果单纯只是脚部轻度水肿，没有高血压、蛋白尿等其他不适现象，可不必做特殊治疗，一般在宝宝出生后水肿会自行消失。但是，如果除四肢和面部水肿，还出现少气懒言、食欲缺乏、腰痛、大便溏薄、舌质淡、苔白等症状，多为病态水肿，需要及时治疗。

日常起居与运动

准妈妈身材变丰满，如何选择孕妇装

大部分的准妈妈在怀孕4~5个月时，就要开始选购孕妇装了，选购孕妇装应以不妨碍胎儿的生长发育为前提，以宽大舒适、透气性良好、吸汗力强、防暑保暖与穿脱方便为原则，结合个人喜好选择衣服的颜色与款式。

款式要宽松

准妈妈选择孕妇装时要选择宽松的款式，千万不要选择修身式的。宽松的胸腹部、袖口会让准妈妈感到舒适。衣服最好是前开襟或者是肩部开扣的，便于穿脱。在宽松的原则上，准妈妈可以根据个人爱好选择不同款式。

以天然面料为佳

选择质地柔软、透气性强、易吸汗、性能好的衣料，因为怀孕期间皮肤非常敏感，如果经常接触人造纤维的面料，容易引起过敏。纯棉面料的吸湿性、透气性都比较好，穿着也舒服，是孕妇装的首选，亚麻面料也是不错的选择。夏天的时候还可以选择泡泡纱面料，这种面料不但有很好的透气性，还能巧妙地掩盖住身体的臃肿。

颜色鲜艳柔和

色彩鲜艳的衣服穿起来能调节孕妇的情绪，显得精神好，有利于准妈妈和胎宝宝的身心健康。孕妇装多以赏心悦目的柔和性色彩为主，如米白色、浅灰色、粉红、苹果绿等。

贴心提示

在以后的几个月内，准妈妈的体形还会发生较大的变化，所以，最好选择可调节性的衣裤，这样就不需要准备很多孕妇装，节省开支。

体形脚形变化，如何选择舒适合脚的鞋子

准妈妈身体变化很大，体形越来越笨重，脚部负担也越来越重。这时，一双舒适合脚的鞋子对准妈妈来说非常重要。

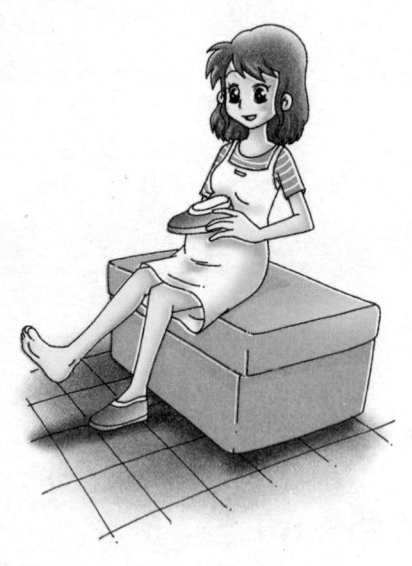

鞋跟不宜高

准妈妈选购鞋子要注意鞋跟的高度，理想的鞋跟高度为15～30毫米，鞋后跟高度比前掌高大约3厘米，应避免穿平底鞋。平跟的鞋子虽然可以接受，但是随着准妈妈体重的增加及重心变化的影响，穿平底鞋时脚跟先着地，脚掌后着地，不能维持足弓吸收震荡，容易引起肌肉及韧带的疲劳和损伤。

面料柔软舒适

准妈妈站立过久或行走较远时，双脚常有不同程度的水肿，鞋底、鞋帮若太硬，不利于下肢血液循环。春、秋季节可以选择布料鞋，因为布料的透气性、吸汗性比较好，也更为柔软，可弯曲度更高，行走起来比较省力。冬天穿保暖性好的鞋子，皮革鞋为首选，最好选择柔软轻薄的牛皮、羊皮鞋。这些鞋有一定的弹性，可随脚的形状进行变化，穿着舒适，可减轻准妈妈的身体负担。

鞋子要宽松

最好选择圆头的鞋子，鞋的尺码需依脚长而定，并且略比脚大1厘米左右，为脚的胀大留出空间。

> **贴心提示**
>
> 准妈妈本身末梢血液循环较差，而长靴又是包裹小腿和脚部的设计，一般比较紧，透气性也不好，这会更加阻碍脚部血液循环，引发冻疮。如果要穿，最好选择踝部和腿部比较宽松的长靴。

准妈妈眼睛干涩时怎么办

怀孕期间，准妈妈的泪液分泌会减少，同时泪液中的黏液成分增多，这些变化会让准妈妈经常性地感觉到眼睛干干的、不舒服。

感到眼睛干涩的时候，准妈妈可用适量的舒润型眼药水，缓解这些症状。但在眼药水的选择上却要谨慎。

准妈妈如何选择眼药水

❶ 不要选含氯霉素的眼药水，因为氯霉素具有严重的骨髓抑制作用，使用后可能导致新生儿产生严重的不良反应。

❷ 不要选含四环素的眼药水，四环素也容易导致胎宝宝畸形。

缓解眼睛干涩的其他方法

❶ 注意保护眼睛，避免用眼过度引起眼睛疲劳，避免强光、高温刺激，眼疲劳者要注意饮食和营养的平衡，平时多吃些粗粮、杂粮、红绿蔬菜、薯类、豆类、水果等含有维生素、蛋白质和纤维素的食物；不要长时间用眼，看书、看电视或电脑屏幕不可时间过长。

❷ 多吃一些富含维生素 A 的食物，如胡萝卜及绿色或黄色蔬菜、红枣等，这是预防眼干的食补良方。

❸ B 族维生素是视觉神经的营养来源之一，维生素 B_1 不足，眼睛容易疲劳；维生素 B_2 不足，容易引起角膜炎。可以多吃些芝麻、大豆、鲜奶、小麦胚芽等食物。

> **贴心提示**
>
> 孕期准妈妈最好不要佩戴隐形眼镜，改用普通眼镜，以免增加眼部的干涩感和异物感。

准妈妈怎样护理乳房

准妈妈从妊娠中期开始，就应注意乳房的护理，为产后哺喂婴儿做准备。孕期做好乳房的护理是保证母乳喂养的关键。

清洁乳房

❶ 选择适当的胸罩，从怀孕到分娩，大部分准妈妈的胸部可能会增大 2～3 个罩杯，尺寸可能会增加 15～20 厘米，所以，胸罩要随着胸部的改变适时地更换。要能完全包住乳房，不挤压乳头，因为过于压迫乳头会妨碍乳腺的发育。

❷ 有乳汁溢出者，可于胸罩内垫个棉垫；并于洗澡时以温水轻轻地清洗乳头。

❸ 每天坚持用温皂水和清水清洗乳头和乳晕，除去乳痂，每次清洗后在乳头和乳晕表面涂上一层油脂，或经常用干毛巾擦洗乳头，增加皮肤表皮的坚韧性，使娇嫩的乳头经得起宝宝吸吮。

孕9月后按摩乳房

由于刺激乳头可能会引起宫缩，因此，一般在怀孕9个月以后进行乳房按摩会比较安全。按摩过程中可以软化乳房，使乳管腺畅通，有利于乳汁分泌。另外，刺激乳头和乳晕，还可使乳头的皮肤变得强韧，将来宝宝也比较容易吸吮。准妈妈可以用手掌侧面轻按乳房，露出乳头，并围绕乳房均匀按摩。

准妈妈每天睡前都坚持进行2～3分钟的按摩，对防止胸部下垂、促进产后乳汁分泌与恢复，都有很好的效果。

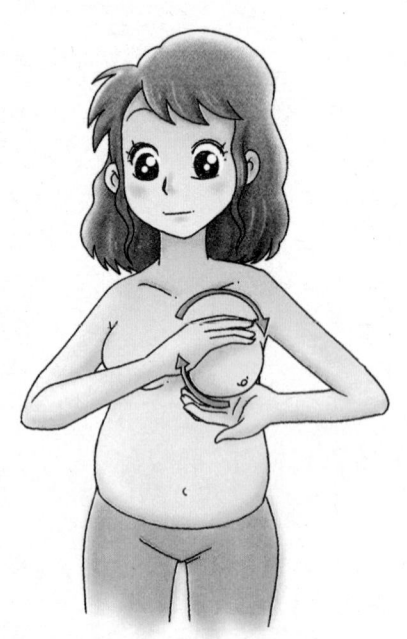

贴心提示

按摩乳房的力度以不感觉疼痛为宜，在按摩过程中，如果子宫出现频繁收缩，要马上停止按摩。一旦出现异常症状，应及时就诊。

准妈妈口腔异味重，如何消除

怀孕后，内分泌会发生很大的变化，雌激素和孕激素水平升高，加上准妈妈体温偏高，这就导致口腔容易产生比较浓重的特殊气味，不太好闻。这虽然对身体丝毫无害，却会影响准妈妈的心情，如何去除口腔异味呢？准妈妈可以试试以下方法：

时常漱口、喝水

准妈妈可以时常漱口，将口中的坏气味去除，也可以准备一些降火的饮料，或茶水、果汁等，以除去口腔中的异味，并且同时注意饮食前后的口腔卫生。

清洁舌苔

当口腔出现怪味时，在刷牙后可以顺便清洁一下舌苔，并彻底清除残留在舌头上的食物，这样有助于消除口腔内的异味，并可恢复舌头味蕾对于味道的正确感觉，而不至于对食物口味越吃越重。

定期检查牙齿

当准妈妈有牙龈出血、发炎的症状时，再加上少量多餐的关系，很容易造成牙周炎或龋齿。这些存在于牙齿与牙龈表面的细菌，会释放出某些不好闻的气味，引起口臭。而被卡在牙齿之间或舌头四周的食物腐败之后，有时也会引起一些不好闻的气味。因此，准妈妈要定期检查牙齿，消除牙齿病变。

> **贴心提示**
>
> 很多疾病也会引发味觉改变或口臭，如上呼吸道、喉咙、鼻孔、支气管、肺部发生感染的时候都会有此现象，而患有糖尿病、肝或肾有问题的准妈妈，也会有口腔异味的问题。如果准妈妈有特殊疾病史，或发生口气及味觉显著改变的情形，应由医生诊治以做诊断鉴别。

准妈妈乘坐公交、地铁要注意什么

即使怀孕了也免不了要出门，尤其是职场准妈妈，更要每天跟公交、地铁打交道。但是公交、地铁拥挤，而准妈妈身体又特殊，乘坐公交、地铁要注意哪些问题呢？

① 避开上下班高峰期。早晨和下午是上下班的高峰时段，车上人多拥挤，路况也不好。准妈妈如果要出门，最好能够避开这两段时间。如果是职场准妈妈，必须按时上下班，那么，早晨可以提前 20 分钟出门乘车上班，下班时可以往后拖延 20 分钟再回家。这样就能避开高峰期，相对来说会比较安全一点儿。

② 宜选择汽车靠前的位置，这样能减少颠簸，以免有意外发生。可以大方地亮出自己的准妈妈身份，请求别人给自己让个座位；也可以让售票员帮助自己找个座位。

③ 准妈妈的衣服一般比较肥大，在乘公交车时要注意不要让车门夹住衣物，也注意不要让同车的乘客踩到，出现危险。

④ 如果准妈妈坐火车进行长途旅行，在座位上一坐几小时对身体是有害

的。因此，在火车上也有必要站起来在车厢里走动走动，便于血液循环。在车上不要看书，以免晕车。

⑤ 车进站或者到站后，准妈妈一定要等车完全停稳后再上下车。

⑥ 在高峰期，公交车上会比较拥挤，准妈妈在车上要注意，不要挤到腹部，也不要站在车门口。

> **贴心提示**
>
> 很多准妈妈，都觉得很难开口要求别人让座给自己。有时，自己真的很累，也为了宝宝着想，实在是很想有个座位。因此，准妈妈最好穿孕妇装出门，特别身子还不明显的时候，这样，别人看到就会主动为准妈妈让座了。

准妈妈驾车要注意什么（一）

怀孕后准妈妈反应一般都会变得迟钝，而驾驶汽车需要全神贯注，为了避免各种意外，准妈妈最好不要自己开车。必须自己驾车时一定要遵守以下安全守则：

孕早期和孕晚期不要开车

孕早期由于早孕反应比较严重，准妈妈常会恶心、呕吐、疲倦，而开车需要高度集中注意力，这种情况显然是不适合开车的。而到了孕晚期，准妈妈的腹部已经变得很大，极易撞上方向盘或仪表板，造成损伤。当身体不适或者预产期临近时绝对不要驾车，以免途中突遇紧急分娩或因故流产。

避免紧急刹车、转弯

准妈妈开车时要注意平稳操作，加速、转弯和刹车时，都要保证车辆的平稳性。这样才能避免方向盘冲撞腹部，并保护胎宝宝不受激烈的摇摆和晃动，也尽可能地避免事故的发生。

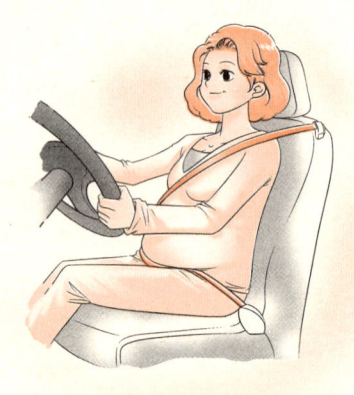

要系安全带

有些准妈妈认为系安全带会压迫到胎宝宝，因此，驾车时往往不系安全带，其实这是不正确的。只要方法得当，系安全带对胎宝宝是没有影响的，而且这样才能真正保护胎宝宝。

准妈妈的身材特殊，系安全带的方法也必须适当。

① 安全带的肩带上部应置于肩胛骨的地方，而非紧贴脖子。

❷ 安全带的肩带中部以穿过胸部中央为宜，不要压迫到隆起的肚子。

❸ 安全带的腰带应置于腹部下方，不要压迫到胎宝宝。

❹ 身体姿势要尽量坐正，以免安全带滑落压到胎宝宝。

> **贴心提示**
>
> 准妈妈还应该慎开新车。因为新车里面可能会有一些气味，所以，新车买回家后应该先开车门、车窗，释放掉一部分化学气味，还可以放些竹炭吸收异味。

准妈妈驾车要注意什么（二）

准妈妈避免长时间开车

准妈妈连续驾车不要超过 1 小时，每开一段时间车就要下车适当活动一下，以保持良好的血液循环。长时间驾驶会使得准妈妈腰部承受太大的压力，导致腹压过大。

空调温度别太低

车内空调一般以 26℃ 为佳，准妈妈坐在里面最好不要低于这个温度。在不是太热的情况下，可以关掉空调，打开车窗吹自然风。

仪表台上不要放硬物、利器、香水

不少车主都喜欢在车前方的仪表台上放很多东西，如香水瓶、纸巾盒子、钥匙等。这些东西不但使车内显得很凌乱，而且一旦紧急刹车，很容易伤害到坐在前排的人，而香水中的酒精成分也比较多，这种气味对准妈妈也不是很好，所以，尽量不要放在车里。

除臭杀菌

准妈妈一定要定期去正规的汽车保养处或者4S店做车子的除臭杀菌护理，尤其是夏天常用空调，要适时去更换空调滤芯，这样才能保证准妈妈在驾驶或者乘坐汽车的时候有一个干净、整洁、清新的健康环境。

穿合适的鞋子

准妈妈开车最好穿运动鞋或者布鞋，怀孕的时候准妈妈的脚可能会出现水肿现象，再穿上高跟鞋、拖鞋等不合适的鞋子，在遇到紧急情况的时候很容易因为鞋的不合适带来驾驶上的麻烦。

> **贴心提示**
>
> 不少准妈妈都有一头乌黑亮丽的长发，开车的时候就应该把长发扎起来，尤其是在开着车窗的情况下，因为车窗外的风很容易把头发吹乱，导致头发挡住视线。

怎样计算预产期

由于大多数准妈妈都难以准确地判定受孕的时间，所以，医学上规定，以末次月经的第一天起计算预产期，整个孕期为280天，10个妊娠月（每个妊娠月为28天）。计算预产期，主要的方法有以下几种：

根据末次月经计算

将最后一次月经来潮的月份减掉3（不足者加上9）或月份直接加9也可，日数加上7，即为预产期。例如：最后一次月经为1月1日开始，预产期则为当年的10月8日。

根据受精日计算

若知道受精日，从这天开始经过38周（266天）即为预产期。使用基础体温者知道排卵日，则可计算出受精日。

根据B超检查推算

医生做B超时测得胎囊大小与胎宝宝头至臀部的长度，以及胎头两侧顶骨间径数值，据此值即可推算出怀孕周数与预产期。对于最后一次月经开始日不确定的准妈妈而言，这是计算预产期较准确的方法。

> **贴心提示**
>
> 由于每个准妈妈的月经周期长短不一，所以，推测的预产期与实际预产期有1~2周的出入也是正常的，而且，预产期不是精确的分娩日期，据统计，只有53%左右的准妈妈在预产期那一天分娩。但是预产期可以提醒准妈妈胎宝宝安全出生的时间范围，以便提前做好分娩的准备。

从孕吐开始的时间推算

孕吐反应一般出现在怀孕6周末，就是末次月经后42天，由此向后推算至280天即为预产期。

准妈妈外出散步需要注意什么

散步是准妈妈最适宜的运动，因为散步可以提高神经系统和心肺的功能，促进新陈代谢。有节律的平静的步行，不仅可以加强肌肉锻炼，也是陶冶性情、调节身心疲劳的有效手段，对母婴都有利。为提高散步的效果，准妈妈散步时要注意以下几点：

选择环境好的地方

住在乡村的准妈妈，可以选择绿树成荫的乡间小路；住在城镇的准妈妈，则可选择一些较为清洁僻静的公园、街道。这些地方空气清新、尘土少、噪声小、污染轻，置身于这样宁静恬淡的环境中散步，是一次良好的身心调剂。

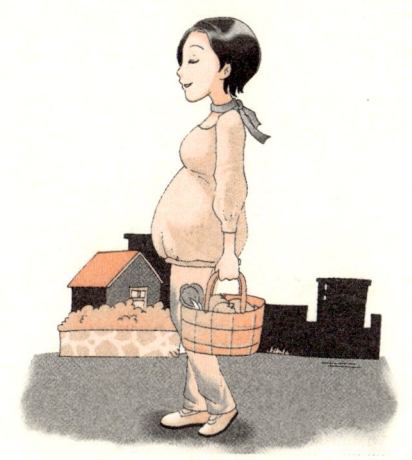

注意散步的时间

散步时间以每天早上起床后和晚饭后为最佳，城市里下午 4~7 时之间空气污染相对严重，不适宜散步。准妈妈每天散步时间的总和在 1~2 小时之间比较好。当然，准妈妈也可根据自己的感觉来调整，以不疲劳为宜。

散步最好有家人陪同

散步时最好由准爸爸或者其他家人陪同，一起观看大自然的景色、聊天、谈心，这对准妈妈无疑是一种美的精神享受。愉悦的情绪可促使大脑皮质兴奋，使准妈妈的血压、脉搏、呼吸、消化液的分泌均处于相互平稳、相互协调的状态，有利于准妈妈的身心健康，同时改善胎盘的供血量，促进胎宝宝的健康发育。

散步速度以不感觉累为宜

散步的速度、距离和时间因人而异，准妈妈可根据体力以不感觉劳累为宜。

> **贴心提示**
>
> 散步一定要避开空气污浊的地方，如闹市区、集市以及交通要道，因为在这种地方散步，不仅起不到应有的作用，反而对准妈妈和胎宝宝的健康有害。

❁ "大腹便便"的准妈妈也能跳舞吗

妊娠期间，准妈妈虽然身材显得日渐臃肿，可是由于雌激素的作用，会使身体令人意外地自由和柔软，如果能很愉快地跳舞，身体内就会分泌快乐激素，通过胎盘让胎宝宝感受到，使得胎宝宝的身心健康成长，也可以促进生产的顺利进行。

向产科专家咨询自己是否适宜跳舞

患有糖尿病的准妈妈可适当加大运动量以控制血糖；患有高血压的准妈妈则要限制运动量；有习惯性流产史的准

妈妈在妊娠早期不适宜跳舞。对于自己是否适合跳舞锻炼，准妈妈要咨询产科专家。

请有专业经验的舞蹈老师指导

在这方面有专业经验的老师，能够了解怀孕的生理变化，并知道准妈妈如何舞蹈才是最安全的；舞蹈老师还会在训练前咨询你的身体情况，根据身体情况来调整你当天的训练活动。

根据身体调整运动量

准妈妈应该根据自己的感觉来调整自己的运动强度。如果感觉到头晕、呼吸急促、疼痛或者阴道出血的话，就应该立刻停止活动并且通知医生。

跳舞前喝适量的水

为了避免身体过热，准妈妈应该在训练之前、之中和之后喝充足的水，同时避免在炎热、潮湿的地方跳舞。

 贴心提示

如果准妈妈从来没有跳过舞，妊娠期也不必特意去学跳舞。选择自己最喜欢的运动，持之以恒，也就可以了。

Part 6 孕5月指导

成功胎教与情绪调节

❋ 如何为宝宝取个可爱的昵称

怀孕5~6个月时,胎宝宝就有了听觉,准父母可以给腹中的胎宝宝取个可爱的乳名,就方便与胎宝宝交流了。

如何给宝宝取昵称

❶ 表达自己对宝宝未来人生的祝福:比如有的准父母给宝宝取名叫"壮壮",希望宝宝出生后身体健康;有的给宝宝取名叫"乐乐",希望宝宝一生快乐少烦恼等。希望宝宝健康美丽,就给宝宝取"婷婷"、"媛媛"、"丽丽"、"沛沛"、"佳佳"之类的名字。

❷ 取个有纪念意义的昵称:比如准父母为了纪念夫妻爱情的结晶,就给宝宝取名叫"晶晶"。或者怀宝宝的时候,妈妈做了一个什么样的梦,都可以用来给宝宝命名,把自己的美好意愿和人生纪念都投入进去。

❸ 忌讳生冷字:名字是供交际使用的,否则,名字就失去了存在的价值。虽然宝宝的这个昵称是暂时使用的,但是也有相当一部分家庭会将宝宝的昵称沿用为宝宝的正式名字。如果起名时,使用一些生僻字,一般人不知道,会影响宝宝将来的社交关系。

❹ 取名的时候要避开不雅的字眼和谐音字:汉字谐音字是非常多的,给宝宝取名,应该避开诸如"杨伟"、"陶兵"之类的名字,以免给宝宝日后的生活造成困扰。

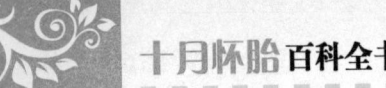

> **贴心提示**
>
> 准父母要经常叫胎宝宝的乳名，呼唤他，告诉胎宝宝父母对他的爱，胎宝宝会记忆深刻。宝宝出生后，当爸爸妈妈叫宝宝的乳名时，他听到曾经熟悉的名字时，就有一种特殊的安全感，宝宝的烦躁、哭闹会明显减少。

抚摸胎教如何做

抚摸胎教就是通过轻轻抚摸、触压准妈妈的腹部，让腹中的胎宝宝感觉到父母的存在并做出反应。通过抚摸把父母对宝宝的关爱传达给他，在宝宝出生前就建立良好的亲子关系。

抚摸胎教的好处

抚摸胎教可以锻炼胎宝宝皮肤的触觉，促进胎宝宝的智力的发育和运动神经的发育。经常受到抚摸的胎宝宝，对外界环境的反应也比较机敏，出生后翻身、抓握、爬行、坐立、行走运动方面的能力，要比一般婴儿超前发育。

5月抚摸胎教方法

触压拍打式抚摸胎教可以从孕4个月后，在抚摸的基础上进行，具体做法如下：
❶ 准妈妈平卧，放松腹部。
❷ 用手在腹部从上至下、从左至右来回抚摸，并用手指轻轻按下再抬起。
❸ 轻轻地做一些按压和拍打的动作，给胎宝宝以触觉的刺激。

抚摸胎教要注意的问题

❶ 进行抚摸胎教时，动作宜轻，时间不宜过长。开始时每次5分钟，等胎宝宝做出反应后，每次5～10分钟。

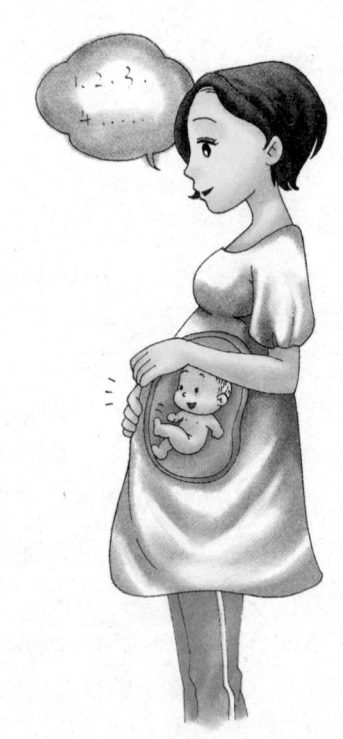

❷ 在按压、拍打胎宝宝时，动作一定要轻柔，准妈妈还应随时注意胎宝宝的反应，如果感觉到胎宝宝用力

挣扎或蹬腿，表明他不喜欢，应立即停止。
③ 有不规则的子宫收缩、腹痛、先兆流产、先兆早产或曾有过流产、早产、产前出血等不良产史的准妈妈，不宜进行抚摸胎教，可用其他胎教方法替代。

> **贴心提示**
>
> 刚开始时，胎宝宝一般不会做出反应，准妈妈不要灰心，一定要坚持长久地有规律地去做。一般需要几个星期的时间，胎宝宝会有所反应，如身体轻轻蠕动、手脚转动等。

如何利用按摩缓解情绪

准妈妈因为生理引起的心理因素，情绪波动很大，很容易紧张、焦躁不安。有的准妈妈会乱发脾气，有的易怒，有些则郁郁寡欢，这些情绪对腹内的胎宝宝都会产生不良的影响。

准爸爸除了要了解准妈妈的多种变化之外，还应该把理解付之于行动，身体力行地帮助准妈妈对付这些不良的妊娠反应，让准妈妈觉得，怀孕真的不是她一个人在奋斗。在对待妊娠纹、下肢水肿等不良妊娠反应时，准爸爸可以做的有很多，按摩就是帮助准妈妈缓解这些症状的好方法之一。

准爸爸如何帮助准妈妈按摩

① 头部按摩：用双手轻轻按摩头和脑后，3～5次。用手掌轻按太阳穴，3～5次，可缓解头痛，松弛神经。
② 腿部按摩：把双手放在大腿的内外侧，一边按压一边从臀部向脚踝处进行按摩，将手掌紧贴在小腿上，从跟腱起沿着小腿后侧按摩，直到膝盖以上10厘米处，反复多次，可消除水肿，预防小腿抽筋。

按摩的注意事项

① 在开始按摩前，准爸爸应先去掉戒指、手链或手表，并搓暖双手。
② 各个部位一般按摩15分钟就行了，按摩的力度要稳定，不要时重时轻。
③ 按摩要选择舒适的、能躺开的地方，比如床上。
④ 在开始时，要轻轻按摩，逐渐增加力量，但要保证让准妈妈感到舒服，而且动作一定要慢。
⑤ 准妈妈处于饥饿或吃饱的状态时不要按摩。
⑥ 如果准妈妈出现妊娠并发症或者其他疾病时都不宜进行按摩。

> **贴心提示**
>
> 准爸爸在按摩时可以在手上涂些润肤油，以减轻皮肤的粗糙感，让准妈妈感到更舒适。

如何根据胎动规律进行母婴互动

准妈妈怀孕5个月以后，就能明显地感觉到胎动了。如果用手触摸腹部，胎宝宝就会在抚摸的地方踢几下。这时，准妈妈就可以跟胎宝宝做亲子游戏，积极互动了。

准妈妈和胎宝宝的游戏互动方法

① 准妈妈仰躺在床上，全身尽量放松，在腹部松弛的情况下来回抚摸胎宝宝，具体做法是：用一个手指轻轻按一下再抬起。有的胎宝宝能立即做出反应，有的则要过一阵，甚至连做几次后才有反应。

② 当胎宝宝有了反应，用小手或小脚给予还击时，准妈妈可在被踢或被推的部位轻轻地拍两下，一会儿胎宝宝就会在里面再次还击，这时，准妈妈应改变一下拍的位置，改拍的位置距离原拍打的位置不要太远，胎宝宝会很快向改变的位置再做还击。

③ 准爸爸可以用手轻抚准妈妈的腹部同宝宝细语，告诉宝宝这是爸爸在抚摸，并同准妈妈交换感受，这样能使准爸爸更早地与未见面的胎宝宝建立联系，加深全家人的感情。

④ 与胎宝宝玩耍时，如果能够和着轻快的乐曲，效果会更好。

⑤ 与胎宝宝做游戏应该定时，比较理想的时间是在傍晚胎动频繁时，也可以在夜晚10时左右。但不可太晚，以免胎宝宝兴奋起来，手舞足蹈，使准妈妈久久不能入睡。每次的时间也不可过长，5～10分钟为宜。

> **贴心提示**
>
> 很多准妈妈在摸胎宝宝时，是很自然地用顺时针或者逆时针的手势转圈抚摸。如果一直这样打圈的话就可能造成宝宝被引导得脐带绕颈，尤其在孕晚期更要注意。

进行音乐胎教要注意什么

高雅、优美、悦耳的音乐能促进胎宝宝神经系统和感觉器官的发育，刺激胎宝宝的大脑，更好地开发智力。优美动听的音乐，还能够促进准妈妈分泌出一系列有益健康的激素，以此促进胎宝宝的生长发育。

进行音乐胎教的方法

① 欣赏胎教音乐：选择胎教音乐，在距离准妈妈1～2米的地方播放。准妈妈在每天多次的音乐欣赏中，会产生许多美好的联想，如同进入美妙无比的境界，而这种感受可通过

准妈妈的神经体液传导给胎宝宝。
❷ 哼抒情歌曲：准妈妈每天哼唱几首歌，最好是抒情歌曲，也可以是摇篮曲。唱时应心情愉快，富有感情，通过歌声的和谐振动，使胎宝宝有一种"世界是美好的"的感觉，准妈妈自身也能获得感情、感觉上的满足。

如何选择胎教音乐

❶ 作为胎教音乐，要求在频率、节奏、力度和频响范围等方面，应尽可能与宫内胎音合拍，不是准妈妈自己听一听音乐是否好听，而是看它是否经过了医学、声学的测试。准妈妈在选购胎教音乐时应慎重，最好请专业人员帮助选购。

❷ 贝多芬的《田园》、约翰·施特劳斯的《维也纳森林的故事》、约纳森的《杜鹃圆舞曲》、罗伯特·舒曼的《梦幻曲》、瓦尔第的小提琴协奏曲《四季》、勃拉姆斯的《摇篮曲》、柴可夫斯基的《B小调第一钢琴协奏曲》这些世界名曲，都是不错的胎教音乐。

> **贴心提示**
>
> 准妈妈在胎动时进行音乐胎教效果更好。胎动时，说明胎宝宝是意识清醒的，此时跟胎宝宝进行各种互动，对胎宝宝进行胎教，都是最好的时机，能取得更好的效果。

怎样进行体操胎教

准妈妈做操，适当地进行锻炼，不仅有利于保持自己健康的身体，使自己舒服和愉快，也是进行间接胎教的手段之一，有利于胎宝宝良好的身心发育。体操锻炼的项目是多种多样的，准妈妈可根据自己的环境条件与身体状况，自行选择体操项目进行锻炼。

怎样帮助胎宝宝做体操

❶ 自然地坐在床上，两腿前伸呈V字形，双手放在膝盖上，上身右转。保持两腿伸直，足趾向上，腰部要直，目视右脚，慢慢数至10；然后再转至左边，同样数至10，恢复原来的正面姿势。

❷ 仰卧，双膝屈起，手臂放在身旁，肩下离床，滚向左侧，用左臀着床，头向右看，恢复原来的姿势；然后滚向右侧，以右臀着床，头向左看。动作可以反复做上几次，以活动颈部和腰部。

❸ 跪床，双手、双膝平均承担体重。背直，头与脊柱成一直线，慢慢将右膝抬起靠近胸部，抬头，并伸直右腿；然后改用左腿做这一动作。

❹ 骨盆运动。平卧在床上，屈膝，抬起臀部，尽量抬高一些，然后徐徐

落下。

⑤ 腹肌运动。半仰卧起坐，平卧屈膝，从平仰到半坐，不完全坐起。这节运动最好视本人的体力情况而定。

⑥ 盆腔肌练习。收缩肛门、阴道，再放松。

⑦ 四肢运动。站立，双臂向两侧平伸，用整个上肢前后摇晃画圈，大小幅度交替进行。

贴心提示

在做这些动作时，要注意做好防护，运动前先喝杯水，如果动作做不到位，不可勉强，要知道，慢慢地锻炼，带着愉悦的情绪去做，这比严格按规范动作去做，要有意义得多。

怎样进行形象意念胎教法

意念是胎教的一种重要手段。意念从某种意义上来说就是想象力，想象力每个人都有，准妈妈可以运用这种力量，将美好的愿望、祝愿传递给胎宝宝，在胎宝宝生长发育过程中起到促进作用。

准妈妈如果经常想象胎宝宝的形象，那么，未来宝宝的相貌就会和准妈妈想象中的样子比较像。因为准妈妈与胎宝宝有心理和生理上的联系，准妈妈的想象通过意念构成胎教的重要部分，并转化、渗透到胎宝宝的身心之中。另外，准妈妈在做构想时，情绪达到最佳状态，能促进良性激素的分泌，使胎宝宝面部结构及皮肤发育良好。

形象意念胎教的方法

① 准妈妈以舒服的姿势让整个身体放松下来，自由地深呼吸，想象自己的整个身体都是新鲜的。慢慢地呼气，把紧张、压力与不快统统吐出去，准妈妈会进入更放松的状态。

② 待自己纷繁的思绪完全沉静下来后，准妈妈开始想象胎宝宝，想如是男孩子定是体魄伟岸、气宇轩昂、高高大大；如是女孩子，身材苗条、体型标准、有一张天使般的脸庞……尽可能想象一切美好、健康、积极的因素。

这种想象能够提高准妈妈的自信心，并最大限度地激发胎宝宝的潜能，对克服妊娠抑郁症也很有效果。

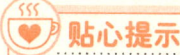 贴心提示

　　运用意念走神是一种常见的现象,这时切忌急躁紧张,不要强迫自己集中注意力。一发觉自己走神,可以对胎宝宝说:"对不起,妈妈开小差了,小宝宝不要学妈妈,要学会集中注意力。"然后,不慌不忙、有意无意地将意念收回来。

Part 7

孕の月指导

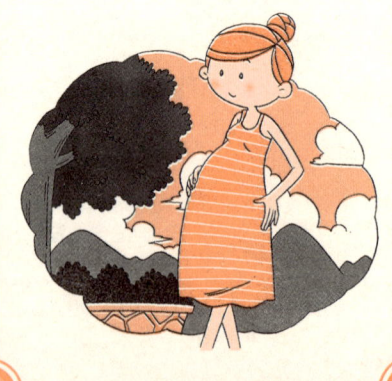

妊娠期身体变化

第6孕月（第21~24周）

子宫底的高度已达到18~21厘米，体重增长比前几个月要稍快，孕妇的体态暴露无遗，是开始穿孕妇装或其他宽松式样服装的时候了。孕妇常会感到热，爱出汗，所以要多喝水，勤换内衣，勤洗澡。

怀孕第21周

觉得呼吸变得急促起来，特别是上楼梯的时候，走不了几级台阶就会气喘吁吁的。这是因为日益增大的子宫压迫了孕妇的肺部，而且随着子宫的增大，这种状况也更加明显。此时胎儿和母体的生长发育都需要更多的营养，要注意增加铁质的摄入量，胎儿要靠吸收铁质来制造血液中的红细胞，这一阶段孕妇常会出现贫血现象。应该多吃富含铁质的食物，如瘦肉、鸡蛋、动物肝、鱼、含铁较多的蔬菜及强化铁质的谷类食品，如有必要也可在医生的指导下补充铁剂。

宝宝第19周

胎儿的胸脯不时鼓起来，陷下去，胎儿开始了呼吸，不过口腔中是羊水而非空气。

胎儿体长15厘米左右，体重大约为230克。

怀孕第22周

这一时期是孕期最为轻松的时刻。孕妇的肚子还不是很大，早孕阶段的恶心、呕吐、疲乏等妊娠反应已经逐渐消失。孕妇可以充分享受这个时期的轻松，因为进入孕晚期后身体会越来越笨重，行动也会越来越不方便。如果必须安排一次外出旅行，此时是比较好的时期。孕妇的乳房开始分泌初乳，乳晕小结开始分泌以使乳头保持湿润，保护哺乳时的乳头。

宝宝第 20 周

胎儿可以吞咽羊水，肾脏能制造尿液。
感觉器官开始按区域迅速发育。
给胎儿听很大的声音，胎儿会用手捂住耳朵。
每天胎动 200 次左右。
全身长满细柔的胎毛。
开始生出头发、指甲。
胎儿长约 18 厘米，体重大约为 250 克。

怀孕第 23 周

此期孕妇体重每周大约增加 300 克，体重稳定增加，由于增大的腹部影响到消化系统，某些孕妇可能会有消化不良或胃部灼热感，少吃多餐可能有助于减轻胃部灼热感，饭后散步有助于消化。孕妇还会发现分泌物增多，这是正常情况，不用担心。

宝宝第 21 周

胎儿全身开始变得滑溜溜的，身上有了一层胎脂，可以保护胎儿的皮肤以免在羊水的长期浸泡下受到损害。
胎儿的体重在不断增加。

怀孕第 24 周

孕妇会觉得自己变得笨拙起来，身体重心前移。可能孕妇还会发现原来凹进去的肚脐开始变得向外突出，不要紧，这是正常的，等分娩之后它自然会恢复原样。很多孕妇这个时期还会出现牙龈出血的现象，这种现象很普遍。这是因为孕激素使牙龈变得肿胀，即使刷牙时动作很轻，也有可能导致出血。不过尽管如此，还是要坚持刷牙，为了避免发生更严重的龋齿，必须采取措施加以预防，这一点至关重要。还有一些孕妇此时会出现便秘现象，由于子宫增大，压迫周围血管，会导致痔疮的发生，要注意饮食调节，多吃一些润肠通便的食品，如各种粗粮、蔬菜、黑芝麻、香蕉、蜂蜜等。也应该注意适当运动，促进肠蠕动，利于消化。

宝宝第 22 周

胎儿已具备了一定的听力，可以听到说话声和一些音响声。
小手指上长出了娇嫩的指甲。眉毛和眼睑已清晰可辨。
胎儿身长约 21 厘米，体重约 400 克。

母体变化与保健

❋ 准妈妈身体有哪些微妙变化

现在已经进入怀孕的第 6 个月，到现在，准妈妈无论是身体、生理还是心理都发生了一些变化。

腹部增大

准妈妈身形最明显的变化就是腹部越来越大，下腹部隆起更为突出，腰部增粗开始明显，已接近典型孕妇的体形。宫高接近 20 厘米，子宫底已高达脐部，准妈妈自己用手就能明确地判断出子宫的位置。

静脉曲张

由于增大的子宫压迫，腹腔大静脉回流受到影响，大约有 50% 的准妈妈会发生腿部静脉曲张。准妈妈下肢静脉血液回流不畅，可引起双腿水肿，足、背及内、外踝部水肿，下午和晚上水肿会加重，晨起后减轻。这时，准妈妈不要穿紧身衣裤，休息时注意把腿搭在椅子和靠垫上。

胎心音和胎动更加清楚

胎心音和胎动更加清楚，胎动次数增加，胎宝宝的心跳十分有力，几乎所有的准妈妈都会感觉到。

腰背酸痛

增大的子宫使腰部负荷增加，加之腰部和腹部肌肉松弛，致使腰椎负担加重，准妈妈在坐下或站起时常感到有些吃力，腰部和背部容易疲劳，时常觉得腰酸背疼、下半身很累。同时，由于孕激素的作用，准妈妈的手指、脚趾和全身关节韧带变得松弛。

呼吸困难

由于子宫日益增高压迫到肺，准妈妈会在上楼时感到吃力，呼吸相对困难。

第四次产检要注意什么

这次产检与前几次的内容差不多，检查的内容包括：体重的测量、腹围、子宫底的测量、血压的测量及尿常规化验等。医生会根据准妈妈身体各项指标的变化，来判断准妈妈的身体是否健康、胎宝宝的生长发育是否正常。

特别检查项目

❶ 超声波全面检查：此阶段，胎宝宝的发育已经完成，身体不大不小，正适合对胎宝宝进行一次全面的检查。过了这个阶段以后，胎宝宝将会占据整个子宫，不太容易看到他的全貌，并且即便发现畸形，也不太可能终止妊娠。

❷ 胎宝宝心脏共鸣检查：如果准爸爸准妈妈的直系亲属中有人患有心脏病，或者以前妊娠的胎宝宝心脏有异常，或者由于用药而担心的话，就应该进行此项检查。

本月产检注意事项

❶ 在用完餐 2 小时之后再接受检查，以保证各项指标不受胃内食物的影响。

❷ 在检查时，准妈妈应该告诉医生这一段时间以来，身体是否出现不适，如水肿、体重突然增加、头痛、胃痛、恶心、尿量及次数减少等。如果有龋齿，医生会建议准妈妈在这个时期治疗最为合适。

❸ 这一阶段的准妈妈，子宫底高度为 18～21 厘米，或脐上一横指，子宫底长度为 22～25.1 厘米。在尿常规的化验中，如果蛋白的排出量超过 0.5 克，则属异常；如果超过 5 克，则提示有重度妊娠高血压综合征。

> **贴心提示**
>
> 准妈妈如果发现自己有先兆流产的迹象，应尽快到医院检查，以明确病因和胎宝宝的状况，但要尽量减少不必要的阴道检查，以减少对子宫的刺激。

准妈妈如何防治小腿抽筋

很多准妈妈都会有小腿抽筋的现象，据统计，大概有 50% 的准妈妈偶尔会突然出现小腿抽筋。

准妈妈小腿抽筋一般都是由孕期缺钙导致的。整个孕期，准妈妈对钙的需求量增加，并且会随着胎宝宝的生长发育不断增加，因此，不少准妈妈孕早期小腿抽筋通常不明显，可到了孕中期和孕晚期，则会不断地加重。

此外，如果准妈妈受寒了或者休息不好，也会出现小腿抽筋的现象。

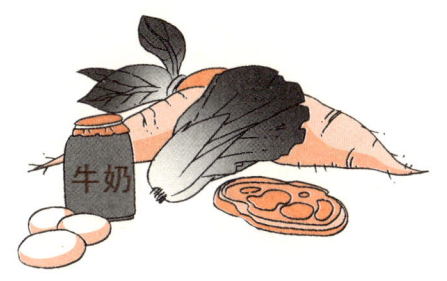

防治小腿抽筋的方法

❶ 在饮食上多吃含钙质的食物，如牛奶、孕妇奶粉、鱼骨、五谷、果蔬、奶类、肉类食物都要吃，并合理搭配。适当进行户外活动，接受日光照射。必要时可在医生的指导下加服钙剂和维生素D。

❷ 若天气较冷则要注意腿部的保暖，临睡前可以用温水泡脚，睡觉时可以用热水袋来暖被褥，将腿部垫高可以防止抽筋的发生。

❸ 避免长时间地站立和走路，每走一段路或者站一会儿要坐下休息一下，以减轻双脚的负担，避免双脚过度劳累。平时走路可以有意识地让脚后跟先着地，小腿伸直时脚趾弯曲些不往前伸，能够减少发作。

> **贴心提示**
>
> 一旦小腿抽筋发生，准妈妈应该立即站在地面上蹬直患肢；或是坐着，将患肢蹬在地上，蹬直；或请身边的亲友将患肢拉直。总之，使小腿蹬直、肌肉绷紧，再加上局部按摩小腿肌肉，即可以缓解疼痛甚至使疼痛立即消失。

❋ 准妈妈肥胖对母子有何不利影响

不少人认为，准妈妈是应该肥胖的，因为"一人吃，两人补"，准妈妈越胖胎宝宝就会长得越好。但这种传统观念是错误的，准妈妈肥胖不仅影响自己的健康，也对胎宝宝不利。

准妈妈肥胖带来的危害

❶ 肥胖使准妈妈并发妊娠高血压综合征的可能性大大增加，严重的妊娠高血压综合征可能会导致妊娠中止。

❷ 肥胖的准妈妈患妊娠期糖尿病的概率比一般孕妇增加4倍。妊娠期糖尿病可增加产褥感染、产后出血、早产、巨大儿、胎儿畸形的发生率、死胎及新生儿死亡率亦较高，约有30％的患者于5～10年后转为真性糖尿病。另外，巨大儿通过阴道分娩时可出现胎儿臂丛神经损伤、锁骨骨折、颅内出血等，而产妇则会

出现严重的产道撕裂伤甚至骨折等。

❸ 肥胖使准妈妈发生流产、难产和死胎的可能性大大增加,新生儿的死亡率也明显高于正常体重的新生儿。

❹ 肥胖会造成腹肌无力,容易引起孕妇宫缩无力,分娩困难,准妈妈常常需要施行剖宫产。肥胖同样给剖宫产手术带来许多不便,增加了准妈妈承担手术意外、麻醉意外所带来的风险。

准妈妈要控制饮食

准妈妈是因为暴饮暴食或运动不足等导致的体重增加,这只是准妈妈自己的皮下脂肪增多而已,与胎宝宝体重的增加并没有直接的联系。所以,准妈妈要学会控制饮食,在食物的选择方面,应尽量选择健康、天然的食品,如蛋、新鲜蔬菜、鲜奶、鱼、瘦肉等,而不是选一些热量高的垃圾食品。此外,还要坚持做些适当的运动。

❋ 胎宝宝宫内发育迟缓的原因与诊断

胎宝宝宫内发育迟缓,也叫做胎盘功能不良综合征。是指孕 37 周后,胎宝宝出生体重小于 2500 克,或低于同孕平均体重的两个标准差。胎宝宝宫内发育迟缓不仅影响胎宝宝的正常发育,还影响儿童期及青春期的体能与智能发育。

胎宝宝宫内发育迟缓的主要原因

❶ 遗传因素:40%的胎宝宝宫内发育迟缓来自双亲的遗传因素,尤以母亲遗传影响较大。

❷ 妊娠并发症:严重贫血、多胎妊娠、严重心脏病、产前出血等并发症状可导致胎儿宫内发育迟缓。

❸ 准妈妈孕期接触有害的化学物品、X线照射、生活及工作周围环境污染等,也有一定的影响。

❹ 慢性血管疾病:如妊高征,可影响子宫胎盘血流及其功能,胎宝宝因长期缺血和营养不良,造成宫内发育迟缓。

❺ 营养因素:准妈妈营养不良,尤其是蛋白质和能量不足,或缺乏微量元素等。

❻ 胎盘因素:如胎盘发育不良、胎盘功能下降、脐带过长或扭转打结等。

胎宝宝宫内发育迟缓诊断检查

❶ 产前检查。在孕 28 周后每周测量宫高,连续 2 次小于正常的第 10 百分位数,或准妈妈体重连续三次不增长者,应怀疑胎宝宝宫内生长迟缓。

❷ B超检测胎宝宝的双顶径、胸围、腹围、股骨长度等指标,小于正常值则应该怀疑胎宝宝宫内生长迟缓。

> **贴心提示**
>
> 孕期有营养不良，合并有妊高征、多胎、羊水过多、孕期出血、肾病、心肺疾病、糖尿病或感染等，过去有先天畸形或宫内生长迟缓胎儿分娩史的准妈妈，发现异常就应该及早去检查。

怎样预防胎宝宝宫内发育迟缓

预防胎宝宝宫内发育迟缓，应从怀孕之前开始。

特殊人群及早诊断染色体病及先天畸形胎儿

1. 准妈妈年龄大于35岁，或准爸爸年龄大于45岁。
2. 准父母有染色体异常或已生过一个染色体异常儿。
3. 近亲中有先天愚型或其他染色体病者。
4. 有性连锁遗传病家族史，或已生育过一个性连锁遗传病儿的准妈妈。
5. 有反复流产、死胎的准妈妈。
6. 已生过神经管缺陷、代谢异常病及血液病儿的准妈妈。

早期诊断胎儿宫内感染

做风疹病毒、巨细胞病毒及弓形虫感染等检查，若为阳性，须注意有无胎儿宫内发育迟缓。

注意营养

加强营养不偏食，多食富含蛋白质、维生素的食物，如：豆类、肉类、鱼、贝类以及新鲜的蔬菜、水果等。准妈妈还尤其须注意补充叶酸和氨基酸，多吃西红柿、胡萝卜、花椰菜、油菜、小白菜、扁豆、豆荚、蘑菇、小麦胚芽、糙米等食物。

酌情补充微量元素

微量元素的缺乏与胎儿发育迟缓关系密切，准妈妈缺铜也可引起胎儿发育迟缓。早期检查头发或血中微量元素的含量很有必要。动物的瘦肉、干坚果及海洋性食品中含微量元素丰富，准妈妈注意补充，往往有事半功倍之效。有条件的准妈妈可服用维生素及微量元素制剂。

> **贴心提示**
>
> 有内科疾病及水肿的准妈妈，应该增加侧位卧床休息的时间，以增加胎盘血流量，使胎儿发育良好。

怀双胞胎准妈妈怎样防治合并症

双胎妊娠其妊娠期及分娩期并发症与合并症较单胎妊娠明显增多，如处理不当则严重影响准妈妈及胎宝宝的健康，甚至危及生命。因此，确诊为双胎妊娠的准妈妈更应加强围产期保健，使准妈妈和胎宝宝安全地度过妊娠与分娩这一特殊时期。具体措施有以下几个方面：

加强营养

两个胎宝宝生长所需营养量较大，如准妈妈营养摄入不足，会影响胎宝宝的生长发育和母体健康。因此，准妈妈应增加营养的量与质，还要注意基本营养素搭配合理。

预防贫血

双胎妊娠合并贫血发病率约为40%，应常规补充铁剂及叶酸。严重者在医生指导下治疗。

预防流产与早产

双胎妊娠由于子宫腔相对狭窄，胎盘血液循环障碍，其流产发生率较单胎妊娠高2~3倍，因此，应加强孕期保护与监护。因双胎妊娠子宫过度膨胀，易发生早产，故应于中期妊娠后注意休息，避免房事，并提前4周做好分娩前的准备工作。

预防产后出血

因双胎妊娠子宫过于膨胀，易发生宫缩乏力，造成产后出血而危及母体的生命安全。故双胎妊娠的孕妇，一定要住院分娩，并注意预防和及时治疗产后出血。

加强孕期检查

妊娠高血压综合征较单胎妊娠的发病率高3倍，子痫则高5倍，因此，应加强孕期检查，及早发现，及时治疗。

> **贴心提示**
>
> 双胎妊娠胎宝宝发育较单胎妊娠相对差些，如体重大多低于2500克，因此，应注意预防呼吸窘迫综合征、新生儿硬肿症、吸入性肺炎等新生儿疾病，并应为新生儿喂养做好充分的思想和物质准备。

准妈妈心悸和呼吸困难怎么办

孕中期时，不少准妈妈会感觉平时毫不费力的动作，这时做起来累得心"咚咚"地跳，呼吸急促，大口喘气，有时还会出现脉律不整。

准妈妈出现心悸和呼吸困难的原因

怀孕后准妈妈的血容量比怀孕前增加约1500毫升，其中血浆增加大于红细胞的增多,由此可出现因血液稀释而造成的生理性贫血,这类贫血可以使血液携带运送氧气的能力降低。

此外,怀孕后准妈妈的新陈代谢加快,在孕中期后,机体耗氧量增加1%~2%,由此必须通过加快与加深呼吸而得到保障(肺的通气量增加约4%)。

妊娠后期增大的子宫迫使心脏向左上移位,膈肌活动幅度也减少,使心肺负荷加重。所以,在妊娠中晚期,准妈妈在活动量增加时,易于出现心悸、气急等情况。

准妈妈心悸和呼吸困难怎么办

❶ 特别注意不要勉强去做什么事情,上下楼梯要慢慢地走,不要急匆匆地迈步。如果发生心悸和呼吸困难,要停下来休息,有条件时可卧床(不要仰卧)休息一会儿。

❷ 保持良好的心态,适时排解压力,做到劳逸结合。

❸ 要注意呼吸新鲜的空气,平时进食清淡的饮食,多吃蔬菜及水果。

❹ 保证充足的睡眠。睡眠中人体肌肉细胞彻底松弛,减少了不必要的能量的消耗,使身心得到全方位的放松。

> **贴心提示**
>
> 准妈妈假如常常出现这些症状,尤其是症状持续时间长且程度重,并伴有眩晕和水肿时,更要加以重视,应及时到医院进行检查。

❀ 准妈妈容易发生昏厥怎么办

不少准妈妈在睡醒、久坐、久蹲之后要起身站立时,会突然一阵晕眩,状况轻微者可能只会短暂地晕个几秒就恢复了,严重者则可能会失去知觉,导致摔倒,并造成脑部或身体受伤。

准妈妈容易发生昏厥的原因和应对办法

准妈妈容易发生昏厥的原因	表现症状	应对办法
供血不足,血压偏低。准妈妈常常会发生供血不足、大脑缺血的情况,妊娠的早、中期,由于胎盘形成,血压会有一定程度的下降。血压下降,流至大脑的血流量就会减少,造成脑血供应不足,使脑缺血、缺氧,从而引起头晕	一般在突然站立或乘坐电梯时会晕倒	准妈妈要避免久蹲久坐后突然站立。这种一时性的脑血供不足,一般孕7月时即可恢复正常

(续表)

准妈妈容易发生昏厥的原因	表现症状	应对办法
进食过少，血糖偏低。运输到脑组织的糖就相对减少，而脑组织不能进行无氧糖酵解，随之发生缺血反应。导致脑活动受影响，出现低血糖昏厥	有时发作性头晕，伴有心悸、乏力、冷汗，一般多在进食少的情况下发生	早餐应多吃牛奶、鸡蛋等食物，随身带些奶糖，一旦头晕发作时，马上吃糖，可使头晕得以缓解
体位不妥，压迫血管。这类准妈妈的头晕属于仰卧综合征，是妊娠晚期由于子宫增大压迫下腔静脉导致心脑供血减少引起的	一般在仰卧或躺坐于沙发中看电视时容易头晕昏厥	避免仰卧或半躺坐位，即可防止头晕发生。如发生头晕，应马上侧卧

❀ 准妈妈应如何预防尿路感染

由于女性特殊的生理特点和怀孕期间的身体变化，孕期很容易发生尿路感染，发生率高达7%～10%。严重的尿路感染对准妈妈和胎宝宝的危害很大，准妈妈要注意预防尿路感染。

预防尿路感染的方法

❶ 准妈妈要养成多饮水的习惯，饮水多、排尿多，尿液可以不断冲刷泌尿道，使细菌不易生长繁殖。

❷ 要特别注意外阴部清洁，每次排尿后必须吸干外阴部残留的尿液，否则细菌很容易繁殖。

❸ 饮食宜清淡，可吃冬瓜、西瓜、青菜等清热利湿的食物，也可用莲子肉、赤豆、绿豆等煮汤喝，既有利于减少尿路感染的发生，还可以保胎养胎。

❹ 裤子要宽松，太紧的裤子会束压外阴部，使得细菌容易侵入尿道。最好每天换一次内裤，内裤要用纯棉制品，煮沸消毒，并经日晒最好。

❺ 保持大便通畅，以减少对输尿管的压迫。无论大、小便，都要用流动水（最好是温开水）从前向后冲洗阴部，然后用煮沸过的干净毛巾从前向后擦干净。

❻ 睡觉时应采取侧卧位，以减轻对输尿管的压迫，使尿流通畅。

贴心提示

准妈妈最好每月都去医院做一次尿液检查，如果确诊患了尿路感染，一定要尽量在早期彻底治愈，不要任病情继续发展。治疗时准妈妈一定要跟医生说明怀孕的情况，以便医生选择对胎宝宝无害的药物。

饮食营养跟进

夏季，准妈妈如何吃西瓜

夏季最解渴的水果当属西瓜。准妈妈时常吃些西瓜，不仅可以补充体内的营养消耗，还会更好地满足胎宝宝营养摄取的需要。但是为了自身和胎宝宝的健康，一定要注意以下几点。

吃西瓜要适量

准妈妈每天吃西瓜最多不超过200克。因为如果西瓜吃得太多，就会摄入过量的糖分。由于孕期女性内分泌发生了生理性变化，体内胰岛素相对不足，对血糖的稳定作用下降，造成糖在血液中的浓度升高，会发生妊娠糖尿病，而妊娠糖尿病是引发孕妇流产和早产的一个重要原因。

不要吃冰西瓜

在冰箱内冷藏的西瓜由于温度过低，吃了可能会引起肠胃疾病，严重的甚至会引发宫缩，导致早产。

饭前或饭后别吃西瓜

西瓜中大量的水分会冲淡胃液，在饭前及饭后吃都会影响食物的消化吸收，而且饭前吃大量的西瓜又会占据胃的容积，使就餐中摄入的多种营养素大打折扣。

糖尿病患者少吃西瓜

患有感冒或肾病尤其是糖尿病的准妈妈最好少吃西瓜，因为这样会加重病情。尤其是患糖尿病的准妈妈，吃西瓜一定要在医生的指导下进行，切不可随心所欲，以免病情加重，影响准妈妈及胎宝宝的身体健康。

> **贴心提示**
>
> 在分娩过程中，许多准妈妈有精神紧张、周身疲劳、胃肠蠕动减弱、食欲缺乏、大便秘结等现象，这时吃些西瓜不但可以补充营养的摄入量，刺激肠蠕动，促进大便通畅，还可以增加乳汁的分泌，并有助于术后伤口愈合。

准妈妈如何健康食用动物肝脏

准妈妈的饮食中最好包括动物肝脏，肝脏含有丰富的维生素和微量元素，是准妈妈食谱中必不可少的食品。但是，食用动物肝脏要有讲究，否则也会导致不良反应。

食用动物肝脏要适量

由于现在饲料中过多地添加催肥剂，造成维生素A在动物肝脏中大量蓄积，过多食用动物肝脏，容易造成孕妇体内维生素A超标。维生素A虽然对孕妇也很重要，但超标的危害同样很大，可能危及胎宝宝的发育，严重的会导致胎宝宝致畸。因此，准妈妈食用动物肝脏一般一周最好不要超过1次，1次不宜过多，不要超过50克，仅仅将其作为一个配菜为宜。

要选择健康的肝脏

准妈妈在选择猪肝时要注意观其颜色，闻其气味。正常猪肝应新鲜清洁，无异味，呈红褐色或淡棕色，无胆汁，无水疱，表面光洁润滑，略带血腥味。

烹调时要煮熟炒透

烹调动物肝脏时切忌"快炒急渗"，更不可为求鲜嫩而"下锅即起"。要做到煮熟炒透（使猪肝完全变成灰褐色，看不到血丝才好），以确保食用安全。

注意食物搭配

动物肝脏内含有丰富的锌、锰、铜等微量元素，若与维生素C片同食，会发生化学反应，导致维生素C被氧化生成脱氢抗坏血酸而失去正常功效。吃动物肝脏特别是猪肝时，应少吃含饱和脂肪酸高的其他食物，如荤油、肥肉、奶油、黄油、全脂奶等，以避免这些食物中的饱和脂肪酸促进人体对猪肝中胆固醇的吸收。

> **贴心提示**
>
> 动物肝脏切成片以后，要放在清水中浸泡，反复换水；也可以切开后，在开水里焯一遍，然后再烹调。

准妈妈能不能吃火锅

火锅作为一种大众菜深受人们的青睐，特别是在寒冷的冬天，一家人围坐在一起，边吃边交流，热气腾腾，其乐融融。但是，如果准妈妈也想加入其中的话，那就要讲究吃火锅的方法了。

最好在自己家吃

准妈妈喜爱吃火锅，最好自己在家准备、汤底及材料自己安排，食物卫生营养才更有保证。

食物要充分煮熟后再吃

火锅原料多是羊肉、牛肉、猪肉等，还有海鲜、鱼类。这些生肉片中都可能含有弓形虫的幼虫以及畜禽的寄生虫。它们虫体极小，寄生在畜禽的细胞中，肉眼是看不见的。而吃火锅时，人们习惯把肉片放到煮开的汤料中烫一下即吃，这短暂的加热不能杀死幼虫，进食后可能造成感染。准妈妈受感染后可能会累及胎宝宝，严重者发生流产、死胎、脑积水、无脑儿等。因此，准妈妈吃火锅，一定要把肉煮透后再吃。

避免吃烫食

人的口腔、食管和胃黏膜比较柔嫩，一般只能耐受50~60℃的温度，超过这一温度时容易引起黏膜烫伤，而火锅的温度一般接近于100℃，刚从火锅中取出的鲜烫食物，容易造成消化道黏膜的烫伤，准妈妈要注意避免。

火锅太远勿强伸手

假如火锅的位置距自己太远，不要勉强伸手够食物，以免加重腰背的压力，导致腰背疲倦及酸痛，最好请丈夫或朋友代劳。

> **贴心提示**
>
> 吃火锅时避免用同一双筷子取生食物及进食，这样容易将生食上沾染的细菌带进肚里，而造成腹泻及其他疾病。

节假日准妈妈应注意哪些饮食问题

准妈妈在节假日里不能像其他人那样狂欢，在饮食上尤其要多加注意。

不要暴饮暴食

人们日常的作息规律常被打乱，有时候起床晚了连早餐也不吃了。睡醒后，处于十几个小时的空腹状态，紧接着就是集中在午餐吃，甚至暴饮暴食，这样会增加肠胃的负担。过饱可导致急性胃肠炎、急性胰腺炎、胆囊炎等多种消化系统疾病的发生。节假日的时候食物往往有油腻、过咸或不易消化的特点。如果平时患有糖尿病、高血压、消化不良等病症的准妈妈，在节假日期间应保持平时之忌口。

节假日期间家里食品的量会比较多，剩下的饭菜回锅时未能煮透，也容易引起食物中毒。以肉类为例，如果烹调温度达不到100℃，就不能杀死其中的寄生虫和病菌。

储存食物防变质

节前，不少家庭往往会大量采购食物，准妈妈一定要考虑冰箱的大小、就餐人数和室外气温的变化，谨防食物变质。任何在室温下保存2小时以上的食物或长时间暴露在空气中的食物，食用前一定要慎重。如果怀疑生鲜水果和蔬菜农药洗不干净，一定要坚持煮食、烹调或者削皮后食用。

> **贴心提示**
>
> 如果在饭店就餐，剩余菜品带回家时也要注意生、熟食品分开存放，对生鲜食品鱼类、肉类应和其他加工过的熟食分开包装。回家后，食品应包装或妥善盖好后储存，不要将温热食物放入冰箱，这样会使冰箱内温度升高。

❀ 如何通过调整饮食预防妊娠糖尿病

临床资料数据显示，有2%~3%的准妈妈在怀孕期间会发生妊娠糖尿病，多发生于妊娠的中、晚期，且多见于肥胖和高龄产妇。预防妊娠糖尿病，可从以下几方面做起：

避免摄入过多的糖

少吃含糖高的食物，包括饮料、蛋糕、冰淇淋、巧克力和水果等。吃进去的糖分，主要靠胰腺中胰岛分泌的胰岛素分解，准妈妈在孕期如果吃进去的糖分过多，分泌的胰岛素不足以分解糖分的话，多余的糖就会积蓄在体内，久而久之就会患糖尿病。所以说，孕期准妈妈若吃了过多的甜食，会增大患妊娠糖尿病的风险。

少食多餐

一次进食量过大会造成血糖快速上升，若准妈妈空腹太久时，容易产生酮体，所以，建议少量多餐，将每天应摄取的食物分成5~6餐。特别要避免晚餐与隔天早餐的时间相距过长，所以，睡前要补充点点心。

脂肪供给要适量

由于主食糖类食物供给减少，脂肪进食就要适量增加，以维持每天的供热量，并可适量进食一些坚果，增加供给脂肪。

补充维生素和矿物质

多吃一些蔬菜补充维生素，经常吃一些含铁和含钙高的食物，如牛奶、鱼、虾皮、蛋黄以补充矿物质。

多摄取高纤维食物

多摄取高纤维食物，如以糙米或五谷米饭取代白米饭，增加新鲜蔬菜水果的摄取量等，这些做法可以帮助控制血糖。

> **贴心提示**
>
> 要注意运动，准妈妈千万不要懒惰，每天最好的运动就是散步，饭后要走走，把多余的糖分变成能量释放出去，就不会积存在血管中，这也是预防糖尿病的好方式。

日常起居与运动

❁ 准妈妈身体逐渐变笨重，日常姿势有哪些要求

随着怀孕周数的增加，准妈妈肚子逐渐向前突出，身体重心发生变化。准妈妈必须保持正确的姿势，充分注意日常的动作，才能充分保证自己与胎宝宝的安全。

站立的姿势

准妈妈站立时，两腿平行，两脚稍微分开，把重心压在脚心附近，不容易疲劳。

行走的姿势

抬头，伸直脖子，挺直后背，绷紧臀部，使身体重心稍微前移，使较大的腹部抬起来，保持全身平衡行走。

坐姿

保持背挺直，背紧贴靠背，椅子的靠背可以支撑腰背部，也可以在腰背部放一个小靠垫，双腿不要交叉，将两脚放在小凳子上，有利于血液循环。

上下楼梯的姿势

准妈妈上下楼梯时，不要猫腰或是过于挺胸腆肚，只要挺直背就行。要手扶楼梯栏杆，不要被隆起的大肚子遮住视线，要使眼睛看清楚楼梯台阶，将整个脚放在楼梯台阶上，一步一步地慢慢上下，不要使用脚尖踩楼梯台阶，这样容易摔跤。

下蹲拿放东西的姿势

将放在地上的东西拿起时，注意不要压迫肚子。不要采取不弯膝盖，只倾上身的姿势，那样容易造成腰疼。应该采用屈膝、安全下蹲、单腿跪下的姿势，把要拿的东西紧紧靠住身体，伸直双膝拿起。拿棉被等大件物品时，要蹲下身体压在一条腿上，然后再站起来。

睡姿

在妊娠中期以后，由于肚子大起来，采取仰卧的姿势就会感到有点儿不舒服，这时候，侧卧位比较舒服。当腿脚疲劳或水肿，有静脉曲张时，把叠成两折的坐垫放在腿下，把腿垫高，这样的睡眠效果会更好。

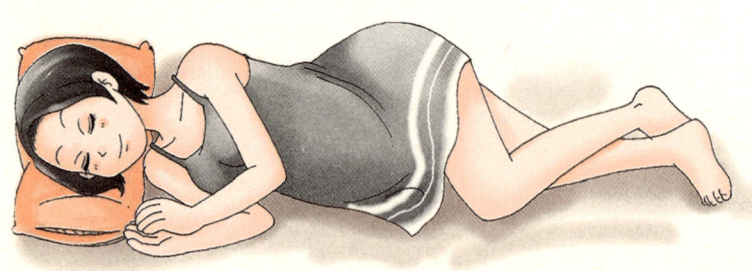

准妈妈如何测量腹围与宫高（一）

妊娠子宫的增大有一定的规律性，表现为宫底升高，腹围增加。因此，从宫高的增长情况也可以推断妊娠期限和胎宝宝的发育情况。

测量宫高的方法

准妈妈排尿后，平卧于床上，用软尺测量耻骨联合上缘中点至宫底的距离。一般从怀孕 20 周开始，每 4 周测量 1 次；怀孕 28～35 周每 2 周测量 1 次；怀孕 36 周后每周测量 1 次。把测量结果画在妊娠图上，以观察胎宝宝发育与孕周是否相符。

宫高正常值表

孕期	腹围下限	腹围上限	标准
孕 5 月	76（厘米）	89（厘米）	82（厘米）
孕 6 月	80（厘米）	91（厘米）	85（厘米）
孕 7 月	82（厘米）	94（厘米）	87（厘米）
孕 8 月	84（厘米）	95（厘米）	89（厘米）
孕 9 月	86（厘米）	98（厘米）	92（厘米）
孕 10 月	89（厘米）	100（厘米）	94（厘米）

宫高值偏高的可能原因

1. 怀过孕的准妈妈，腹部肌肉可能会比大多数女性更松弛，会使宫高值偏高。
2. 子宫平滑肌瘤。
3. 双胞胎或多胞胎。
4. 羊水过多。
5. 胎宝宝的位置比较高，在准妈妈骨盆上方，这可能是由于臀位宝宝或者是前置胎盘造成的。
6. 宝宝比一般的孩子大。

宫高值偏低的可能原因

1. 如果准妈妈的个子偏小或是有很健美的腹肌，那么最初的宫高测量值可能会偏低些。
2. 宝宝个头比较小，但是非常健康。
3. 宝宝发育不良。

准妈妈如何测量腹围与宫高（二）

准妈妈的宫高、腹围与胎宝宝关系密切。做产前检查时每次都要测量宫高及腹围，以估计胎宝宝在宫内的发育情况，同时根据宫高妊娠图曲线了解胎宝宝在宫内的发育情况，如是否发育迟缓或巨大儿。

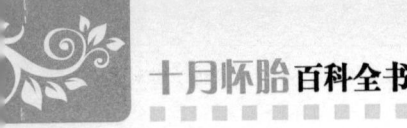

腹围的测量方法

腹围测量应该从孕16周便开始，每周1次用皮尺（以厘米为单位），取立位，以肚脐为准，围绕脐部水平1圈，测得的数值即为腹围。

孕中期之后的腹围参考标准

孕期	腹围下限	腹围上限	标准
孕5月	76（厘米）	89（厘米）	82（厘米）
孕6月	80（厘米）	91（厘米）	85（厘米）
孕7月	82（厘米）	94（厘米）	87（厘米）
孕8月	84（厘米）	95（厘米）	89（厘米）
孕9月	86（厘米）	98（厘米）	92（厘米）
孕10月	89（厘米）	100（厘米）	94（厘米）

腹围过大的可能情况

❶ 多胎妊娠：怀孕中、晚期准妈妈腹围增大的程度与妊娠的月份明显不符，但其增大的速度是循序渐进的，且腹部压迫的症状较轻，腹围超过100厘米；在腹部的不同部位听诊时，可听到不同速率的胎心音，这种情况就可能是双胎或多胎妊娠。

❷ 巨大儿：妊娠期腹围逐渐增大，到怀孕晚期，准妈妈腹围增大的程度超过正常范围，与妊娠月份明显不符，但孕妇压迫症状较轻，脐部的腹围大于100厘米，这时要警惕胎宝宝过大。

> **贴心提示**
>
> 由于每个准妈妈的子宫位置可以向前倾、向后倾，再加上准妈妈高矮胖瘦各不相同，因此，相同的妊娠月份肚子大小不会都是一样的。发现腹围、宫高数值不正常，应该请医生评估，不用过于担心。

如何打造利于睡眠的卧室环境

随着胎宝宝一天天长大，准妈妈的身体也变得越来越沉重，休息好对准妈妈来说也越来越重要，这时候，重新打造一个有利于准妈妈睡眠的卧室环境是很有必要的。

温度

居室中最好保持一定的温度，即20~22℃。温度太高，使人头昏脑涨或烦躁不安；温度太低，则容易感冒。

湿度

居室中最好保持一定的湿度。湿度太低，使人口干舌燥、鼻干流血；湿度太高，使被褥发潮，人体关节酸痛。所以，室内太干时，可在暖气上放水盆，在炉上放水壶或洒水；室内太湿，可以放置去除潮湿的木炭或打开门窗通风。

声音

噪声不利于准妈妈的健康和胎宝宝的发育，它会使准妈妈心烦意乱，会使胎宝宝不安，甚至脑功能发育受挫。但是，过于寂静会使准妈妈感到孤独、寂寞，使胎宝宝失去听觉刺激，所以，二者均不可取。家中可以经常播放一些有益的胎教音乐。

灯光

灯光应以柔和为原则。为了出入方便而又不影响睡觉的气氛，床头最好安一盏起夜灯，这样既能满足照明的需要，又不会过于亮眼，刺激视觉，影响睡眠。

颜色

卧室的色调要以宁静、和谐为主旋律。色彩宜淡雅一些，太浓的色彩也难以取得满意的效果，如果房间偏暗、光线不足，最好选用浅暖色调。

> **贴心提示**
>
> 居室中的一切物品设施要便于准妈妈的日常起居，消除不安全的因素。把日常用品、衣服、书籍放在准妈妈随手可得之处，不需爬高爬低。各样物品的摆放要整齐稳当，以免准妈妈碰着磕着，光滑的地面要有防滑设备，如铺上垫子，以免摔跤。

准妈妈怎样锻炼骨盆底肌肉

骨盆底肌肉承载着准妈妈的尿道、膀胱、子宫和直肠。增强骨盆底的肌肉力量，可以减轻压力性尿失禁，缩短第二产程的时间。

骨盆底肌肉练习还能促进准妈妈直肠和阴道区域的血液循环，预防痔疮，加快会阴侧切或会阴撕裂愈合。如果准妈妈在产后经常坚持进行骨盆底肌肉练习，不仅有助于准妈妈对膀胱的控制，而且会增强准妈妈阴道的弹性，让准妈妈产后的性生活更加幸福。

骨盆底肌肉练习方法

1. 平躺，双膝弯曲。练习时，把手放在肚子上，可以帮助确认自己的腹部保持放松状态。
2. 收缩臀部的肌肉向上提肛。
3. 保持骨盆底肌肉收缩5秒，然后慢慢地放松，5～10秒后，重复收缩。
4. 每天做3次，每次练习3～4组，每组10次。

骨盆底肌肉练习注意事项

1. 在开始锻炼之前，要排空尿液。如有必要的话，可以垫上护垫接住遗漏的尿液。
2. 运动的全程可照常呼吸，保持身体其他部位的放松。
3. 准妈妈可以将洗干净的一个手指放入阴道，如果在练习的过程中，手指能感觉到受挤压的话，就表明锻炼的方法正确。
4. 随着骨盆底肌肉的不断增强，准妈妈可以逐渐增加每天练习的次数，并延长每次收紧骨盆底肌肉的时间。

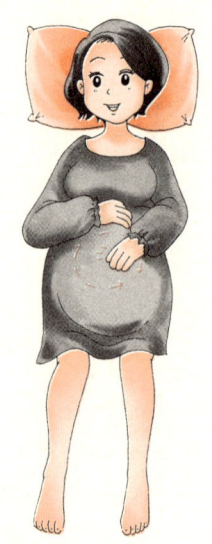

贴心提示

准妈妈最好在刚怀孕时，就开始做骨盆底肌肉运动，产后也应该继续进行。如果准妈妈还没有开始做骨盆底肌肉练习，建议从现在就开始进行，并且要一直坚持下去，成为伴随准妈妈一生的好习惯。

成功胎教与情绪调节

如何帮助胎宝宝做运动

在妊娠第7周时,胎宝宝便开始做眯眼、吞咽、握拳、抬手、伸腿、转身等动作,32周时就已能睁开眼睛、打哈欠,还能做用力蹬腿及把手放到嘴里的动作,这表明胎宝宝有了一定的运动能力。如果帮助胎宝宝在子宫里做运动训练,会有助于他出生后的运动能力的发展。

帮胎宝宝做运动的方法

❶ 抚摸法:准妈妈仰卧在床上,头部不要太高,全身尽量放松;双手捧住肚子里的胎宝宝,从上到下、从左到右来回做抚摸的动作。以上动作反复10次后,用食指或中指轻轻点触胎宝宝,并注意感受胎宝宝的反应。刚开始,胎宝宝可能并不出现明显的反应,但经过一段时间,待手法娴熟后,胎宝宝便能出现较明显的回应。不过,每个胎宝宝的反应速度和程度可能会有很大差别。

❷ 轻压、慢推法:准妈妈可用手指做轻压胎宝宝随后放松的动作,到妊娠后期,还可采用轻缓推动胎宝宝的动作。一开始或许胎宝宝因受压、受推不太习惯,一旦胎宝宝熟悉了准妈妈的手法后,也就会接受这种爱抚,主动地配合运动。这时,如果再加上准妈妈轻柔的说话声,效果会更好。

帮胎宝宝做运动的注意事项

❶ 准妈妈手法要有规律,动作注意轻柔,时间不宜过长,每次以5~10分钟为宜。

❷ 最好在晚上9~10时开始练习,这时胎宝宝的活动较为频繁。

❸ 运动练习要循序渐进,一开始以每周3次为宜,逐渐根据具体情况增加次数。

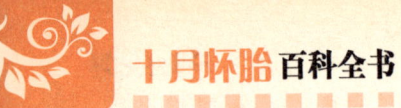

> **贴心提示**
> 如果胎宝宝出现拳打脚踢的反应,表示不舒服了,应该立即停止。

❋ 准妈妈如何做腹式呼吸消除紧张

妊娠7个月的准妈妈要学会腹式呼吸,这种呼吸法不仅能给胎宝宝输送新鲜的空气,使在子宫中越来越感到拥挤的胎宝宝正常地发育,而且可以镇静准妈妈的神经,消除紧张与不适,在分娩或阵痛时,还能缓解紧张的心理。

腹式呼吸的方法

准妈妈背部挺直,全身放松,双手轻放在腹部,想象胎宝宝正居住在一个宽广的空间,慢慢地用鼻子吸气。此时,肺部及腹部会充满空气而鼓起,但还不能停止,仍然要使尽力气来持续吸气,不管有没有吸进空气,只管吸气再吸气。然后屏住气息4秒,再缓缓地将身体内的空气全部吐出来。

吐气的时候要比吸气的时候用力,宜慢且长而且不要中断。每天做2～3次,每次10～20分钟。

腹式呼吸的注意事项

❶ 呼吸最好用鼻子,不要用口。
❷ 保证呼气吸气的比例是1:1,不要憋气。
❸ 尽量拉长呼吸的周期,如果不会拉长呼吸,可以采用补吸和补呼的方式,也就是在吸满(或呼出)一口气之后再有意识地扩张(或收缩)腹部。这种方法可以补充气体的体积,帮助练习更有效。
❹ 呼吸过程中如有口津溢出,可徐徐下咽。

> **贴心提示**
> 准妈妈也可以把腹式呼吸法介绍给身边的亲人或朋友。因为大多数人,特别是女性,大都采用胸式呼吸,只是肋骨上下运动及胸部微微扩张,许多肺底部的肺泡没有经过彻底的扩张与收缩,得不到很好的锻炼。这样氧气就不能充分地被输送到身体的各个部位,时间长了,身体的各个器官就会有不同程度的缺氧状况,很多慢性疾病就因此而生。

如何培养胎宝宝的好习惯

习惯对人们日常活动的影响随处可见。有些人经常因为某些好习惯而受益，而一些人又因为不良习惯而深受其害。正因为如此，人们赞扬好的行为习惯，而讨厌不良的习惯。

如果准妈妈想培养胎宝宝的好习惯，在孕期就应自觉养成各种良好的习惯，因为早在胎宝宝时期，一个人的某些习惯就已经基本养成，胎宝宝的生活习惯会在准妈妈腹内就受到准妈妈本身习惯的影响，而潜移默化地继承下来。这并不是凭空想象，而是经过实践证明的事实。

瑞士儿科医生苏蒂尔曼博士曾对新生儿的睡眠类型进行了实验，结果证明：新生儿的睡眠类型是在胎宝宝期由准妈妈所决定的。他将准妈妈分为早起和晚睡两种类型，然后分别对她们所生的孩子进行调查，结果是早起型准妈妈所生的孩子生下来就有早起的习惯，而晚睡型准妈妈所生的孩子，一生下来就有晚睡的习惯，此项研究直接表明了胎宝宝出生前母子之间就存在感觉相通的例证。

准妈妈应该注意养成哪些好的习惯

1. 讲礼貌，尊老爱幼，待人热情，富有爱心。
2. 讲卫生，爱护环境。
3. 不挑食，不偏食，吃饭时坐姿端正，细嚼慢咽。
4. 睡眠规律，不赖床，不熬夜。
5. 多用脑，勤于思考。

> **贴心提示**
>
> 俗话说："江山易改，本性难移。"也就是说，人一旦养成了一种习惯，想改变成另外一种习惯是很困难的。如果准妈妈本身生活无规律、习惯不好，那么，从怀孕起就一定得努力保持一个良好的习惯，这样才能培养具有良好习惯的胎宝宝。

准爸爸如何当好准妈妈的"开心果"

怀孕后，准妈妈随机体代谢的变化引起情绪波动，容易处于一种紧张、焦虑、不安的情绪中，所以，孕期的准妈妈更渴望得到无微不至的心理关怀。那么，准爸爸如何帮助准妈妈缓解孕期心理状况，做好准妈妈孕期的"开心果"呢？

给准妈妈和胎宝宝讲故事

如果准爸爸在准妈妈睡觉之前能给她讲一个故事的话，可以分散缓解准妈

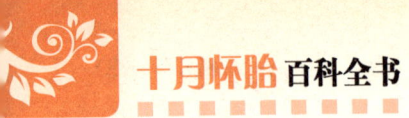

妈的不适感，同时还可以培养给孩子讲故事的能力。

给家里来次清洁

给家里来次清洁，不是简单地将垃圾堆到一边，而是认真地将家里的每个角落都打扫一下，如清洁炉具、灶台、床底等。

一起做运动

准爸爸可以空出一些时间来陪伴准妈妈运动，不要担心准妈妈不灵活，准妈妈的快乐只是在于准爸爸能够跟自己一起分享，所以，准爸爸能够陪伴准妈妈的时间越多就越好。

继续献殷勤

给准妈妈写一封信，告诉她20项你爱她的原因等。在信封写上你自己的特有地址然后附上一些小礼品等，浪漫和傻气两者的结合肯定能够给她带来无限的温暖。

帮助准妈妈剪指甲

剪指甲不属于极具创意的方法。事实上，这种方法却最能够给准妈妈提供一种安全感，即使多几次也不为过。准妈妈看到准爸爸能够细心为自己做这些小事会很开心。

Part 8

孕7月指导

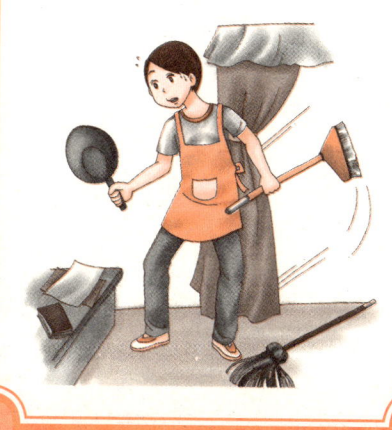

十月怀胎百科全书

妊娠期身体变化

第7孕月（第25～28周）

孕妇子宫底的高度已达到21～24厘米，高过肚脐，增大的子宫压迫盆腔，便秘、长痔疮的孕妇增加了，挺着大肚子走路常觉得腰酸背痛。由于腹部皮肤的伸展，导致皮下组织及弹性纤维断裂，出现妊娠纹。

怀孕第25周

此时孕妇会发现肚子上、乳房上出现了一些暗红色的细纹，好像皮肤被撑裂了似的，这就是妊娠纹。即使用护肤霜涂抹也不会使之消失，可以选用合适的乳罩来托护乳房，使乳房上的妊娠纹尽量减少。从肚脐到下腹部的竖向条纹也越加明显，不必担心，产后这些妊娠纹会逐渐变淡甚至消失。此时孕妇可能会感到有些疲惫，由于胎儿的增大，腹部越来越沉重，为保持平衡，需要腰部肌肉持续向后用力，腰腿痛因而更加明显。也有些孕妇这时会感到眼睛不适、怕光、发干、发涩，这是比较典型的孕期反应，可以使用一些消除眼部疲劳、保持眼睛湿润的保健眼药水，以缓解不适。

宝宝第23周

胎儿嘴唇、眉毛、眼睑已各就各位，视网膜已形成，具备了微弱的视觉。胎儿长约为23厘米，体重约500克。

怀孕第26周

这时孕妇可能会觉得心神不安，睡眠不好，经常做一些记忆清晰的噩梦，这是在怀孕阶段对即将承担的母亲的重任感到忧虑不安的反应。这是正常的，不必为此自责。关键是应该为了胎儿的健康发育保持良好的心境，可以向丈夫或亲友诉说内心感受，他们也许能够帮助你放松下来。

这时还应该做一次血液检查，一些孕妇会在此时发生孕期糖尿病或贫血症状，应该根据医生的建议进行防治。

Part 8 孕7月指导

宝宝第 24 周

胎儿的呼吸系统也正在发育。

还在不断地吞咽羊水,他把含有杂质的羊水喝下去,经过肠胃,把杂质过滤掉,再到小小的肾里又一次过滤,干净后,通过尿排出体外,而将杂质贮存在肠子里,出生后,以第一次胎便形式排出去。

已形成听力。

出现哭泣的脸,哭泣有助于肺部、脸部肌肉和声带的发育。

胎儿身长约 27 厘米,体重约 650 克。

怀孕第 27 周

由于肠蠕动减慢,直肠周围受压,不少孕妇出现便秘现象。有些孕妇在这时会发现乳房偶尔分泌出少量乳汁,这是正常的。这时应该开始做乳房的护理,佩戴合适乳罩,每天坚持擦洗乳头,为今后的母乳喂养做好准备。

宝宝第 25 周

胎儿舌头上的味蕾正在形成。

大脑细胞迅速增殖分化,体积增大。

皮肤很薄,皮下脂肪很少,全身覆盖一层细细的绒毛,样子像个小老头。

身体比例较为均匀。

胎儿身长约 28 厘米,体重约 700 克。

怀孕第 28 周

这时胎儿的生长非常迅速,子宫底已上升到肋骨下缘,顶压膈肌,如果孕妇以前还感觉不明显,这时就会明显觉得呼吸有些困难。因为腹部沉重,睡觉时平躺的姿势也会觉得有些不舒服了,最好侧卧。马上就要进入孕晚期了,这时由于腹部迅速增大,孕妇会很容易感到疲劳,脚肿、腿肿、痔疮、静脉曲张等都使孕妇感到不适。离分娩已经不是很遥远了,如果还没有参加分娩课,那么应该认真了解一下有关的知识了。

宝宝第 26 周

胎儿皮下脂肪开始出现,有了呼吸动作。

大脑有了一定反应。

视觉也有了发展,已能够睁开眼睛,可以看到子宫里的环境。

胎儿身长约 30 厘米,体重约 800 克。

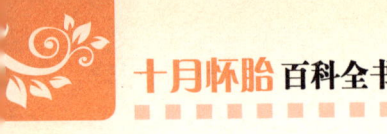

母体变化与保健

❀ 准妈妈身体有哪些微妙变化

腰部疼痛

进入妊娠的第7个月,准妈妈腹部隆起明显,身体为保持平衡略向后仰,腰部易疲劳而疼痛。同时,受激素水平的影响,髋关节松弛而导致准妈妈步履艰难。

易发生便秘和痔疮

由于胎盘的增大、胎宝宝的成长和羊水的增多,准妈妈的体重迅速增加,肚子感到分外沉重。增大的子宫压迫盆腔静脉,便秘和痔疮会随之而来。

水肿、高血压和蛋白尿

准妈妈的心脏和肾脏的负担明显增加,有些人可发生水肿、高血压和蛋白尿。这些是妊娠高血压综合征的主要表现,尤其值得引起警惕。同时,这时期准妈妈贫血发生率增加,务必做贫血检查,若发现贫血,要在分娩前治愈。

妊娠纹更加明显

由于腹部越来越大,准妈妈会发现自己腹部的妊娠纹更加明显并且增大。有时准妈妈还会感觉眼睛发干、畏光,这些都是正常的现象,不必担心。

水肿

由于增大的子宫压迫了下腔静脉,使血液回流受阻,准妈妈腿部会出现水肿的现象。但如果水肿比较明显,整个小腿或眼睑、手等都有明显的水肿,则有发生妊娠高血压综合征的可能,要看医生。为了缓解水肿和下肢静脉曲张,应尽量把腿抬高,比如坐在沙发上看电视或休息时,把腿放在沙发墩上,手和胳膊也尽量放在高处,这样可减轻水肿程度。

第五次产检要注意什么

第五次产检的主要项目是：乙型肝炎抗原、梅毒血清试验、检查是否注射麻疹疫苗、产科检查、尿常规等。

乙肝筛查是重点

此阶段最重要的是抽血检查乙型肝炎，目的是要检视准妈妈本身是否带抗原或是否感染乙型肝炎。

梅毒血清试验

要再次确认准妈妈前次所做的梅毒反应，是呈阳性还是阴性反应，如呈阳性，就能在宝宝未出生前，即为准妈妈做彻底治疗。

筛查妊娠糖尿病

筛查前空腹12小时，将50克葡萄糖粉溶于200毫升水中，5分钟内喝完。从喝第一口开始计时，1小时后抽血查血糖，血糖值≥7.8mmol为糖筛查异常，需进一步进行葡萄糖耐量试验（OGTT）。

葡萄糖耐量试验方法：先空腹抽血查血糖，然后将50%的葡萄糖注射液150毫升加入100毫升水中，或将葡萄糖粉75克溶于200毫升水中，5分钟内喝完，从喝第一口开始计时，1小时、2小时、3小时后抽血查血糖。

本月产检注意事项

❶ 若准妈妈的乙型肝炎2项检验皆呈阳性反应，一定要告知儿科医师，才能在准妈妈生下宝宝24小时内，为新生儿注射疫苗，以免新生儿遭受感染。

❷ 做葡萄糖耐量试验，在试验前需要准妈妈空腹12小时，检查前3日正常进食。

怎样减轻耻骨联合疼痛

骨盆是一块圆形的骨头，从两侧至前面中央会合，而这个前端中央的部分就叫做耻骨。耻骨是两片骨头，中间有空隙而非紧靠在一起，两片骨头间靠几个韧带构成的纤维软骨性的组织连接起来，这个区域就叫耻骨联合。

耻骨联合疼痛的原因

在怀孕的时候，弛缓素和黄体素这两种激素可以帮助韧带松弛，使得骨盆的伸缩性变大，以给予胎宝宝更多的生长空间，并有利于分娩的进行。因此，耻骨联合分离几乎会发生在所有准妈妈身上。

未怀孕的女性，其两片耻骨间的正常距离为4～5毫米，一旦怀孕，在激素的作用下，两者间的距离至少会增加2～3毫米，因此，若耻骨间宽度在9毫米以下，在妊娠的情况下是属于正常的范围，通常没有症状，即便有疼痛也不太明显；一旦两者之间的距离超过9毫米，则属于耻骨联合过度分离，就会引起较严重的疼痛。

耻骨联合疼痛的症状

疼痛自臀部或髋部开始，向下沿大腿外侧、小腿至足背外侧，呈放射性疼痛或持续性钝痛，严重者下肢肌肉痉挛，活动受限，甚至走路都受影响。

如何减轻耻骨联合疼痛

❶ 适当休息，少活动，必要时可用托腹带托起增大的子宫，减少腰肌的受力。

❷ 坐姿时在背后放置腰枕，让腰部有一个着力点。避免双腿张开地跨坐。

❸ 睡觉时将一个枕头放置于两腿间。

❹ 站立或者行走时要尽量对称，避免一边用力。

 贴心提示

一般来说，耻骨联合分离所造成的骨盆腔不舒服，大多数会在几周内就有明显的改善，若长期觉得不舒服，则需要请求医生帮助。

胎宝宝脐带绕颈要紧吗

脐带的一端连着胎宝宝，另一端附着于胎盘。在空间并不大的子宫内，胎宝宝借助脐带悬浮于羊水中，胎宝宝会翻滚打转，经常活动。有的胎宝宝动作比较轻柔，有的胎宝宝特别喜爱运动，动作幅度较大时有可能会发生脐带绕颈。

脐带绕颈的危害

脐带绕颈的发生率比较高，如脐带绕颈松弛，准妈妈可不必担心，其实，胎宝宝是非常聪明的，当他感到不适时，会采取主动方式摆脱窘境。脐带缠绕较紧时，他就会向别的方向运动，寻找舒适的位置，左动动、右动动，当他转回来时，脐带缠绕就自然解除了。

当然，如果脐带绕颈圈数较多，胎宝宝自己运动出来的机会就会少一些。如果脐带绕颈过紧，可使脐血管受压，致血循环受阻或胎宝宝颈静脉受压，使胎宝宝脑组织缺血、缺氧，造成宫内窘迫甚至死胎、死产或新生儿窒息。

如何照顾脐带绕颈的胎宝宝

❶ 坚持数胎动，发现胎动过多或过少时，及时去医院检查。因为若脐带缠绕过紧，会导致胎宝宝缺氧，而胎宝宝缺氧最早期的表现是胎动异常，即胎动会明显减少或异常增加。

❷ 坚持做好产前检查，及时发现并处理胎宝宝可能出现的危险状况。

❸ 要注意的就是减少震动，保持睡眠左侧位。

> **贴心提示**
>
> 有些准妈妈认为脐带绕颈的胎宝宝都需要剖宫产，其实这是不一定的，在分娩过程中，如果脐带绕颈不紧，脐带有足够的长度，则不需要剖宫产。只有绕颈圈数多且紧，脐带相对过短，胎头不下降或胎心有明显异常时，才考虑手术。

如何自我辨别妊娠糖尿病

妊娠糖尿病是怀孕期间体内不能产生足够水平的胰岛素而使血糖升高的现象。妊娠糖尿病一般容易发生在孕期的第28周左右，因为此时胚胎开始生长，大量激素可以抵抗胰岛素的分泌。这种形式的糖尿病在大龄准妈妈中更普遍，大多数在分娩后就消失。

自我辨别妊娠糖尿病

妊娠糖尿病最明显的症状是"三多一少"，即：吃多、喝多、尿多，但体重减轻，还伴有呕吐。这种呕吐可能出现剧吐，即严重的恶心、呕吐加重，甚至会引起脱水及电解质紊乱。

妊娠糖尿病另一个常见的症状是疲乏无力。这是因为摄入的葡萄糖不能充分利用，而分解代谢又增快，体力得不到补充的缘故。

此外，患妊娠糖尿病的准妈妈妊娠期间还可能出现外阴瘙痒，即外阴念珠菌感染，症状重时会出现酮症酸中毒伴昏迷。

患妊娠糖尿病，准妈妈不用过于担心

对于高度怀疑患了糖尿病的准妈妈，应该接受糖筛查。确认患上了妊娠糖尿病，准妈妈也不用过于担心，只要在医生的指导下控制好血糖，胎宝宝和母体都是没有危险的。

但如果血糖得不到好的控制，对准妈妈和胎宝宝就有很大的危害，主要表现在母体血糖过高，会通过胎盘进入胎宝宝周围的环境中，对母体和胎宝宝均有潜在的危险。对于妊娠糖尿病不进行控制的准妈妈，会有生出巨大儿的风险，也会发展成孕期高血压。

> **贴心提示**
>
> 高龄、有家族糖尿病遗传史或者有过不好的生产经验的，如流产、胎死腹中、羊水过多、早产、胎儿先天畸形、产下巨婴等状况的准妈妈，更容易患妊娠糖尿病。

准妈妈如何防早产（一）

早产是指在满 28～37 孕周之间（196～258 天）的分娩，占分娩数的 5%～15%。所以，准妈妈正确预防早产十分重要。

预防感染

感染是引发早产的第一因素，预防早产，首要是防感染。不管呼吸系统、肠道等全身性感染，还是阴道炎、宫颈炎等生殖道感染，一旦波及羊膜，很容易引起胎膜早破，导致早产。所以，准妈妈一要少吃生冷食物、隔夜饭或外出就餐，避免急性肠胃炎和腹泻；二要多喝水，防感冒；三要穿棉质、宽松的内衣裤，一天一换，每天用温开水清洗外阴。准妈妈一旦出现外阴瘙痒、白带增多等问题，及早到医院做检查。

32周后禁性生活

妊娠早、中及晚期的前几周，健康的准妈妈还是可以享受性爱的，但到达 32 周后，请切忌性生活。这既是为了防止感染妇科炎症，也是避免腹压过大或刺激太强引起宫缩，进而引发早产。

关注子宫收缩

容易发生早产的准妈妈应该尝试学习以手去感觉下腹部子宫的收缩，如果每小时子宫收缩超过 4～5 次，表示子宫收缩的次数增加，子宫变得不稳定，有发生早产的可能性，需要卧床休息或进一步处理。若卧床休息无法改善，应尽快与医护人员联络或至医院就诊。

> **贴心提示**
>
> 准妈妈要保证营养全面，多喝牛奶、吃动物肝脏等，必要时补充铁、钙等制剂，防止铁、铜等微量元素缺乏引起早产。多吃膳食纤维丰富的新鲜蔬菜、水果，防止便秘，以免排便困难诱发早产。

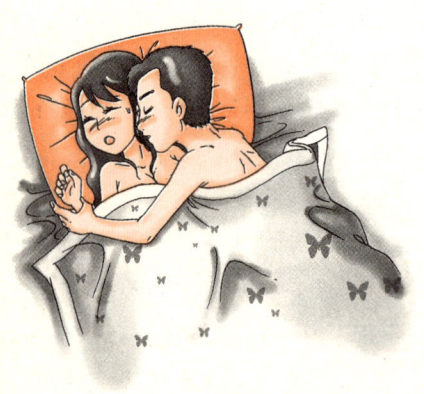

准妈妈如何防早产（二）

羊水过多易早产

如果爱吃甜食、不爱活动，就很有可能导致羊水过多。羊水过多，使子宫张力过大，容易早产。准妈妈除了定期围产保健外，一旦感觉呼吸困难、乏力、心慌时，要及早到医院做B超检查羊水多少。一旦发现羊水过多，准妈妈除了积极治疗原发病、多卧床休息以外，必要时可以在妊娠中、晚期时采取抽羊水治疗，减少羊水量，以免造成准妈妈长期呼吸不适，甚至引起胎儿宫内缺氧、早产等。

双胎、多胎、胎位不正易早产

怀双胞胎、多胞胎的准妈妈，都是早产的高危人群。除了注意休息、避免剧烈活动以外，这类准妈妈即便没有什么不舒服的，也最好妊娠36周时提前入院。

胎位不正的准妈妈也要当心早产，建议无不适症状者妊娠38周入院待产。不过，臀位、横位这2种胎位不正的准妈妈，如果不存在脐带绕颈的问题，妊娠30周左右可以在医生的指导下试试"膝胸卧位"，纠正胎位不正。

宫颈口松弛易早产

准妈妈如果曾发生过反复流产等，最好在孕前检查时进行常规超声波检查或宫颈扩张试验，孕中期溢液特别多的准妈妈也要及时进行超声波检查，测定宫颈长度及内口宽度，以便及时发现宫颈口松弛，及早治疗。对于宫颈口松弛的准妈妈来说，随着妊娠月份增加，胎囊重量可能超过宫颈口的承受力，易导致颈管扩张、胎囊破水，这是反复早产甚至自然流产的较常见的原因之一。准妈妈妊娠14～16周进行宫颈口缝合手术，就能解除这一早产、流产的隐患。

> **贴心提示**
>
> 准妈妈一旦出现下腹坠胀、疼痛、阴道有血性分泌物等早产征兆时，应卧床休息，及早就医。

饮食营养跟进

❋ 妊娠中期如何补铁

进入本月之后，随着胎宝宝的不断生长发育的需要，以及准妈妈自身血容量的不断增加，对矿物质铁的需求量日渐增加。为了避免出现缺铁性贫血，准妈妈应注意及时补充铁质。

多吃富铁食物

适当多吃瘦肉、家禽、动物肝及血（鸭血、猪血）、蛋类等富铁食物。豆制品含铁量较多，肠道的吸收率也较高，要注意摄取。主食多吃面食，面食较大米含铁多，肠道吸收也比大米好。

多吃有助于铁吸收的食物

水果和蔬菜不仅能够补铁，所含的维生素C还可以促进铁在肠道的吸收。因此，在吃富铁食物的同时，准妈妈最好一同多吃一些水果和蔬菜，也有很好的补铁作用。

用铁炊具烹调饭菜

做菜时尽量使用铁锅、铁铲，这些传统的炊具在烹制食物时会产生一些小碎铁屑溶解于食物中，形成可溶性铁盐，容易让肠道吸收。

正确选择补铁剂

如果准妈妈贫血比较严重，就需要在专业医生的指导下服用补铁剂了。准妈妈最好选择硫酸亚铁、碳酸亚铁、富马酸亚铁、葡萄糖酸亚铁，这些铁剂属二价铁，容易被人体吸收。铁剂对胃肠道有刺激作用，常引起恶心、呕吐、腹痛等，应在饭后服用为宜。反应严重者可停服数天后，再由小剂量开始，直至所需剂量。若仍不能耐受，可改用注射剂。

> **贴心提示**
>
> 铁剂一般在十二指肠吸收。当机体不缺铁时,铁的吸收停止,过多的铁从肠道排出,所以,口服铁剂一般不会引起过量中毒。注射铁剂时则要注意用量。

失眠的准妈妈可以吃哪些助眠食物

不少准妈妈都会出现失眠的症状,要多加注意饮食的调养。有些食物能缓和紧绷的肌肉,平稳紧张的情绪,让人获得平静,准妈妈常吃这些食物有助于提高睡眠质量,摆脱失眠的困扰。

多吃能够合成松果体素的食物

人的睡眠质量与大脑中一种叫松果体素的物质密切相关。夜晚,黑暗会刺激人体合成和分泌松果体素,它会经血液循环而作用于睡眠中枢使人体产生浓浓的睡意。天亮时,松果体受光线刺激就会减少,使人从睡眠状态中醒来。因此,准妈妈多吃能合成松果体素的燕麦、甜玉米、西红柿、香蕉等食物将有助于睡眠。

多吃含铜食物

矿物质铜和人体神经系统的正常活动有密切关系。当人体缺少铜时,会使神经系统的抑制过程失调,致使内分泌系统处于兴奋状态,从而导致失眠。含铜较多的食物有乌贼、鱿鱼、蛤蜊、蚶子、虾、蟹、动物肝肾、蚕豆、豌豆和玉米等。

多吃葵花子

葵花子含多种氨基酸和维生素,可调节脑细胞的新陈代谢,改善脑细胞的抑制机能。睡前吃些葵花子,可促进消化液分泌,有利于消食化滞、镇静安神、促进睡眠。

睡前喝一杯牛奶

牛奶中含有两种催眠物质,其中一种是能够促进睡眠的以血清素合成的色氨酸,另外一种则是具有类似麻醉镇静作用的天然吗啡类的物质。睡前喝一杯加糖的牛奶可以让准妈妈睡得更熟。

> **贴心提示**
>
> 晚餐如果丰盛油腻,或进食一堆高脂肪的食物,会加重肠、胃、肝、胆和胰的工作负担,刺激神经中枢,让它一直处于工作状态,导致失眠。

准妈妈便秘可以吃哪些通便食物

怀孕以后胃酸分泌减少，胃肠道平滑肌张力降低、蠕动减弱，同时，由于腹壁肌肉张力减弱，大肠对水分的吸收增加，所以，准妈妈更容易发生便秘。为预防便秘的发生，准妈妈应参加适度的运动，并注意多吃通便的食物。

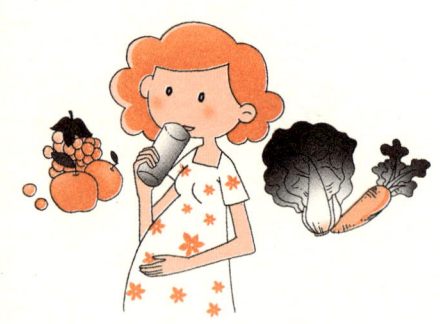

土豆

土豆是营养非常全面且易消化的食物，有助于胎宝宝的发育。同时，土豆所含的粗纤维可促进胃肠蠕动和加速胆固醇在肠道内的代谢，具有降低胆固醇和通便的作用，对改善孕期便秘很有裨益。

玉米

玉米是粗粮中的保健佳品。其膳食纤维含量很高，能刺激胃肠蠕动，加速粪便排泄，对妊娠便秘大有好处。当然，其还具有利尿、降压、增强新陈代谢、细致皮肤等功效。

黄豆

黄豆含有非常优质的蛋白质和丰富的膳食纤维，有利于胎宝宝的发育，并能促进准妈妈的新陈代谢。同时，黄豆丰富优质的膳食纤维能通肠利便，有利于改善便秘。

芋头

芋头是一种很好的碱性食物。它有保护消化系统、增强免疫功能的作用。准妈妈常吃芋头，可以促进肠胃蠕动，帮助母体吸收和消化蛋白质等营养物质，还能清除血管壁上的脂肪沉淀物，对孕期便秘、肥胖等都有很好的食疗作用。

> **贴心提示**
>
> 有便秘问题的准妈妈千万不要随便用泻药、蓖麻油、番泻叶等有刺激性的药物，这些药物可能会引起腹部绞痛，容易引起子宫收缩，严重时甚至可导致流产。

妊娠糖尿病患者的饮食有哪些要求

妊娠期糖尿病患者的饮食管理对糖尿病的控制至关重要。调整准妈妈的饮食结构，将体内的血糖水平控制在正常的水平，对母体和胎儿就基本上不会产生影响了。

少食多餐

为维持血糖值平稳及避免酮血症之发生，餐次的分配非常重要。因为一次进食大量食物会造成血糖快速上升，且母体空腹太久时，容易产生酮体。准妈妈每天吃4～6顿比较好。

增加膳食纤维的摄入

膳食纤维具有很好的降血糖作用，蔬菜、水果、海藻和豆类富含膳食纤维。水果中的草莓、菠萝和猕猴桃等因可溶性纤维、维生素和矿物质含量高，应优先选用。绿叶蔬菜因能提供大量的维生素、矿物质和粗纤维，既能调剂孕妇的口味，适应孕妇的饮食习惯，又因含糖量低，可多进食。

增加蛋白质摄入量

患糖尿病时，蛋白质分解增加，氮丢失增多，而蛋白质不仅是维持子宫和胎盘正常发育的重要营养物质，而且对胎宝宝的正常发育也非常重要。因此，对患有妊娠糖尿病的准妈妈，蛋白质供给量应较正常准妈妈多，每日以100～110克为宜。食物中蛋白质的最好来源是牛奶、乳制品、禽蛋、鱼和豆制品。准妈妈最好每天至少喝2杯牛奶，但千万不可以喝得过量，以免血糖过高。

供给充足的维生素、无机盐和微量元素

维生素在糖代谢中起重要作用，燕麦片、小米、玉米、奶类、肉类、蔬菜水果中含丰富的维生素。糖尿病准妈妈因排尿过多，易使钾、钠、钙、磷无机盐丢失而影响体液的酸碱平衡。微量元素中的锌参与体内胰岛素生物合成和体内能量代谢。肉类、海产品含锌高，准妈妈可以适当多食用。

贴心提示

患糖尿病的准妈妈要勤测体重，体重增加过多，对血糖控制，特别是产后血糖的控制不利。

❋ 准妈妈不宜喝过量过浓的茶

有人说，喝茶影响胎宝宝的发育，会导致胎宝宝畸形，影响胎宝宝的智力，这种说法是片面的。少量喝茶，对准妈妈和胎宝宝是有好处的，但是过量喝过浓的茶，就会影响胎宝宝的健康。

茶叶中所含的多种成分对人体都有好处，如茶多酚具有收敛、解毒、杀菌、生津的作用，还具有很强的抗自由基作用，可延缓人体衰老进程；茶素可以降低血脂，增强血管韧性，对牙齿也有保护作用；茶中的一些微量元素还有解除原子辐射的能力。

各种茶所含的成分不同,绿茶含锌量极为丰富,而红茶的浸出液中含锌量则甚微。锌元素对胎宝宝的正常生长发育起着极其重要的作用。因此,喜欢喝茶的准妈妈可以适量喝点儿绿茶,特别是淡绿茶,对加强心肾功能、促进血液循环、帮助消化、预防妊娠水肿、促进胎宝宝的生长发育,是大有好处的。

但是,任何事物发挥好作用,都有一定的限量,过犹不及。准妈妈如果喝过量、过浓的茶,就会对胎宝宝产生危害。

茶叶中含有咖啡因,咖啡因具有兴奋作用,咖啡因会刺激胎宝宝增加胎动,甚至危害胎宝宝的生长发育,准妈妈若每天喝5杯红茶就可能使新生儿体重减轻。茶叶中含有鞣酸,鞣酸可与食物中的铁元素结合成为一种不能被机体吸收的复合物。准妈妈如果过多地饮用浓茶就有引起妊娠贫血的可能,胎宝宝也可能出现先天性缺铁性贫血。

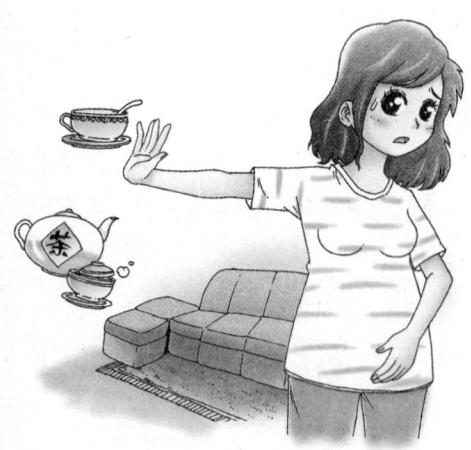

贴心提示

对于上班族的准妈妈来说,少量饮用绿茶、菊花茶不但可以防止电脑辐射、明亮眼睛,而且还可以缓解孕晚期经常出现的胃灼热或消化不良。

Part 8　孕7月指导

日常起居与运动

❋ 准妈妈采取什么样的睡姿更健康

随着准妈妈肚子越来越大，这个时候，需要巧妙地调整睡姿来缓解睡眠不适。

左侧卧位是最佳睡眠姿势

左侧卧位可减轻妊娠子宫对下腔静脉的压迫，增加回到心脏的血流量；可使肾脏血流量增多，尿量增加；另外子宫大多向右旋转，左侧卧位可改善子宫血管的扭曲，改善胎宝宝的脑组织的血液供给，有利于胎宝宝的生长发育。准妈妈睡觉时上面的腿向前弯曲接触到床，这样腹部也能贴到床面，感觉稳定、舒适。不过，准妈妈若是一直坚持左侧睡，时间长了容易压迫左腿发麻并疼痛难忍，无法入睡，可偶尔变换一下睡姿，选择右侧卧位，这样准妈妈可以舒服些，避免外力的直接作用。

准妈妈不宜仰睡

仰卧时，增大的子宫压迫位于脊柱前的下腔静脉，阻碍下半身的血液回流到心脏，而出现低血压，准妈妈会感觉头晕、心慌、恶心、憋气等症状，且面色苍白、四肢无力、出冷汗等，供应子宫、胎盘的血流量也相应减少。仰卧时增大的子宫还会压迫骨盆入口处的输尿管，影响排尿量，使准妈妈下肢水肿加剧，加重痔疮症状。

> **贴心提示**
>
> 准妈妈在睡觉时恰当地利用靠枕，也可减轻睡眠不适。如腹部稍有隆起时，身边放一个长型抱枕，以方便倚靠，将抱枕夹在两腿之间会更舒服。腿部水肿时，侧卧后在脚下放一个松软的枕头，稍微抬高双脚，可以改善脚部的血液循环。

准妈妈打鼾怎么办

一般人觉得打鼾很正常，是睡得香、睡得甜的表现，其实不然，准妈妈打鼾有可能是病态的表现。如果准妈妈入睡时不仅鼾声很大（一般超过60分贝），而且不均匀，总是打着打着就停止了呼吸，或呼吸停止达十几秒后被憋醒，急速地喘气，一夜反复多次发作，早晨起来感觉头昏脑涨，好像整夜没睡一样，这类打鼾往往会带来严重的后果，故称为恶性打鼾。

大约有10%的准妈妈会在孕期发生恶性打鼾。对于准妈妈而言，恶性打鼾的危害较为严重，容易导致机体缺氧以及二氧化碳排出不及时，严重威胁母婴的健康。

准妈妈如何预防打鼾

对于准妈妈打鼾，尤其是恶性打鼾，要将预防摆在第一位。

❶ 肥胖是引起打鼾的重要原因之一。在饮食上，准妈妈必须注意膳食结构合理均衡，一日三餐有所节制。

❷ 睡觉尽量不要采取仰卧体位。仰卧时肥厚的喉部肌肉和舌根，很容易后坠而堵住气道，导致打鼾。

❸ 适度运动。适度地运动，可以帮助准妈妈减少肥胖的可能，同时，还能使身体机能得到一定程度的恢复，有助于生产。

如果通过上述方法，准妈妈打鼾的问题仍然没有得到解决，应及时到医院进行诊治。

> **贴心提示**
>
> 如果准妈妈入睡后鼾声较轻而且均匀，或偶尔出现打鼾（如疲劳后的打鼾），这类打鼾被称为良性打鼾，对身体健康影响不大，则不必担心。

准妈妈如何避免不良梦境的困扰

准妈妈会做一些与宝宝有关的梦，一般将这种梦叫做胎梦。对未来宝宝怀有美好憧憬的准妈妈梦到宝宝是很正常的事。不过，有的准妈妈因为做梦过多而影响了睡眠质量，导致白天精神不佳，甚至有时还会做些惊恐、吓人的噩梦，这种情况对母体和胎宝宝都是十分不利的。

避免不必要的顾虑

准妈妈在孕期总是有着这样或那样的担心，诸如：胎宝宝能否健全？会不会发育异常或畸形？营养是不是够了？这种种顾虑，都成为了噩梦的潜在诱因。

要对付这些由心而生的噩梦，准

妈妈最需要做的就是解决心中的疑虑。对孕期担忧的问题都要说出来，与身边的人交流，消除不必要的精神负担。如果自己有无法排解的疑虑和心理负担，应该马上找医生咨询或治疗，使身心处于健康的状态，愉快地度过孕期。

睡眠可以使能量得以补充，恢复体力。高质量的睡眠有助于准妈妈缓解精神压力，增强神经系统和免疫系统的功能，也能降低产后患抑郁症的概率。因此，准妈妈必须每晚保持8小时的睡眠时间。为了提高睡眠质量，准妈妈上床前可以先洗个热水澡或用热水泡泡脚，都有助于睡前放松，有利于睡眠，避免噩梦。

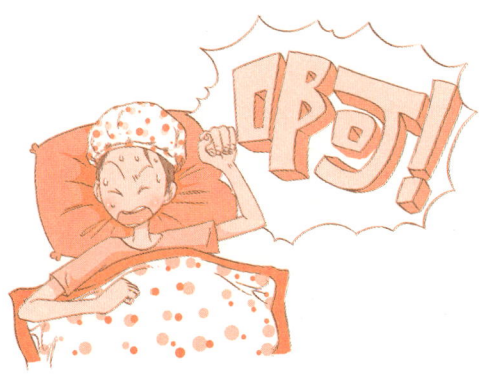

> **贴心提示**
>
> 如果准妈妈夜间常做噩梦、易醒，次日醒来呈现倦怠、犯困、头晕等状况，且一周出现2～4次，一定不要掉以轻心，要警惕心、脑血管疾病的可能性，建议准妈妈尽早到医院检查、治疗，以保证安全度过孕期。

休息、放松

孕期的准妈妈很容易疲劳，休息和

孕期如何防蚊虫叮咬

准妈妈呼气量比非妊娠妇女大21％，呼出的潮湿气体与二氧化碳对蚊子具有相当的吸引力。另外，准妈妈腹部温度相对于非妊娠妇女高，皮肤表面所散发的挥发性物质就多，这种由皮肤细菌产生的化学信号很容易被吸血蚊子嗅到而成为叮咬的目标。而怀孕之前准妈妈可以直接用药水灭蚊，现在不能使用灭蚊药了，那准妈妈该怎么灭蚊，防止蚊虫叮咬呢？

适合准妈妈的防蚊虫方法

❶ 挂蚊帐：在准妈妈卧室里用蚊帐是最安全保险的方法，既能避蚊又防风，还可吸附飘落的尘埃，过滤空气。

❷ 电蚊拍：通过电能在网面上形成一层电网，击中蚊子后电流通过蚊子身体，将蚊子烧死。

❸ 灭蚊灯：灭蚊灯是利用蚊子的趋光性及对特殊波长的敏感性，诱使蚊子接

触网面，通过高压电瞬间将蚊子烧焦。灭蚊灯最好摆放在高于膝盖的地方，且离地面不要超过180厘米。使用灭蚊灯时，其他室内的光源要统统关掉，以免影响捕蚊效果。

❹ 在室内安装橘红色的灯泡，蚊子害怕橘红色的光线，用色彩达到驱蚊效果。

❺ 人工捕杀法：每天天黑之前以及早晨起床后，蚊子喜欢粘在纱门与纱窗上，利用这一机会可以有效地捕杀蚊子。

蚊虫叮咬伤处理方法

❶ 用大蒜或薄荷叶挤出汁擦在被叮咬处，这些天然的成分不会给准妈妈带来伤害。

❷ 用肥皂水或盐水涂抹在蚊子叮咬后的地方，可以有效治疗蚊子叮咬后带来的痒痛。

> **贴心提示**
>
> 传统的蚊香里含有超细微粒，据研究，一盘传统的蚊香燃烧释放出的微粒相当于4～6包香烟的量。超细微粒一旦被吸进肺里，短期内可能引发哮喘，出现呼吸困难、头痛、眼睛痛、窒息、反胃等现象，因此，准妈妈最好不要用传统的蚊香。

如何布置一间舒适的婴儿房（一）

再过3个月，准父母盼了10个月的宝宝就要到来了，准父母可以为宝宝布置房间，迎接宝宝了。

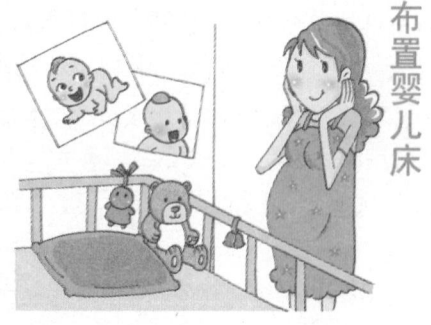

布置婴儿床

❶ 婴儿居室应选择向阳、通风、清洁、安静的房间。新生儿体温调节中枢尚未发育成熟，体温变化易受外界环境的影响，故选择能使新生儿保持正常体温又耗氧代谢最低的环境很重要。

❷ 婴儿房的温度以18～22℃为宜，湿度最好保持在50%左右。夏季，婴儿房要凉爽通风，也要避免风扇及窗口直吹，必要时可用空调降温。冬季可以借助空调、取暖器等设备来维持相对舒适的温度。空气干燥时，可以在室内挂湿毛巾，或使用加湿器等保持室内一定的

湿度。

❸ 婴儿居室的装修、装饰，要简洁、明快，可吊挂一个鲜艳的大彩球及一幅大挂图，以刺激宝宝的视觉，为以后的认物打基础，但不要将居室搞得杂乱无章，使宝宝的眼睛产生疲劳。

❹ 布置房间不可避免地要使用家具和油漆，准父母最好选用可信赖的环保产品。婴儿的抵抗力弱，油漆散发的甲醛等气体特别容易致病，这一点一定要倍加关注。另外，给宝宝选用家具时，尽量不要选择边缘有锐利棱角的产品，避免给宝宝造成意外的伤害。

❺ 婴儿房的灯光要柔和，因为刚出生的婴儿视力还没有发育完全，太强烈的灯光对婴儿的眼睛有刺激。可以使用度数低一点儿的灯泡或有专用柔光罩的灯具。

贴心提示

宝宝的居室最好不铺地毯，因地毯不易清洗、清洁，易藏污纳垢，不仅是致病源还可能是过敏源。

如何布置一间舒适的婴儿房（二）

婴儿床的选择

❶ 设计完善、坚固，经得起好动的宝宝的"折腾"。

❷ 有护栏，护栏的高度要高于婴儿身长的2/3。栅栏尽量选择圆柱形的，两个栅栏之间的距离不要超过6厘米，防止宝宝把头从中间伸出来。

❸ 高度能自由调节，以适合不同月龄的宝宝的需要，能避免宝宝自己爬出床发生危险。

❹ 表面没有突出物和缺口，以免钩住宝宝的衣服，或者卡住宝宝的手指和身体的其他部位；没有尖锐的边角，让宝宝接触绝对没有危险；没有可分离的小零件，以防宝宝吞食。

❺ 栏杆、油漆等材料无毒性，不会有重金属（如铅、钾、镉、铬、汞等）成分。

被褥的选择

宝宝的被子最好根据他的身长而特制，尺寸大了盖起来沉重，妈妈抱起时，也会很不方便。在婴儿会翻身后，被子太长，还容易裹住婴儿使他窒息。被子比宝宝的身长长20～30厘米是比较恰当的。此外，宝宝小被子的准备要注意从薄到厚准备，盖被从薄到厚，依次为薄毛巾毯、厚毛巾毯、空调薄被、棉绒毯、秋被、羊绒被。最好各个季节备上2套，以避免夜间出现意外状况而手忙脚乱。

床垫的选择

床垫最好买较硬的,因为在儿童的发育过程中,过早地使用太软的弹簧床垫,会造成脊椎变形。材料以传统的棉制被褥或以棕为填充物的床垫为佳。

贴心提示

选择被褥的时候,准妈妈还要观察被褥的设计,要没有过长的线和带子,以免会勒住宝宝身体的某些部位;没有装饰性的小物件,以免宝宝吞食。

❀ 哪些家居颜色让准妈妈感觉更舒适

各种颜色都会给人的情绪带来一定的影响,使人的心理活动发生变化。准妈妈在家的时间较多,哪些颜色能让准妈妈的居家生活更舒适呢?

颜色种类	色彩心理	使用原则
橙色	橙色属于暖色调,这种暖色调能提升气氛	餐厅和厨房,最好以橙色为主色,会使食物显得新鲜诱人,对准妈妈的进食和消化有一定的帮助
米色	米色比较淡雅,颜色自然清新,不容易让人感到困倦,且温和,不会对视觉产生过度刺激	适合大面积地用在书房,能保持清醒的头脑,提高效率
粉红色	粉红色是一种浪漫的颜色。它给人温暖、放松的感觉,能增加阴冷房间的亮度	适合作为居室内装饰物的点缀出现,或将颜色的浓度稀释
紫色	紫色是一种美丽的颜色,雅致、温馨,又有宁静的感觉	适用于卧室,但大面积的紫色会使人产生压抑感,建议用在居室的局部作为装饰亮点
黄色	黄色渗透出来的灵感和生气使人欢乐和振奋	避免大面积使用单一的黄色装饰房间,可以作为装饰色
蓝色	蓝色是透着凉意的宁静的颜色,它具有镇静的效果	对于光线充足的居室极为合适
绿色	清新而富有生命力,使人心旷神怡、轻松愉快	宜选用如白色、米色、鹅黄色等较清爽的色系与绿色搭配
白色	和谐、统一,又混合了优雅、高贵,给人以舒适温暖的家的感觉	白色可以与准妈妈喜欢的任何颜色相配

> **贴心提示**
>
> 准妈妈可以选择一种自己喜爱的颜色作为居室风格设计主线，一切围绕这个主线来选择和搭配，这应该是一种省力又讨巧的办法。

❋ 准妈妈注意节假日的安全

准妈妈在节假日里不能像其他人那样狂欢，在各个方面都要多加注意，以保证母子的健康。

注意休息

在假期里，准妈妈不可因应酬而影响睡眠。因为睡眠缺乏不仅影响自己的精神状态，还会影响胎宝宝大脑神经的发育和体重的增加。准妈妈要注意休息，避免长时间地站立和行走，保证每天有8小时的睡眠时间。

别去人多拥挤的场合

在假期里大家都会出来购物，但是，准妈妈一定不要去人多拥挤的地方，有如下原因：

❶ 容易发生意外，准妈妈一旦受挤，就容易导致早产。
❷ 空气污浊，会让准妈妈胸闷，胎宝宝的供氧也会受到影响。
❸ 人声嘈杂，形成噪声，对胎宝宝的发育十分不利。

注意运动

准妈妈在节假日里一定要注意适量运动，千万不要长时间地坐在沙发上看电视；不要因为放假而放弃了运动，一定要保持适量运动的好习惯。

保持室内空气流通

在节假日里，家里如果来了不少客人，也会有男性抽烟，所以，在家里准妈妈一定要经常开窗通风，以保持室内空气的新鲜。最好是告诉亲友不要在家里抽烟。

避免打牌

亲朋好友欢聚一堂，难免会有娱乐节目，例如打牌、打麻将，孕妇最好避而远之。因为，首先，精神高度紧张会直接影响到腹中胎宝宝的情绪；其次，长时间地坐着会使下肢静脉曲张，增加水肿程度并可能引起妊娠高血压。

> **贴心提示**
>
> 有的夫妻在平时可能两地分居，节假日团聚了，免不了产生享受性生活的欲望。但是要提醒准妈妈，在恩爱时一定要注意分寸，孕期前3个月和最后3个月尽量不要有性生活，孕中期性生活不要过于激烈。

成功胎教与情绪调节

❋ 准爸爸也会患孕期抑郁症吗

孕期抑郁症可不是准妈妈的专属，有些准爸爸也会患上孕期抑郁症。

准爸爸怎么会患孕期抑郁症

1. 准妈妈的情绪长期处于非常不稳定的状态，让准爸爸觉得自己怎样做都不对而感到无所适从，引起准爸爸的不安。
2. 准妈妈孕期感到不适，或有健康、安危上的顾虑，准爸爸看在眼里，急在心里，却无计可施，因而会很有内疚感。
3. 准妈妈更牵挂腹中的宝宝，准爸爸也会吃宝宝的醋。
4. 准妈妈中止或减少与准爸爸的性生活，让准爸爸处于性真空状态，进而引起心理上的焦虑。

准爸爸患孕期抑郁症怎么办

1. 准爸爸可以拿出纸笔，和准妈妈一起列出从怀孕到产后对宝宝照顾的所有可能面对且必须解决的问题。只要夫妻之间有了更多的共识，准爸爸的心理压力自然就不会那么大了。
2. 参与胎教，每天与胎宝宝说说话，把手放在准妈妈的腹部感受小生命的脉动，会产生"我要当爸爸了"的自豪感和责任感。
3. 准妈妈要多与丈夫交流，重视准爸爸情绪上的变化，顾及准爸爸的感受。男人有时候也像小孩子，会和尚未出世的小宝宝争宠。
4. 夫妻若出于安全性的考虑自觉中止或减少性生活，准妈妈要给予准爸爸另一种爱抚，或者耐心倾听准爸爸的声音。

贴心提示

准妈妈孕期比较敏感，易怒易躁，千万不要主观臆断，简单下结论怀疑准爸爸，影响家庭和谐。

如何教胎宝宝认识颜色和图形

这个月，胎宝宝的感官都已发育成熟，视觉、听觉、触觉等都已具备，这时，正是准妈妈教宝宝认识颜色和图形的大好时机。

教胎宝宝认识图形

❶ 准妈妈用彩色硬纸剪成几个不同颜色的长方形、正方形、三角形、圆形等图形。

❷ 告诉胎宝宝每个图形的名称，以及不同的图形各有哪些特征，如正方形的4条边一样长，4个角相等且都是直角。

❸ 举一反三，多次向胎宝宝强调。胎宝宝一边听妈妈介绍这些图形及特点，一边受母体脑电波的刺激，就会初步记得这几个形状的特点，达到胎教的目的。

教胎宝宝认识颜色

❶ 要充分认识到不同颜色对母体和胎宝宝可能产生的影响。准妈妈可以这样教胎宝宝："宝宝你看，这是红色，红色是暖色调，能振奋人的精神，如果穿红色的衣服，看起来十分有活力对不对？宝宝喜欢这种颜色吗？"

❷ 带胎宝宝多感受大自然天然的颜色，看小草和树的时候可以告诉胎宝宝，这是绿色的，代表生命力的绿色。欣赏花儿的时候，也可以为胎宝宝指出那些绚丽的颜色，让他跟自己一起欣赏到美丽的景色。

> **贴心提示**
>
> 准妈妈尽量多教胎宝宝认识自己看起来觉得好看的颜色。不同的颜色会对人的心理产生不同的效应，通过对人心理的不同影响左右人的情绪和行为。好看的颜色会使人的身体感到舒适，情绪得到安抚，人的行为也会变得灵活、协调，变得机敏和富有创造性。

怎样给胎宝宝讲童话故事

准妈妈常对胎宝宝讲故事，可以使胎宝宝有一种安全与温暖的感觉，会令其神经系统变得对语言更加敏锐。但是，准妈妈在讲故事的时候，要注意方法。

选择好故事

准妈妈所选择的故事应该注重体现一些美好的品质，如勇敢、善良、聪明、勤劳等，故事中所蕴藏的情感要丰富，并且结局也要是美好的。如果准妈妈有足够的创造力，还可以以周围常见的事物为题材，自编童话故事讲给胎宝宝听，胎宝宝会更加喜欢妈妈编的故事的。故事要避免过于暴力的主题和太过激情、悲伤的内容。

具体描述

准妈妈可以将作品中的人、事、物详细、清楚地描述出来，例如：太阳的颜色、家的形状、主人公穿的衣服等，使胎宝宝融入故事描绘的世界中。在讲故事前，最好先将故事的内容在脑海中形成影像，以便对胎宝宝传达更生动的故事形象。

声音要富有感染力

准妈妈音调要有起伏变化，想象胎宝宝正在身边聆听你讲的故事，根据故事情节的变化，变化多种音调。

设定"说故事时间"

选定故事内容之后，设定每天的"说故事时间"，最好是准爸爸和准妈妈两个人每天对胎宝宝各念1次，借说故事的机会与胎宝宝沟通、互动。

> **贴心提示**
>
> 在练习了"说故事"1个月之后，不妨试试看是否有些特别的字或句子可以引起胎宝宝的特定反应。胎宝宝听到某一特定的字或句子时是否会踢脚？故事的某一段是否会使胎宝宝感到平静？借着胎宝宝的不同反应，可以和他形成良好的互动、沟通。

爱美也是一种胎教吗

胎教是贯穿于整个孕期的始终的行为，准妈妈生活本身也就是一种胎教。在怀孕期间，准妈妈也可以打扮得很漂亮。事实上，美容、穿衣也是胎教，准妈妈完全有必要精心打扮自己。

美丽是每一个女性所追求的，姣好的容颜会给准妈妈带来许多欢乐。怀孕了，就更应精心打扮。这一方面是自娱的一种方式，对自己容颜、服装的关心会使准妈妈忘掉妊娠中身体的不适；另一方面，收拾得漂亮会使准妈妈显得气色很好，自己看了，心里会舒服，别人看了，赞美准妈妈美丽，准妈妈也一定会很高兴的。

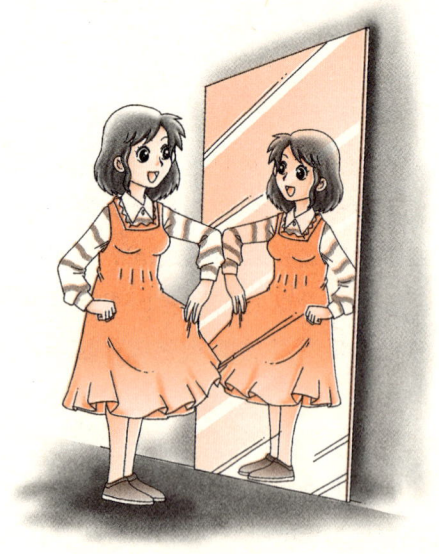

爱美使人保持自信、乐观、心情舒畅，准妈妈的美会使胎宝宝在潜移默化中受到熏陶。因此，美容、打扮无论对准妈妈自己还是对胎宝宝都是很有意义的。

准妈妈如何美容

1. 美与不美，准妈妈本人的气质很关键，所以，准妈妈要有良好的道德修养和高雅的情趣，知识广博，举止文雅，具有内在的美。
2. 选择颜色明快、合适得体的孕妇装束。
3. 怀孕后，不少准妈妈脸色会失去以往的红润，可以选择使用一些温和无刺激的化妆品化个淡妆，给人以爽朗明快的感觉。但是，千万不要浓妆艳抹，这样会损害敏感的皮肤。

> **贴心提示**
>
> 有的准妈妈不能接受自己的变化，情绪很不好，还有的准妈妈觉得反正身材臃肿了，干脆也不用注重自己的仪表了，其实大可不必这样。怀孕几乎是每一个女性都要经历的，怀孕后的女性有一种特别的美，而且大多数准妈妈分娩后不久就会像以前一样体态轻盈，还会增添几分女性的成熟美。

行为是潜移默化的无声胎教

行为是一种无声的语言，准妈妈的行为通过信息传递可以影响到胎宝宝。胎宝宝在母体的几个月内，可能和母亲在某些方面就有着共同的节律。母亲的习惯将直接影响到胎宝宝的习惯。如果准妈妈生活无规律、习惯不良，那么，胎宝宝在母体内也接受了种种不良的习惯，出生后可能难以改掉。

我国古人在这方面就早有论述，古人认为，胎宝宝在母体内就应该接受母亲言行的感化，因此，要求妇女在怀胎时就应该清心养性、恪守礼仪、循规蹈矩、品行端正，给胎宝宝以良好的影响。

相传周文王的母亲在怀文王时，由于她做到了目不视恶色、耳不听淫声、口不出傲言，甚至坐立端正等良好的胎教，因此，她所生的文王贤明英武，深得民心。

所以，孕期的准父母除了要做好各项胎教工作，还要注意自己的一言一行对胎宝宝可能产生的影响。尤其是准妈妈，行为的好与坏会对胎宝宝乃至其一生的行为产生重大的影响。

妊娠以后，准妈妈需注意自己的行

为修养，行坐端严，性情和悦；避免说脏话、动口角、嫉妒以及计较等不好的行为。

此外，准父母要避免参与赌博类棋牌游戏。赌博常常使人处于大喜大悲、患得患失、惊恐无常的不良心境中，加之语言粗暴、争论激烈，植物神经高度紧张，母体内的激素分泌异常。这些恶性刺激对胎宝宝的大脑发育造成的损害，会远远超过对母体本身的损害。

如何进行光照胎教

光照胎教对胎宝宝日后视觉敏锐、协调、专注和阅读都会产生良好的影响。

光照胎教开始的时间

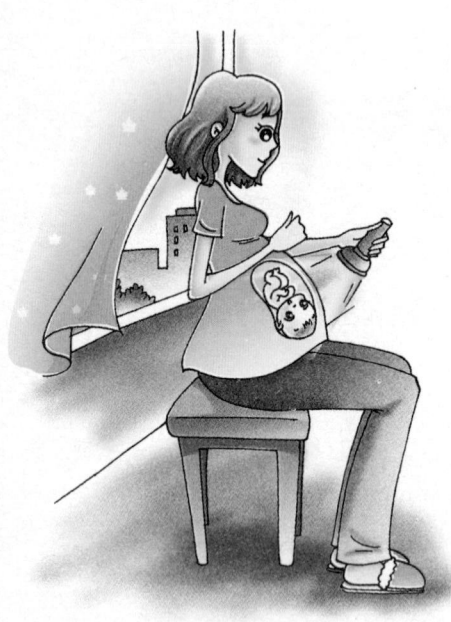

在胎宝宝的感觉功能中，比起听觉和触觉，视觉功能发育较晚，在准妈妈怀孕7个月时，宝宝的视网膜才具有感光功能，对光有反应。光照胎教可以在准妈妈怀孕6个月以后开始。

光照胎教的工具

可以拿手电筒作为光照胎教的工具。手电筒紧贴准妈妈的腹壁，光线透入子宫，羊水因此由暗变红，而红色正是小宝宝比较偏爱的颜色，用手电筒进行光照胎教正可谓投其所好。

光照胎教的方法

❶ 准妈妈每天定时用手电筒微光紧贴腹壁反复关闭、开启手电筒，一闪一灭照射胎宝宝的头部位置，每次持续5分钟。

❷ 光照胎教可以结合音乐胎教、对话胎教进行，选择胎宝宝觉醒、活跃的时候一边播放胎教音乐一边进行，在照射的时候准妈妈可以和胎宝宝对话，如：准妈妈一边用手电筒的微光照射腹部，一边告诉胎宝宝，这是手电筒发出的光，它好玩儿吗？你可以去抓住它。

Part 8 孕7月指导

光照胎教的注意事项

❶ 手电筒的光亮度不要用强光,每次时间也不宜超过5分钟。

❷ 在有胎动的时候进行光照胎教,不要在胎宝宝睡眠时进行光照胎教,以免打乱胎宝宝的生物钟。

> **贴心提示**
>
> 进行光照胎教的时候,准妈妈应注意把自身的感受详细地记录下来,如胎动的变化是增加还是减少,是大动还是小动,是肢体动还是躯体动。通过一段时间的训练和记录,可以总结一下胎宝宝对刺激是否建立起特定的反应或规律。

Part 9

孕8月指导

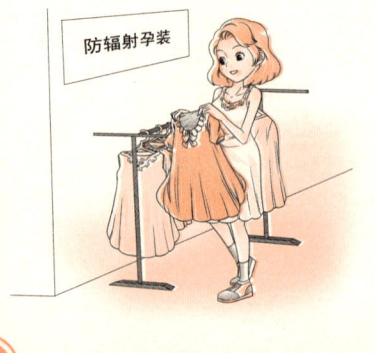
防辐射孕装

妊娠期身体变化

妊娠晚期

妊娠晚期是一个非常关键的时期。孕妇必须时刻注意自己的身体健康，保持有规律的生活，使胎儿在经过 10 个月安适的母腹内生活后，顺利地降临人世。孕妇在妊娠晚期一般每周增重 350 克，到妊娠末，胎儿体重 3～3.6 千克。

第 8 孕月（第 29～32 周）

孕妇在这段时间的变化也非常大。宫底可以在脐耻之间触到，高度 24～27 厘米，这段时间孕妇会感到肚子增大得特快，身子变笨了，轻轻触动子宫时，常可以感到子宫一阵阵变硬，但并不觉得疼痛，这就是过敏性宫缩。这种宫缩是生理性的，对胎儿有一定的好处。

怀孕第 29 周

孕妇这时会觉得肚子偶尔一阵阵地发硬发紧，这是假宫缩，是这个阶段的正常现象。孕妇要注意休息，不要走太远的路或长时间站立，更不要使自己的身体过于疲劳。

从这时开始，可能需要每 2 周做 1 次体检了，最后 1 个月还将变成每周做 1 次体检。为了孕妇和胎儿的健康和安全，这是很有必要的。

宝宝第 27 周

胎儿的听觉系统已发育完全，对外界的声音刺激反应也更为明显。
胎儿身长约为 32 厘米，体重约 900 克。

怀孕第 30 周

孕妇会感到身体沉重，肚子大得看不到脚下，行动越来越吃力，呼吸困难，胃部不适。一旦发生不规则宫缩应立刻停下来休息，最好中午能睡个觉。

宝宝第28周

胎儿形成了自己的睡眠周期。
大脑皮质表面出现一些沟回,脑组织继续快速增殖。
眼睛能睁开,也能闭上。
胎儿身长约34厘米,体重约1100克。

怀孕第31周

　　随着胎儿的增大,子宫内的活动空间越来越小了,胎动也有所减少。这时孕妇会感到呼吸越发困难,喘不上气来。子宫底已上升到了横膈膜处,吃下食物后也总是觉得胃里不舒服,因此也影响了食欲。这时最好少吃多餐,以减轻胃部的不适。从现在开始,很多孕妇觉得睡眠更加不好,胎动频繁,特别是肚子大了,起、卧、翻身都有些困难,好像怎么躺都不舒服。专家建议这时最好采用左侧卧的姿势。这时孕妇的乳头周围、下腹及外阴的颜色越来越深,有些孕妇身上的妊娠纹和脸上的妊娠斑也更加明显了。

宝宝第29周

胎动最明显。
皮下脂肪已形成。
手指甲日渐清晰。
胎儿身长约为35厘米,坐高约为27厘米,体重约1400克。

怀孕第32周

　　在妊娠的最后时期,孕妇每周增重500克是较为正常的,因为现在胎儿的生长发育相当快,他正在为出生做最后的冲刺。但是体重增长过多的孕妇,应该根据医生的建议适当控制饮食,少吃淀粉类食物,多吃蛋白质、维生素含量高的食品,以免胎儿生长过大,造成分娩困难。孕妇现在时常会感到疲劳,因此不要再独自一个人出远门,要服从自己身体的感觉,多休息,适当活动,比如饭后和丈夫一起散散步,或者做一做孕妇体操,缓解一下腰背的疼痛。这时一定要坚持每2周1次的体检,如果有头痛、恶心、腹痛、发烧等症状,一定要及时去医院检查。阴道分泌物增多,排尿次数也增多了,要注意外阴的清洁。

宝宝第30周

男孩的睾丸正从肾脏附近的腹腔沿腹沟向阴囊下降。
女孩阴蒂已突现。
胎儿身高约为36厘米,体重约为1500克。

母体变化与保健

❀ 准妈妈身体有哪些微妙变化

准妈妈在孕8月就进入了孕期的最后一个阶段，孕晚期准妈妈身体变化已经非常明显。

行动有诸多不便和限制

孕晚期，准妈妈的腹部越来越大，胎宝宝在腹中的位置不断下降，准妈妈会感到下腹坠胀，行动变得迟缓，此外，由于消化功能可能会变差，常有食之无味之感。另外，还可能伴有水肿、便秘、尿频等症状。

色素沉积更明显

由于激素的关系，准妈妈的脸部可能会长出褐斑及雀斑，乳头周围、下腹部、外阴的颜色也会越来越深，准妈妈不用太担心，多数色素沉淀在产后会逐渐消失。

假宫缩开始出现

孕晚期准妈妈的子宫肌肉会偶尔收紧，这是一种无节奏的、不规则的收缩，在这个阶段，它出现得不应该很频繁，而且也不痛，每次会持续30～60秒。

便秘加重

孕晚期的准妈妈由于行动不便，活动也随之减少，胃肠的蠕动也相对减少，食物残渣在肠内停留时间长，会造成便秘，甚至引起痔疮。如果以前有便秘症状，在这个阶段会加重，便秘如果严重的话，要及时去医院就诊。

出现这些变化应考虑去医院

分泌物增加或异常（特别是分泌物呈黏液状、水状，或粉色，或伴有淡淡的血色）、出现腹痛或来月经一样的疼痛、每小时的宫缩超过4次、骨盆部位的压力增加或下背部疼痛

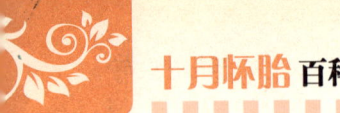

加剧。

若以上现象是准妈妈以前从来没有出现过的，一定不要掉以轻心，应及时去医院确诊。

✿ 孕8月产检都要注意什么

孕8月的产前检查除了常规地完成前几次检查的项目外，准妈妈还应做好心理、生理上的防护准备，以预防早产。

孕8月产检重点项目

❶ 由于大部分的先兆子痫，会在孕期28周以后发生，所以，孕后期准妈妈的重点检查项目有血压、蛋白尿、尿糖、心电图、肝胆B超等。

❷ 孕28周以后，医生还要陆续为准妈妈检查是否有水肿现象。因为此时准妈妈的子宫已大到一定程度，有可能会压迫到静脉回流，所以，静脉回流不好的准妈妈，此阶段较易出现下肢水肿现象。

❸ 进入孕8月，医生还可以通过胎心监护和脐血流图，观察胎宝宝的情况，如是否缺氧等。

孕8月特殊产检——尿蛋白检查

孕20周后，准妈妈一般每隔2周就应去医院化验1次尿蛋白，测量血压，检查有无水肿等。一旦发现准妈妈出现水肿、蛋白尿、高血压其中2种症状，就可能是妊娠高血压综合征。准妈妈定期检查蛋白尿可及时发现高血压综合征，以便及时采取措施，保证母婴健康。

孕8月产检还需要注意的事情

在孕8月的产前检查中，医生可能会要求准妈妈注意无痛性阴道流血。因为妊娠晚期的无痛性阴道流血是前置胎盘的典型症状，前置胎盘是孕晚期出血的重要原因之一，也是围产期危及母婴生命的严重并发症。

> **贴心提示**
>
> 水肿是准妈妈常见的现象，准妈妈可以自检，方法是：将大拇指压在小腿胫骨处，压下后皮肤会明显地凹下去，如果凹陷不会很快地恢复，即表示有水肿现象。

假宫缩与真宫缩有什么区别

分娩前几个月，宫缩就已经开始了，刚开始时，准妈妈几乎没什么感觉，只有用手去摸肚子时，才会感受到腹部一阵阵发硬，没有疼痛的感觉，这一般是假宫缩，临产前会出现真宫缩。

假宫缩和真宫缩的区别

分娩前数周，由于子宫肌肉较敏感，会出现不规则的子宫收缩，这种宫缩无规律性，无周期性，持续时间短，力量弱，也不会有疼痛感，且不能使子宫颈张开，这就是假宫缩。

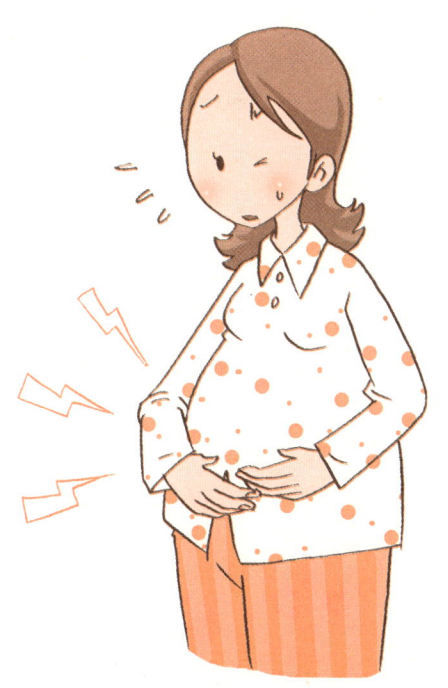

临产的子宫收缩是有规则性的，初期间隔时间大约是10分钟1次，准妈妈会感到腹部阵痛，随后阵痛的持续时间逐渐延长，至40~60秒，程度也逐渐加重，间隔时间缩短，一般为3~5分钟，当子宫收缩出现腹痛时，会感到下腹部很硬，这就是真宫缩了。

真宫缩是分娩的先兆

只有伴有疼痛的宫缩，才是分娩的先兆，疼痛的强弱也因人而异，有的在腹部，有的在腰部。不强烈的宫缩可以没有感觉或者与来月经时的小腹疼痛一样，准妈妈不必紧张。

当宫缩像浪潮一样涌来，阵阵疼痛向下腹扩散时，或有腰酸及下腹排便感，就是正常分娩的征兆，这种宫缩是为宝宝出生做准备的。

当假宫缩频繁时怎么办

假宫缩一般不会很频繁，但有时候假宫缩也会越来越频繁。若每小时宫缩次数在10次左右，就可以算作比较频繁了，准妈妈应及时去医院，在医生的指导下服用一些抑制宫缩的药物，以预防早产的发生。

另外，准妈妈要注意休息，尤其不能刺激腹部，若宫缩伴有较强烈的腹痛，甚至痛到坐立不安、工作和生活受到影响，那就需要去医院接受治疗了。

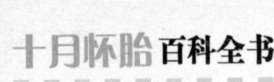

如何防止外力导致的异常宫缩

孕8月准妈妈一般不会出现真宫缩，假宫缩也不多，但容易受外力的影响而出现异常宫缩。异常宫缩会对分娩造成影响，准妈妈要尽量避免。为防止发生外力引起的异常宫缩，准妈妈需要在日常生活中多加注意：

❶ 避免外力撞击腹部。准妈妈跌倒或腹部不慎受到撞击时，不但会压迫到子宫内的胎宝宝，也会因疼痛、惊吓导致子宫内血液供给变少，引起宫缩。严重的撞击甚至还会造成胎盘早期剥离，危及准妈妈与胎宝宝的生命，这时应及时就医。

❷ 不要提重物。在孕晚期，提搬重物——拿重物或搬运物品时，会在腰及下腹部用力，引起腹部的压迫及子宫的充血，引起宫缩。这时，准妈妈要及时躺下休息，保持安静，会很有效。

❸ 避免过于疲劳。身体处于长期的摇晃状态、从事激烈的运动，常会不自觉地出现宫缩，疲倦时躺下休息，保持安静，会很有效。

❹ 放松心情。准妈妈长期处于过度紧张与疲劳的环境下较容易出现频繁的宫缩。压力积攒后也容易出现腹部变硬，最好能做到不积存压力、身心放松。

❺ 谨慎性生活。剧烈的性交动作及射精容易引发子宫收缩，男上女下的姿势也会压迫腹中的胎宝宝，一定要注意，出现异常要及时停下来。

❻ 防止着凉。空调使下肢和腰部过于寒冷，也容易引起宫缩。防止着凉也很重要，准妈妈在家时应该穿上袜子、盖上毯子。

准妈妈如何应对胃灼热

大约有一半以上的准妈妈会在孕晚期感觉胃灼热，大部分在生产后就可恢复正常。

胃灼热的症状和原因

孕晚期，随着胎宝宝不断长大，准妈妈腹部的空间越来越小，胃部会被挤压，胃酸被推回食道，导致胃部反酸，准妈妈会有烧灼的感觉，这就是胃灼热，会随着准妈妈弯腰、坐着或躺卧而加剧。胃灼热的发生率也会随着妊娠周数而增加。

胃灼热的应对

❶ 遵从少食多餐的原则，不要让胃部过度膨胀，这样也能减少胃酸的逆流。还要注意避免一切能够加剧胃酸逆流或会对胃部产生刺激的食物，

如油炸食物、咖啡、浓茶、辛辣食物。多吃含维生素C的蔬果，对缓解胃灼热症状有所帮助，如胡萝卜、甘蓝、青椒、猕猴桃等。

❷ 白天应尽量少食多餐，使胃部不要过度膨胀，即可减少胃酸的逆流。睡前2小时不要进食，饭后0.5~1小时内避免卧床。

❸ 放慢吃饭的速度，细嚼慢咽。不要在吃饭时，大量喝水或饮料，以免胃胀，吃东西后嚼块口香糖，可刺激唾液分泌，有助于中和胃酸。

❹ 睡觉时尽量将头部垫高，防止胃酸发生逆流。平时穿着宽松舒服的衣服，不要让过紧的衣服勒着腰和腹部。

❺ 若准妈妈怀疑自己有溃疡、食道狭窄或出血等并发症，做一次内视镜检查是极为必要的。

❻ 胃灼热很严重，已经影响到日常的活动和饮食时，可以服用一些中和胃酸的药物来缓解，不过，一定要在医生的指导下使用。

怎样预防压力性尿失禁

孕晚期，准妈妈的排尿次数明显增多，1~2小时排尿1次，甚至更短，再加上准妈妈的骨盆底肌肉撑托力差，如果准妈妈有大笑、咳嗽或打喷嚏等增大腹压的活动，不可避免地会发生压力性尿失禁，这是孕晚期正常的生理现象，不必过于担心，采取一些防范措施加以避免即可。

压力性尿失禁产生的主要原因

膀胱受到压迫：发育中的胎宝宝压迫膀胱，使膀胱贮尿量减少，就会导致准妈妈出现压力性尿失禁。

盆骨底肌肉发育不良：准妈妈的骨盆底肌肉由于发育不良，或锻炼不足，或受过外伤，其承托功能差，随着子宫增大，盆底肌变得柔软且被推向下方，对盆腔内器官的承托、节制、收缩及松弛功能减退而发生尿失禁。

压力性尿失禁的预防措施

做骨盆放松练习：四肢着地，呈爬行状，背部伸直，收缩臀部肌肉，将骨盆推向腹部。同时弓起背，持续几秒后放松。这种练习有助于预防压力性尿失禁。如果定期做了几周骨盆底肌肉练习后，发现仍有漏尿现象，就要向医生咨询，看是否是由其他疾病引起的。

不喝含咖啡因的饮料：含咖啡因的饮料，如咖啡、可乐和茶水，都是利尿物质，会使尿液增加，实际上加重了水的丢失。可以在水中放一片柠檬或酸橙，或加入一点儿果汁，改善水的味道，增加水分的摄入。

贴心提示

孕晚期不知道什么时候就会出现漏尿情况，因此，建议准妈妈平时随身携带一些卫生护垫，尤其是在夏季，衣着单薄，使用护垫，可以避免尿液沾湿衣裤的尴尬情况出现。

如有早产的风险，事前应征求医生的意见，注意避免过于激烈的运动。

准妈妈怎样防治腰背痛

进入怀孕后期，准妈妈除了行动会有些不便外，常常会遇到腰酸背痛的情况，50%~70%的准妈妈都是如此。

准妈妈腰背痛的原因

准妈妈孕晚期腰背痛的原因有很多，比如怀孕期间激素变化，使关节变松；准妈妈的身体重心发生改变，随胎宝宝成长逐渐往前挪，加重腰椎、尾椎的负担，使肌肉承受太多不当的拉扯；准妈妈体内多余的水分流至骨盆部位静脉时，使腰部神经与脊椎未能得到充足的氧分等。

准妈妈腰背痛如何应对

❶ 变动姿势时，最好能用双手支撑，减轻腰部的负荷。要特别注意不要立即站起来，避免受伤。要捡起东西的时候尽量弯曲膝盖蹲下来而不是弯腰去捡。

❷ 不要站立太久、长时间走路或提重物，长时间需要站立或走路的准妈妈可使用托腹带。

❸ 要减轻腰部的负担，建议准妈妈在站立时，不要穿有跟的鞋，以减轻脊柱的负担。

❹ 多休息。抬起脚对背部也是有好处的。尽量不要爬楼梯。

贴心提示

有很多准妈妈认为自己感觉舒服的姿势就是最放松的姿势，其实，一旦维持一个姿势超过20分钟，肌肉就会开始紧绷。这里提醒所有的准妈妈，无论是什么姿势，维持太久都不好。

妊娠晚期易患坐骨神经痛怎么办

孕中、晚期，如果胎宝宝的头正好压在准妈妈的坐骨神经上，准妈妈就会有疼痛、麻木，甚至伴随着针刺样的感觉，这就是坐骨神经痛，刚开始可能是在臀部，后来会辐射到大腿。

为什么孕晚期易发生坐骨神经痛

这与怀孕期间准妈妈身体特殊的改变有关系：

❶ 孕中、晚期，准妈妈的身体会释放一种耻骨松弛激素，来使骨盆以及相关的关节和韧带放松，为将来宝宝的顺利娩出做准备，这会无形中使准妈妈腰部的稳定性减弱。

❷ 孕晚期胎宝宝发育很快，使腰椎负担加重，若曾经有腰肌劳损，势必会加重坐骨神经痛。这种痛楚往往会持续存在，准妈妈应立即就医。

怎样减轻坐骨神经痛

一般情况下，大部分准妈妈在分娩后，坐骨神经痛都能自愈，当发生坐骨神经痛时，可以尝试采取以下措施：

❶ 当疼痛发生时，可尝试做做局部热敷（热毛巾、纱布和热水袋都可以）30分钟。

❷ 坐的时候可以将椅子调到舒服的高度并在腰部、背部或颈后放置舒服的靠垫，以减轻腰酸背痛的不适。

❸ 不要坐或站立太久，工作约1小时就要休息10分钟，起来活动活动或轻轻伸展四肢，搬挪物品时最好不要弯腰，而是采用下蹲的姿势。

❹ 首选硬板床休息。对于腰椎间盘突出造成准妈妈的坐骨神经痛，最好不要做X线检查，而是用超声波检查代替。

❺ 孕期检查时应告知医生自己有坐骨神经痛，临产时建议采用剖宫产的分娩方式，以免加重病情。

> **贴心提示**
>
> 即使以前没有患过坐骨神经痛的准妈妈，在孕期也应该注意预防，注意保护好自己的腰腹部及臀部。双足和双腿也应避免着凉，否则，亦可能诱发坐骨神经痛。

如何发现并且及时纠正胎位不正

胎宝宝正常的分娩位置是胎头朝下先露出，如果不是这种位置，则为胎位不正。胎位不正的胎宝宝不易随着准妈妈的用力娩出，也不能自我调整位置以适应产道的变化，这将给分娩带来程度不同的困难和危险。因此，孕晚期要注意观察胎位情况，予以及时纠正。

胎位不正有哪些情况

正常的胎位称为枕前位，除此以外，其余的胎位均为异常胎位。常见的胎位不正有：胎宝宝臀部在骨盆入口处的臀位，胎体纵轴与母体纵轴垂直的横位，或斜位、枕后位、颜面位等。

横位如未及时处理，会导致脐带脱垂，胎死宫内，甚至有子宫破裂的危险；臀位有破水后脐带脱垂的可能，分娩过程中有后出头的危险，会造成胎儿宫内窒息，甚至死亡。若出现这两种胎位，准妈妈均应考虑剖宫产。

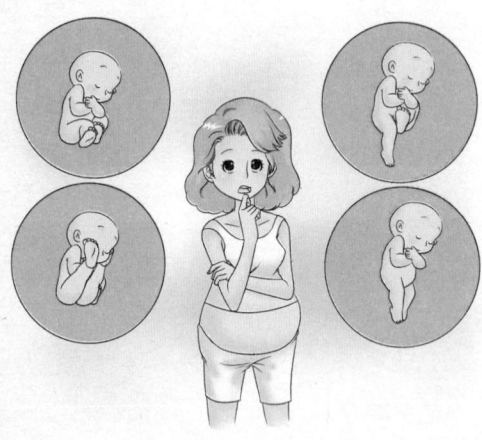

胎位不正如何纠正

在孕28周之前，胎位可能会通过胎宝宝自身的活动转正，如果到孕30周之后胎位还没有转正，就可以通过一些练习来尝试调整胎位。常用的纠正方法有：

膝胸卧位

准备前，准妈妈需要排空大小便，换上宽松、舒适的衣服，将头和上肢紧贴床面，在床上呈跪拜样子，但要胸部贴紧床面，臀部抬高，使大腿与床面垂直，保持15分钟，然后再侧卧30分钟。每天早、晚各做1次，连续做7天。患有心脏病、高血压的准妈妈忌用此方法。

桥式卧位

准备前，准妈妈仍需要排空大小便，换上宽松、舒适的衣服。先用棉被或棉垫将臀部垫高30～35厘米，准妈妈仰卧，将腰置于垫上。每天只做1次，每次10～15分钟，持续1周。

此外，准妈妈可以进行适当的运动，如散步、揉腹、转腰等轻柔的活动。

孕晚期如何避免发生便秘

怀孕后半期，渐长的胎宝宝压迫肠胃消化道，造成肠子的蠕动减慢，加上运动量相对减少、体内激素的改变等因素，准妈妈更容易发生便秘。轻度的便秘会让准妈妈腹痛、腹胀，严重的便秘可能导致早产，因此，准妈妈应该多加预防。

适当进行一些活动

适量活动可以促进肠管运动增强，缩短食物通过肠道的时间，并能增加排便量。活动的最佳方式是每天去户外散步，身体健康的准妈妈每天可散步0.5～1小时。

养成良好的排便习惯

准妈妈要养成每日定时排便1次的习惯,最好在每天早晨起床后就立即排便,一旦有便意要及时如厕。另外,使用坐式马桶可以更好地减轻下腹部血液的淤滞和痔疮的发生。

用硬板凳替换柔软的沙发

当人坐在硬板凳上时,臀部有两个坐骨节支撑,这样血液循环受到的阻碍较小,能减少便秘和痔疮的发生。

尽量取左侧卧位

准妈妈可以在两膝盖之间夹一个枕头,以减轻子宫对直肠的压迫,让大便能顺利地排下来。

> **贴心提示**
>
> 若是便秘现象持续超过3周以上,则应该及早就医。尤其当发现个人大便习惯改变,如经常便秘改变成经常腹泻,此时千万不要置之不理,忽略身体发出的警讯。

什么是妊娠高血压综合征

妊娠高血压综合征,简称妊高征,是指怀孕20周(孕5月)以后出现的高血压、蛋白尿及水肿等的综合征,这一系列特殊症状也被称为"子痫",多发于孕32周,发病越早病情越重。

妊高征的常见症状

临床上妊高征的常见症状为:全身水肿、恶心、呕吐、头痛、视力模糊、上腹部疼痛、血小板减少、凝血功能障碍、胎儿生长迟滞甚至胎死腹中。

妊高征的危害

据调查,妊娠高血压综合征是威胁孕产妇生命安全的六大疾病之一,仅次于产科出血,居第二位,妊娠高血压综合征还会影响胎盘的功能,使胎儿发育迟缓,甚至窒息。

有的准妈妈患上妊高征后,除了血压升高,还伴有蛋白尿、病理性水肿等表现,这就是子痫前期,如果病情进一步发展,最终有可能发展为子痫。严重的子痫前期或子痫,都可能威胁准妈妈和胎宝宝的生命。

妊高征的发病因素

妊高征的发病原因至今还不明确,但它的引发可能与以下几种因素有关:

1. 子宫张力过高,易引发妊高征。
2. 寒冷季节或气温变化过大,特别是气压高时,容易引发妊高征。
3. 精神过分紧张,或受刺激致使中枢神经系统功能紊乱的准妈妈。
4. 有慢性高血压、肾炎、糖尿病等病史的准妈妈;或家庭中有高血压史,尤其是准妈妈的母亲有妊高征史的,容易并发妊高征。

❺ 营养不良或体型矮胖的准妈妈，并发妊高征的概率大。

❻ 年轻初孕的准妈妈或高龄初孕的准妈妈，也容易患妊高征。

❀ 如何应对妊娠高血压综合征

进入孕晚期，准妈妈一定要做好妊娠高血压综合征的防治工作：

应做好预防，坚持定期做产前检查

如果你属于身材矮胖、贫血、营养不良、工作紧张或有高血压家族史的易患人群，则更要密切注意高血压的防治。在孕中、后期要常测量血压、体重、尿蛋白等以排除情况。

孕期要注意饮食、营养，遵循三高一低饮食

三高一低即高蛋白、高钙、高钾及低钠饮食，有助于预防妊高征。因此，准妈妈应多吃鱼、肉、蛋、奶及新鲜蔬菜，少食过咸的食物，全身水肿的准妈妈应限制食盐。同时，尽量避免紧张、焦虑、发怒、劳累等，以防血压上升。

要做好日常保健

保证休息时间：若发现有轻度的妊娠高血压综合征，准妈妈要适当减轻工作，保证充分的睡眠，在家休息，必要时住院治疗。

左侧卧位：休息及睡眠时采取左侧卧位，以减轻右旋的子宫对腹主动脉和下腔静脉的压力，增加回心血量，改善肾血流量，增加尿量，并有利于维持正常的子宫胎盘血液循环。

不同程度的妊高征，要不同对待：轻度妊高征准妈妈若处理方法正确，病情大多可缓解，但中、重度妊高征患者一经确诊，应住院治疗，积极处理，防止子痫及并发症的发生。

注意控制体重：整个孕期，准妈妈的体重增长应控制在11～13千克之间，尤其是孕晚期，以每周增重0.5千克为宜，每周体重增长过快是妊娠高血压综合征的危险因素之一。

❀ 准妈妈总感觉心慌气短怎么办

进入孕晚期之后，很多准妈妈都会觉得随便动一动就累得慌，心跳加速，大口喘粗气，常常力不从心，心慌气短。

为什么准妈妈孕晚期易心慌气短

孕晚期，准妈妈全身的血容量比未孕时增加40%～50%，心率每分钟增加10～15次，心脏的排出量增加了25%～30%，心脏的工作量比未孕时明显加大。

此外，孕晚期子宫推挤心脏向左上方移位，再加上体重增加、新陈代谢旺盛，更加重了心脏的负担。

为了完成超额的工作量，人体会加深、加快呼吸来增加肺的通气量，以获取更多的氧气和排出更多的二氧化碳，因此，准妈妈到孕晚期时常有心慌气短的感觉。

心慌气短怎么办

当出现心慌气短时，准妈妈不必惊慌，休息一会儿即可缓解，也可侧卧静睡一会儿，注意不要仰卧，以防发生仰卧位低血压综合征。

如果觉得胸闷或者心慌，不妨试着做一下深呼吸，有意识地放慢呼吸，如果觉得仍然很难受，就停下来休息一下。如果这样心慌还得不到缓解，提示可能有贫血、高血压、心脏病等疾病，应该去看医生。

血液中红细胞减少、血色素减低即贫血，有时也会引起心慌，通过血常规检查很容易发现。如果出现贫血应该多吃富含铁的食物，有时可能还需要口服铁剂。

贴心提示

若是孕前无心脏病史，在怀孕最后3个月发生心慌气短，休息后不能缓解，准妈妈则应考虑围产期心肌病的可能。围产期心肌病的心慌、气短主要发生于夜间，半夜常因胸闷不能入眠而坐起呼吸，或者经常感到胸痛而与用力大小无关，此时，准妈妈应及时去请教医生。

胎宝宝的头部什么时间开始入盆

随着胎宝宝越来越接近预产期，他出生时的先露部位（通常为头部）会下降进入盆腔，这就是入盆。

胎宝宝一般在37～38周入盆

胎宝宝的入盆时间因人而异，早的在33周或34周就能入盆，晚的可能会在37～38周入盆，还有的可能直到开始生产前都不会入盆。不过，即使胎宝宝早早入盆，也不意味着准妈妈就会提前生产。

什么因素决定着胎宝宝的入盆时间

与准妈妈平时的姿势有关：如果准妈妈长时间都坐着，那胎宝宝很可能会呈枕后位姿势躺着，即胎宝宝的脑后部朝向准妈妈的脊椎骨，那样会很难入盆，而且那种体位也不是有效分娩的最佳姿势。准妈妈要注意坐下时一定要向前倾斜着,让膝盖低于臀部,帮助宝宝扭转姿势,并顺利入盆。

准妈妈是经产妇:如果准妈妈曾经生过孩子,腹部肌肉可能会变得松弛,胎宝宝活动和改变姿势就容易多了,不容易在分娩前入盆。

胎宝宝个头比较大:如果胎宝宝长得比较大,他可能直到宫缩开始后才会下降入盆。

准妈妈的骨盆形状:有时候骨盆入口狭窄,这种情况下胎宝宝的先露部位可能要花很长时间才能入盆,但是一旦宝宝入盆了,生产通常会很快,因为那时骨盆出口相对来讲就大了。

入盆后准妈妈会有什么感觉

胎头入盆的时候,由于胎头下降,压迫到了膀胱,准妈妈会觉得尿意频繁,还会感到骨盆和耻骨联合处酸疼不适,不规则宫缩的次数也在增多。这些都表明胎宝宝在逐渐下降。

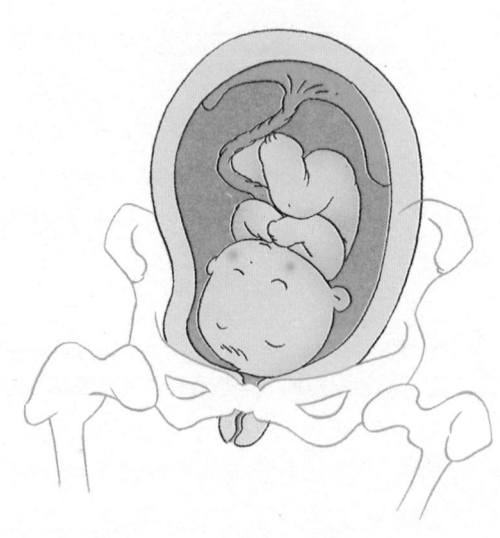

饮食营养跟进

❋ 孕晚期营养饮食原则有哪些

准妈妈进入孕晚期之后应结合孕晚期的营养特点，在孕中期饮食的基础上，进行相应的调整。孕晚期的营养原则具体如下：

增加蛋白质的摄入

此时期是蛋白质在体内储存相对较多的时期，其中胎宝宝存留的蛋白质约为170克，母体存留的蛋白质约为375克，这就要求准妈妈饮食蛋白质的供给比孕前时增加25克，应多摄入动物性食物和大豆类食物。

供给充足的必需脂肪酸

此时期是胎宝宝大脑细胞发育的高峰期，需要提供充足的必需脂肪酸，如花生四烯酸，以满足大脑发育所需。准妈妈多吃海鱼，有利于DHA的供给。

增加钙和铁的摄入

胎宝宝体内的钙一半以上是在孕后期贮存的，准妈妈应每日摄入1500毫克的钙，同时补充适量的维生素D。胎

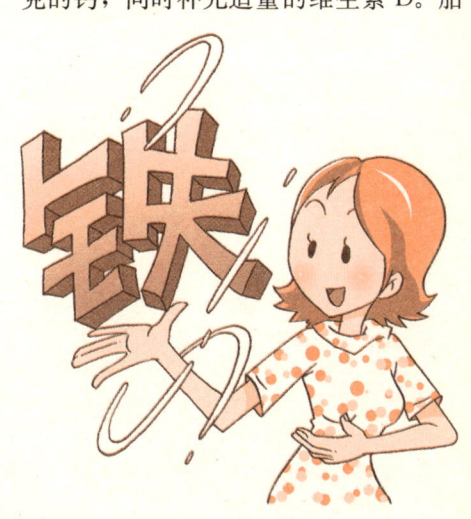

宝宝的肝脏在此期以每天5毫克的速度贮存铁，直至出生时达到300~400毫克的铁质，准妈妈应每天摄入铁达到28毫克，且应多摄入来自动物性食品的血色素型的铁。动物的肝脏中含有血红素、铁、叶酸和维生素等，是孕晚期补充铁的较好选择。

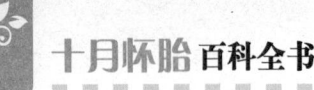

摄入充足的维生素

孕晚期准妈妈身体需要充足的水溶性维生素，尤其是硫胺素，如果缺乏则容易引起呕吐、倦怠，并在分娩时子宫收缩乏力，导致产程延缓。

少吃或不吃盐腌渍类食物

咸蛋、咸鱼、咸菜等盐腌渍食物含有对人体有害的物质，加工食品如腊肉、火腿、香肠、腐乳等也要少吃或不吃。

热能

热量的供给量与孕中期相同，不需要补充过多，尤其在孕晚期最后1个月，要适当限制饱和。

❈ 怎样合理安排零食

合理的零食可以为准妈妈带来不少好处，但要注意零食的正确食用，毕竟零食并不是准妈妈的必要食物。

准妈妈吃零食选对时间很关键

午餐和晚餐之间是吃零食的最佳时刻，因为这样既补充了营养，又没有耽误正常的午餐、晚餐。睡前的30分钟内不应该再吃零食，以免增加肠胃的负担引发危及孕育的身体疾病。

少食多餐才正确

吃零食每次只能吃少量，一天中分多次吃，这样既能及时补充准妈妈的体能，又不会导致体重过快地增长。

孕晚期1日零食搭配参考表

时间	零食搭配	备注
8：30～15：30	麦片、奶茶	在选择麦片方面，要选择低糖的，并且在冲泡时适量加入一些牛奶，保证营养的同时还改善了味道
9：30～10：30	苏打饼干	饼干分为酥性饼干、苏打饼干，而苏打饼干因为含有的油脂相对少一些，所以食用起来更健康
12：30～13：00	酸梅汤	餐后30分钟再喝酸梅汤等解暑饮品，否则会引起胃酸
14：00～14：30	新鲜水果	它们是不可缺少的健康零食，其含有丰富的维生素C、矿物质和膳食纤维，既能补充营养，还可提高身体的免疫力。同时，它们可增进食欲，有助于消化，解决便秘等疾病
15：00～16：00	蔬果干或坚果	菠萝干、葡萄干等果干不但热量低，而且对身体健康非常有益，不过，购买时最好只选脱水型的蔬果干。坚果含有微量元素及矿物质，是健康零食，坚果中含有的不饱和脂肪酸和低胆固醇，可大大降低患心脏病的概率

并发妊高征的准妈妈如何健康饮食

妊高征的发生除遗传及运动因素外，与营养状态、营养摄取量等也关系密切，孕晚期并发妊高征的准妈妈要多加注意饮食的健康管理。

保持食物的营养素平衡

不要大鱼大肉吃太多，适当多摄入一些蔬菜、水果，但不要把蔬菜、水果当主食。另外，准妈妈适当吃些鱼类在防治妊高征上有积极的意义。

准妈妈应减少动物脂肪的摄入。妊高征准妈妈血清锌的含量较低，膳食中应增加锌的供给。补充维生素C和维生素E能够抑制血中脂质过氧化作用，降低妊高征的反应。

控制热量摄入

孕晚期热量摄入过多，每周体重增长过快都是妊高征的危险因素，准妈妈摄入的热能应以每周增重0.5千克为宜。

遵循三高一低的饮食原则

三高一低饮食，即高蛋白质、高钙、高钾及低钠饮食，准妈妈每日蛋白质摄入量为100克，重度妊高征的准妈妈常有低蛋白血症，应摄入高优质蛋白质以弥补其不足。钠盐食入过多会导致血压升高，准妈妈每日食盐摄入量应在5克以下，同时避免含盐量高的调味汁、腌制品、罐头、薯条等。如果已经习惯了较咸的口味，可用部分含钾盐代替钠盐，能够在一定程度上改善少盐烹调的口味。

> **贴心提示**
>
> 妊高征准妈妈除了加强孕期营养外，还应多注意休息。母体营养缺乏、身体抵抗力差、贫血等各种病症都可能增加妊高征发生的概率。

血压高的准妈妈怎么吃

高血压的准妈妈不能随便吃降压药，药物可能会对胎宝宝产生很大的危害。准妈妈应在饮食上特别注意，通过食疗方法来稳定孕期血压是最安全、最优先选择的方法。高血压准妈妈在饮食上需要注意的事情有：

限盐

主要是限制钠的摄入量，食盐中的钠具有潴留水分、加重水肿、收缩血管、升高血压的作用。每日的食盐量应控制在3~5克（包括食盐和高盐食物，如咸肉、咸菜等）。小苏打、发酵粉、味精、酱油等也含有钠，要适当限制食用。

限水

包括茶水、汤汁，轻度患者可以自己掌握，尽量减少水分的摄入，中度患者每天饮水量不超过1200毫升，重度患者可按头一天尿量加上500毫升水来计算饮水量。

补充维生素C和维生素E

维生素C和维生素E能抑制血中脂质过氧化的作用，降低妊高征的反应。

注意补充钙、硒、锌

钙能使血压稳定或有所下降；硒可明显改善平均动脉压、尿蛋白、水肿症状，血液黏稠度也会降低，从而使妊高征的发病率下降；锌能够增强妊高征患者身体的免疫力。

注意补充蛋白质

重度妊高征患者因尿中蛋白质丢失过多，常有低蛋白血症。因此，应及时摄入含优质蛋白质的食物，如牛奶、鱼虾、鸡蛋等，以保证胎宝宝的正常发育。每日补充的蛋白质最高可达100克。

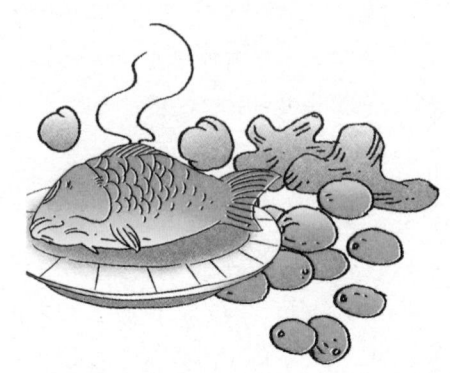

多吃利于降压的食物

芹菜、鱼肉、鸭肉、黄鳝等食物都是防治高血压的良好食物，准妈妈可变换品种地做着吃。

> **贴心提示**
>
> 孕期有高血压的准妈妈不宜长时间仰卧睡觉，这样会加重病情，最合理的睡眠姿势是左侧卧位。

日常起居与运动

❈ 需要提前准备哪些宝宝用品

离宝宝的预产期越来越近了,准爸爸准妈妈从现在开始就可以为宝宝准备必需品了。宝宝的用品比较繁杂,有的东西用一段时间就派不上用场了,最好是找过来人一起去买。下面我们列出一些宝宝的必备品,供准妈妈参考:

衣物

在夏天出生的宝宝,衣物比较简单,只要选择全棉的连衫连裤即可,最多再加上一件薄薄的小棉袄;冬天出生的宝宝需要的东西就比较多,最好是质地优良的绒布连衫裤、棉袄、全棉的袜子等。

一般可准备:内衣2~3套;外套、毛衣、棉衣各2件;袜子3双;软帽2顶;尿布20~30块或纸尿裤若干包。

床和床上用品

婴儿床1张,最好买可移动的、栅栏较高的小床;被子2床,不要太厚,规格为1米×1米;夹被或毛毯1条;毛巾被1条;褥子2床;小棉垫3~5块,规格为30厘米×25厘米。

盥洗用品

澡盆1个;小盆2个,分别用来洗脸和洗屁屁;大浴巾1条;小毛巾3条;婴儿洗浴用品1套;痱子粉1盒;水温表1支。

> **贴心提示**
>
> 奶瓶、尿布等消耗品,宝宝出生前必须准备好,而婴儿床、婴儿车等单价高,但使用期限长的用品,准妈妈可考虑向亲朋好友请求援助。

喂养用品

奶锅1个;奶瓶2~3个;奶嘴3

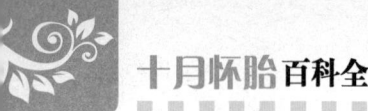

个；奶嘴护罩3个；奶瓶刷1个；锅1个，用来煮奶瓶和奶嘴用；水果刀1把；小勺1个；小碗1个。

建议准妈妈少买些小奶瓶，小奶瓶主要是给新生宝宝用的，过2个月后小奶瓶就只能用来喝水、喂钙粉等，大奶瓶可以多一点儿，一直用到宝宝三四岁是没问题的。

哪些窍门可以帮助消除腿部水肿

据统计，约有75%的准妈妈在怀孕期间会发生水肿现象，并且越接近生产日越严重，如果又碰上天热，则会更加明显。水肿不会对胎宝宝产生不良的影响，产后会自愈，但孕期会给准妈妈带来一些不便，准妈妈在起居上可以多加防范。

保持侧卧睡眠姿势，并保证充分的休息

这可以最大限度地减少早晨的水肿，建议准妈妈在睡前（或午休时）把双腿抬高15~20分钟，加速血液回流，减轻静脉内压，缓解孕期水肿。

注意保暖，不要穿过紧的衣服

当患有水肿时，必须保证血液循环畅通、气息顺畅，所以，不能穿过紧的衣服。

避免久行久坐久站，经常改换坐立姿势

准妈妈步行时间不要太久；坐着时应放个小凳子搁脚，促进腿部的血液循环通畅，每1.5小时就要站起来走一走；站立一段时间之后就应适当坐下休息。

适当运动

散步、游泳等都有利于小腿肌肉的收缩，使静脉血顺利地返回心脏，减轻水肿。平时可以做简单的腿部运动：晚上仰卧于床上，双腿高高竖起，靠在墙上，保持5~10分钟，这可以消除紧张过度，促进血液循环。

选择一双合脚的鞋

腿部水肿时可能会辐射到脚部，平时的鞋会变得不合脚，准妈妈穿着太小的鞋会加重水肿，因此，如果发生水肿，应考虑再去选一双合脚的鞋。

贴心提示

孕期水肿一般属于生理性正常现象，但也有一些疾病如妊娠高血压综合征、肾脏病或其他肝脏方面的疾病也会引起水肿，这属于病理性水肿，准妈妈一旦出现有心悸、气短、四肢无力、尿少等并发症时，一定要尽快去医院检查。

孕晚期可以进行性生活吗

孕晚期是胎宝宝发育的最后关键阶段，胎宝宝生长迅速，子宫增大很明显，对任何外来的刺激都非常敏感，而且此时胎膜里的羊水量也日渐增多，张力随之加大，在性生活中稍有不慎，即可导致胎膜早破，致使羊水大量地流出，直接引起胎儿宫内缺氧，引起早产，不利于胎宝宝的安全。

孕28～32周间，性生活次数应减少，强度减弱

此时刚刚进入孕晚期，偶尔的性生活也应注意姿势，控制性生活的频率及时间，动作不宜粗暴，避免给予机械性的强刺激，最好采用准爸爸从背后抱住准妈妈的后侧位，这样不会压迫腹部，也可使准妈妈的运动量减少。

孕32周后则应禁止性生活

在孕32周以后，准妈妈的腹部突然膨胀起来，身体懒得动弹，性欲减退，此阶段胎宝宝生长迅速，对任何外来的刺激都非常敏感，应停止性生活，以免发生意外。尤其是临产前4周或前3周必须禁止性生活，此时子宫口逐渐张开，性生活会使羊水感染的可能性增大。

特别提示：调查显示，分娩前3天有过性生活的准妈妈，20%会发生严重感染。感染不但威胁生产安全，也影响着胎宝宝的安全，可使胎儿早产，即使不早产，胎宝宝在子宫内也可能受到准妈妈感染疾病的影响，从而使其身心发育受到影响。

> **贴心提示**
>
> 对于准爸爸来说，目前是应该忍耐的时期，只限于温柔地拥抱和亲吻，禁止具有强烈刺激的行为，子宫在孕晚期容易收缩，同时，也要避免给予机械性的强刺激。

如何练习拉梅兹呼吸法

怀孕7个月以后，准妈妈可以勤加练习拉梅兹呼吸法，它可以帮助准妈妈分娩更顺利。

拉梅兹呼吸法的基本姿势

在毯子或在床上练习，室内可以播放一些舒缓的胎教音乐，准妈妈可以选择盘腿而坐，首先让自己的身体完全放松，眼睛注视着同一点。

阶段1——胸部呼吸法，用于分娩开始（宫颈开3厘米）

鼻子深吸一口气，随着子宫收缩开始吸气、吐气，反复进行，直到阵痛停止才恢复正常呼吸。

阶段2——嘻嘻轻浅呼吸法，用于胎宝宝正下来时（宫颈开7厘米以前）

用嘴吸入一小口空气，保持轻浅呼吸，让吸入及吐出的气量相等。完全用嘴呼吸，保持呼吸高位在喉咙，就像发出"嘻嘻"的声音。子宫收缩强烈时，需要加快呼吸，反之就减慢。注意呼出的量需与吸入的量相同。

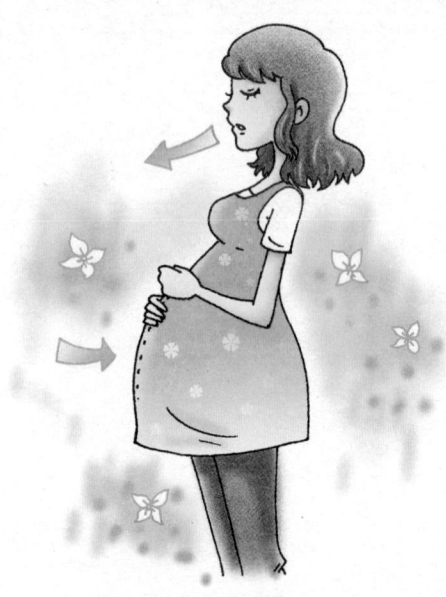

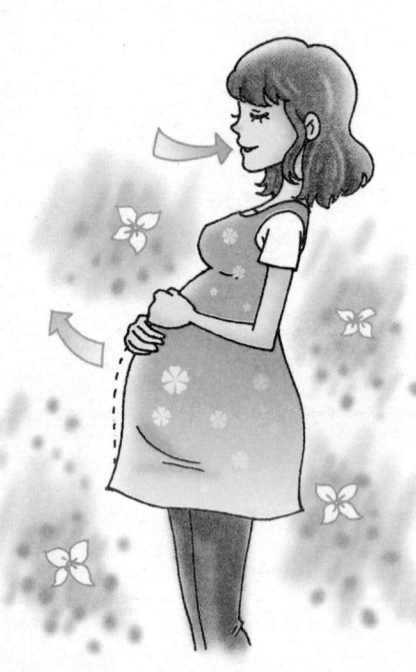

阶段3——喘息呼吸法，用于产程最激烈时（子宫开7~10厘米）

先将空气排出后，深吸一口气，接着快速做4~6次的短呼气，就像在吹气球，比嘻嘻轻浅式呼吸还要更浅，也可以根据子宫收缩的程度调解速度。

阶段4——哈气运动，用于胎宝宝娩出时（此时不用力）

阵痛开始，准妈妈先深吸一口气，接着短而有力地哈气，浅吐1、2、3、4，接着大大地吐出所有的气，就像在吹一样很费劲儿的东西，直到不想用力为止。

阶段5——用力推，用于娩出胎宝宝（宫颈全开）

长长吸一口气，然后憋气，马上用

力。下巴前缩，略抬头，用力使肺部的空气压向下腹部，完全放松骨盆的肌肉。需要换气时，保持原有的姿势，马上把气呼出，同时马上吸满一口气，继续憋气和用力，直到宝宝娩出。

❋ 帮助准妈妈放松的腹式呼吸法

进入孕晚期后，子宫空间对于胎宝宝来说会有些狭窄，不利于他很好地吸收氧气和养分，腹式呼吸法能给胎宝宝输送新鲜的空气，使在子宫中越来越感到拥挤的胎宝宝正常地发育。

此外，腹式呼吸法还能帮助准妈妈镇定下来，消除紧张，在分娩时缓解疼痛的感觉。当准妈妈学会正确的腹式呼吸法后，生产或阵痛来临时，也可以用腹式呼吸法来进行放松。

腹式呼吸法的方法

可以在背后放一个小靠垫，把膝盖伸直，全身放松，两手轻轻放在肚子上，想象胎宝宝正居住在一个宽广的空间里，慢慢地用鼻子吸气，直到腹部鼓起为止。吐气时把嘴缩小，慢慢地将体内的空气统统吐出去，吐气的时候要比吸气的时候用力，缓缓地吐。每天做2~3次，每次10~20分钟。

准妈妈可以请医生做示范，以免方法错误。在每一次练习前，准妈妈可以轻轻地告诉胎宝宝：宝宝，妈妈正在把新鲜的空气传送给你哦，你感觉到了吗？这样的反复练习一定会事半功倍的。

腹式呼吸法的小窍门

练习腹式呼吸时要注意尽量拉长呼吸的周期，保证呼气吸气的比例是1∶1，不要憋气。如果不会拉长呼吸，可以采用补吸和补呼的方式，也就是在吸满（或呼出）一口气之后再有意识地扩张（或收缩）腹部，这种方法可以补充气体的体积，帮助练习更有效。

 贴心提示

练习时若出现不适的状况，要立即停止，调整自然顺畅的呼吸。

❋ 适合孕8月准妈妈运动的孕妇体操

孕妇体操是专门为准妈妈设计的有氧运动，有利于准妈妈顺利分娩和产后的恢复，对胎宝宝的健康发育十分有利。下面我们给准妈妈推荐几款适合本月进行的孕妇体操：

脚腕的运动

准妈妈保持仰卧，然后左右摇摆、转动脚腕10次，再前后活动脚腕，充分伸展、收缩跟腱10次。在日常生活中，准妈妈站立、坐在椅子上时也可以随时随地锻炼脚腕，使脚腕关节变得柔韧有力。

脚部运动

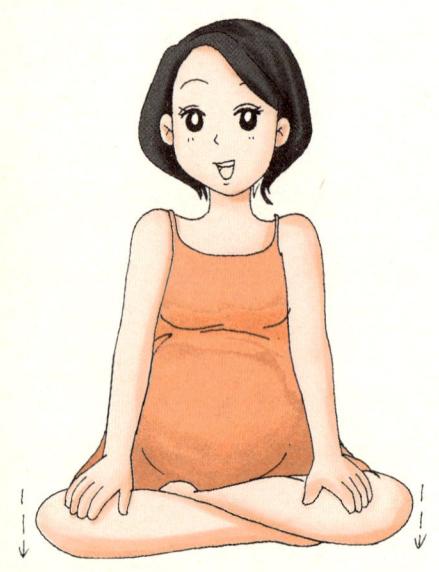

把一条腿搭在另一条腿上，然后放下来，重复10次，每抬1次高度增加一些，然后换另一条腿，重复10次；再将两腿交叉向内侧夹紧，紧闭肛门，抬高阴道，然后放松。重复10次后，把下面的腿搭到上面的腿上，再重复10次，有助于消除妊娠后期的脚部水肿。

压腿运动

盘腿坐在垫子上，挺直背部，两手轻轻放在膝盖上，每呼吸1次，手就按压1次，反复进行。按压时，要用手腕向下按压膝盖，一点点地加力，让膝盖尽量接近床面，可锻炼骨盆肌肉。

以上孕妇体操简单易操作，可缓解腰腿疼痛，为胎宝宝顺利通过产道做好准备，不过练习时一定要注意：

❶ 保持良好的心态：准妈妈运动时要保持良好的情绪，把快乐和健康带给胎宝宝。

❷ 要根据自己的身体状况决定锻炼量：在整个孕期，准妈妈最好持之以恒，坚持每天做孕妇体操。不过切记动作要轻柔，运动量以不感到疲劳为宜，微微出汗时就可停止，早晨不要做操，肚子发胀、生病等身体不舒服的时候，可酌减体操的种类、次数、强度等，不要太累。

❀ 缩肛运动对准妈妈有哪些好处

缩肛运动是收缩肛门周围肌肉的运动，缩肛运动的方法比较简单，不受时间、环境的限制，站立、蹲位、躺卧均可进行，坐车、行走、劳动时也可以做。每日可进行数回，每回进行2~3分钟即可，大便后进行效果更好。

缩肛运动可防治肛门周围疾病

收缩肛门的动作可以锻炼肛门附近的提肛肌、肛门括约肌，增强其功能，并且可以促进肛门周围血液循环，防止静脉淤积，从而可治疗和预防肛门周围的疾病。

缩肛运动可防治便秘和痔疮

准妈妈比较容易便秘，到孕后期还容易得痔疮，练习缩肛运动则有助于帮准妈妈预防、缓解便秘、痔疮。

缩肛运动可缩短产程

练习缩肛运动还有助于锻炼会阴部的肌肉，帮助准妈妈缩短产程，让分娩更顺利。

缩肛运动有利于产后恢复

产后的新妈妈也可以练习缩肛运动来防止便秘、痔疮，同时，还有助于阴道恢复，让性生活更加美好。

如何让胸部保持挺拔

孕期，准妈妈的乳房大小会有所改变，需要予以特殊的照顾，避免产后乳房下垂、缺乏弹性。为了让准妈妈胸部保持挺拔，准妈妈可以在日常生活中注意以下方面：

穿戴合适的乳罩

怀孕期乳房在体内激素的刺激下发育增大，准妈妈常有触痛、胀大等不适感，此时，穿戴合适的乳罩可减轻不适，维持正常而又美观的乳房外形，若不用乳罩支托，孕期的乳房外形则容易改变。

合适的乳罩应该具备可以随意松紧的特点。随着胸围的增大，乳罩的大小需要相应地调整，乳罩支持乳头所在的正确位置应是乳头连线在肘与肩之间的水平位。

注意乳房的清洁和护理

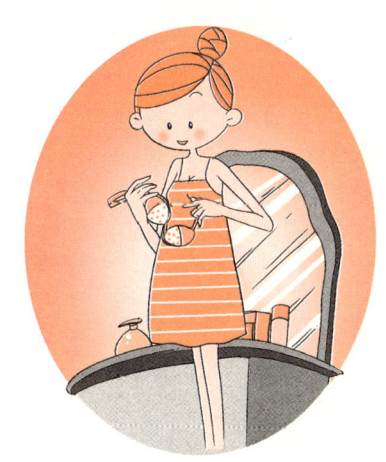

计划母乳喂养的准妈妈，不宜用肥皂来清洁乳房。乳房清洁护理应该暴露于空气中进行，每天用干净的毛巾和温水清洗乳房，擦洗时切勿造成乳头的刺激感或酸痛。适宜地使用胸部肌肤滋润产品也是很不错的选择。

配合一些简单的运动

❶ 维持胸部的紧实,可将双手抬高,于鼻前合拢(十指夹紧),手和肘部保持水平状,接着用力击掌(手持平、指夹紧)。此动作重复 10 次,这时会感到胸部也随之运动。

❷ 将嘴唇拉开,呈微笑状,这个动作可收缩颈部的大肌肉,强健胸部组织,提高弹性,以提供更好的支撑效果。重复 15 次,你会很快注意到乳头会随着每次的肌肉收缩而显得高挺。

 贴心提示

当乳房出现异常时,如异样疼痛和外形改变,应该及时看医生。

成功胎教与情绪调节

产前抑郁症如何自我调节

多数准妈妈都知道产后抑郁症,但产前抑郁症却很少被准妈妈注意。据不完全统计,有 10%～15% 的准妈妈都患有不同程度的抑郁症,这种抑郁症也被叫做"产前抑郁症"。其实,产前抑郁症处理不好的话,其危害性远远大于产后抑郁症。

产前抑郁症的表现

如果准妈妈发现自己莫名其妙地情绪低落、食欲缺乏,若不是身体出现不适,就应该有所警觉,是不是已经有点儿产前抑郁症的苗头了。严重的产前抑郁症还可能表现为:躁狂、抑郁、精神分裂,甚至出现意识障碍和幻觉。

哪些准妈妈应特别小心产前忧郁症

有家庭抑郁病史、个人心理素质差、患过抑郁症、与丈夫或家里人有矛盾的女性是产前抑郁症的高发人群。

产前抑郁症的自我调节方法

产前抑郁症没有什么更好的预防措施，最关键在于准妈妈要学会调节自己的情绪，适时缓解自己的压力。此外，准妈妈还应该对分娩和产后的事有所了解，可以减少恐惧感和紧张感。适当地参加一些社交活动，保持营养均衡，按时接受孕期检查，及早发现问题，及早解决也是很重要的。具体的调节方法还有：

情绪消逝法：可以通过给好朋友写信、交谈等方式来述说自己的处境和感受，让不良的情绪烟消云散。

不快转移法：在不良情绪无法排解的情况下，不如离开使自己不愉快的情境，去做一些自己喜欢的事，如唱歌、看书、郊游、画画等，使自己的情绪由烦恼转为愉快。

心情调整法：经常到大自然中去散散步，听听鸟鸣，嗅嗅花香，能消除紧张的情绪，让心情变得舒畅。

自我美化：用美丽渲染好心情

怀孕后，准妈妈花很多精力照顾胎宝宝，或许产后会花更多的精力，以至于忽略了自己的形象。爱美是女人的天性，当准妈妈看见镜中的自己光彩照人时，心情一定会格外好，孕期自然也不例外。懂得自我美化，准妈妈可以用美丽来渲染自己的好心情，给胎宝宝一个更好的成长环境。

用衣服扮靓自己

勇敢自信地秀出自己的线条来，不要试图用那些宽松的衣服来掩饰自己日渐隆起的腹部，这样做只会让你看起来更加臃肿。实际上，准妈妈的体形有一种特有的雍容优雅，如果准妈妈肯大方地让它浮现出来，定会展现出独有的美丽。

选择面料柔软透气而又富有弹力、颜色简单明丽、式样简单优雅的衣服，不要丢弃自己的风格。如果你大爱田园风，没有必要一定套上专门的孕妇服，能穿上身的简单衣服都是可以穿的，但前提是不能让衣服伤害到自己或胎宝宝。

用好心情装点自己

人如果对自己的穿着和外表很满意，那么，她的自信心会比不满意时要高得多。这种状态下做任何事情都能达到事半功倍的效果，同样也能带来愉悦的心情。

对准妈妈来说，保持愉悦的心情是非常重要的。女性都爱美，把自己打扮得更美几乎是女性一生的功课，当然在即将成为母亲的时候更要如此。这是一个良性的循环，美丽带来的好心情会让准妈妈容光焕发，让七分的美丽变成了十分；这种心理的愉悦又将激励准妈妈让自己更加美丽，一个良性的循环便开始了。

如何让胎宝宝参与到家庭生活中来

给胎宝宝施行胎教的目的其实也是为了让胎宝宝日后能更好地适应生活，本着这样的目的来看，任何一项胎教其实都可以考虑让胎宝宝参与到生活中来，这样能够帮助他以后更好地适应社会环境。

说话和游戏是特别好的参与方式

胎宝宝可以听到母体内外的各种声音，并且已经具有了记忆能力，这些在胎儿期留下的记忆可能会对宝宝产生深远的影响，如果多与胎宝宝互动，能培养起更有利于胎宝宝适应环境的能力和性格。

参与时要自然融入

在与胎宝宝做胎教游戏或说话的时候，要培养胎宝宝的参与意识，要让胎宝宝感觉到自己是不可或缺的家庭一分子，得到尊重并获得平等的权利。训练和启发胎宝宝的思维，对促进胎宝宝的智力和能力发展都是极为有益的。

具体实施方法

胎教时的谈话和想象内容可以是生活中的方方面面，但内容一定要积极正面。准妈妈可以在做家务的时候与胎宝宝进行交流，告诉他正在进行的是什么样的事，对于整个家有什么好处，诸如让家里美观、让家人心情愉快等，可以是自己的所感所想。

另外，一边干活，一边与胎宝宝交流，也是让胎宝宝参与到日常生活中来的表现之一。在交流时，可以告诉胎宝宝，做家务需要一定的时间和精力，但是仍然会带来愉悦感。这是因为，作为家庭的一分子，用自己的努力让家人高兴本来就是一件很有意义的事情。这样能够培养胎宝宝对家庭的责任感和荣誉感。

准爸爸怎样给胎宝宝唱歌

胎宝宝不仅喜欢准妈妈的声音，对准爸爸低沉宽厚的声音更是情有独钟。

准爸爸的歌声可令胎宝宝精神安定

孕晚期的胎宝宝能听到子宫外的声响，而且胎宝宝比较听得清楚父亲的声音，因为羊水传递低音域的男性声音的效果会比传递高音域的女性声音的效果好。胎宝宝经常聆听准爸爸的歌声，必然会精神安定，为出生后形成豁达开朗的性格打下心理基础。

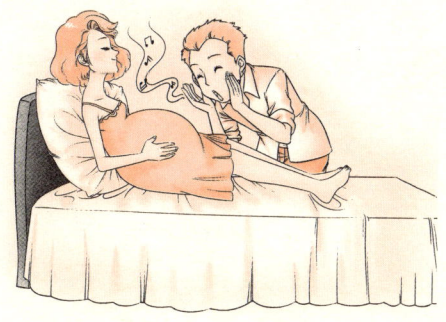

准爸爸要带感情地多为胎宝宝唱歌

准爸爸可在每天固定的时间里，比如自己上班前和下班后，轻声哼唱一些优美抒情的歌曲，如摇篮曲等。最好是自己非常喜爱的，这样可唱出感情，并且也应该像准妈妈一样充分想象胎宝宝的可爱样子，这样的歌声是动听的，可以感染准妈妈，也可以传达给胎宝宝。

准爸爸有时间时，可和准妈妈一起哼唱，让胎宝宝能经常聆听爸爸妈妈的歌声，让母与子心音谐振，令胎教效果更好。

> **贴心提示**
>
> 准爸爸除唱歌外，还可经常同腹中的胎宝宝说说话，这样宝宝诞生后往往很快会对准爸爸的声音产生反应，因为爸爸的声音深深烙在了宝宝的脑海中。同时，这种胎教也有助于建立爸爸和宝宝之间的亲子关系。

孕晚期不可错过阅读胎教

胎宝宝的心智在孕晚期是最成熟的，这个时候他的求知欲也最旺盛，因此，准妈妈保持旺盛的求知欲很重要，最好能和胎宝宝一起多读一些书，定时讲书中的故事给胎宝宝听。

孕8月至生产前是施行阅读胎教的最佳时机

胎宝宝的意识萌芽发生在怀孕第7~8个月的时候，此时，胎宝宝的脑神经已经发育到几乎与新生儿相当的水平。此时，胎宝宝的脑外层的脑皮质也很发达，因此，可以确定胎宝宝具有思考、感受、记忆事物的可能性，也具备接受阅读胎教的可能性，不应错过。

如何施行阅读胎教效果更好

阅读材料的选择：好的阅读材料应该是能够让准妈妈感到身心愉悦的，比如儿童故事、童谣、童诗等，故事要避免暴力、太过激情和悲伤，同时阅读题材应广泛。

描述要清楚、细致：准妈妈要将作品中的人、事、物想象出来，并详细、清楚地描述出来，例如太阳的颜色、主人公穿的衣服等，让胎宝宝融入故事描绘的世界中。

坚持施行：选定阅读材料之后，设定每天的"阅读时间"，最好是准爸爸准妈妈每天各念1次给胎宝宝听，借阅读的机会与胎宝宝多沟通、互动。

保持平和的心态：为了让准妈妈的感觉与思考能和胎宝宝达到最充分的交流，准妈妈应该保持平静的心境并保证注意力的集中。

> **贴心提示**
>
> 要保证"视觉化"效果，"视觉化"是指将鲜明的图画、单字、影像印在脑海中，比如选取一页图画内容详细地描述给胎宝宝听，这样能增强信息传递效果。

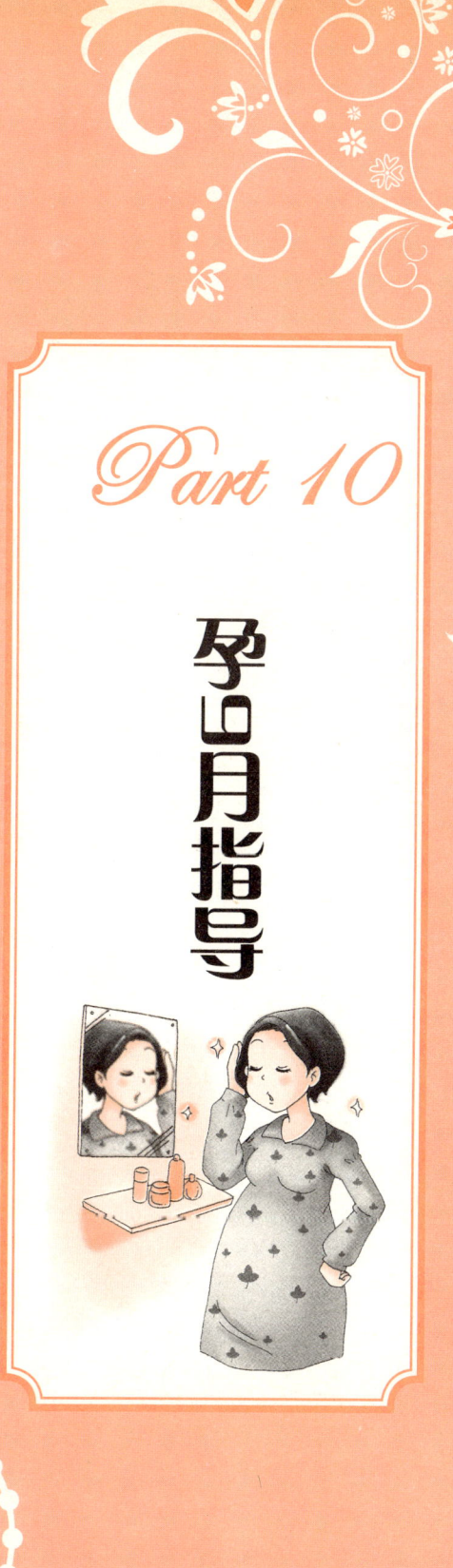

Part 10 孕10月指导

妊娠期身体变化

第9孕月（第33～36周）

随着胎儿的增大，子宫已经占据大部分腹腔，压迫胃、膈肌，使它们上移，并压迫心脏，使心脏向左上移，引起心悸、气喘、胃胀，没有食欲，排尿也更加频繁。同时还可清楚地感到子宫的收缩，但并不一定感到疼痛。

子宫底的高度为28～30厘米。宫底达剑突下，位置最高。

怀孕第33周

如果是初产妇，腹中的宝宝可能转为头向下的姿势，这是在为出生做准备。由于胎头下降，压迫膀胱，孕妇会感到尿意频繁，还会感到骨盆和耻骨联合处酸疼不适（有的孕妇还会感到手指和脚趾的关节胀痛），腰痛加重。这些现象标志着胎儿在逐渐下降，全身的关节和韧带逐渐松弛，是在为分娩做身体上的准备。

不规则宫缩的次数增多，腹部经常阵发性地变硬变紧。外阴变得柔软而肿胀。产期临近，身体的不适和内心的不安都有所加重，坚持住，你和宝宝很快就会见面了。

宝宝第31周

胎儿肺部和消化系统已基本发育完成。

脑细胞显著发育，如果不给予刺激，没有使用过的脑细胞就会消失。

身长增长缓慢而体重增加迅速。

胎儿眼睛能辨别明暗，甚至能跟踪光源。

胎儿身长约为38厘米，体重约为1700克。

怀孕第34周

这时孕妇可能会发现脚、脸、手肿得更厉害了，脚踝部更是肿得老高，特别是在温暖的季节或是在每天的傍晚，肿胀程度会有所加重。即使如此这时也不要限制水分的摄入量，因为母体和胎儿都需要大量的水分。相反，令人惊奇的是，摄入的水分越多，反而越能帮助孕妇排出体内的水分。但是如果某一天孕妇发现自己的手或脸突然肿胀得厉害起来，那就一定要去看医生了。若是初产妇则胎儿头部大多已降入骨盆，紧压住子宫颈口，经产妇的胎儿入盆时间一般要晚一些，甚至有些产妇的胎儿在分娩前才入盆。

Part 10 孕9月指导

宝宝第 32 周

胎儿各个器官继续发育。
胎儿已具备呼吸能力。
能分泌消化液。
皮下脂肪更加丰富,皱纹减少。
身体和四肢继续长大,最终要与头比例协调。
胎儿占据了子宫,胎动受限。
胎儿身长约为 40 厘米,体重约为 1900 克。

怀孕第 35 周

由于胎儿增大,并且逐渐下降,相当多的孕妇此时会觉得腹坠腰酸,骨盆后部附近的肌肉和韧带变得麻木,甚至有一种牵拉式的疼痛,使行动变得更为艰难。在有的孕妇身上这种现象可能逐渐加重,并将持续到分娩以后,有的甚至更长,如果实在难以忍受,可以请求医生的帮助。如果对日益临近的分娩感到忐忑不安甚至有些紧张的话,应该努力使自己平静下来,注意休息,养精蓄锐,轻松的日子已经不多了,再享受一下二人世界的安静温馨吧,听听音乐,和丈夫聊聊天。

宝宝第 33 周

胎儿呼吸系统、消化系统发育已近成熟。
生殖器官也已接近成熟。
身体开始变得圆润。
有的胎儿头部已降入骨盆。
有的胎儿长出了一头胎发。
胎儿的指甲已长到指尖。
胎儿身长约为 42 厘米,体重约 2000 克。

怀孕第 36 周

此时孕妇体重增长已达到最高峰,孕妇可能会惊讶于自己的腹部竟然可以长那么大。肚子相当沉重,大得连肚脐都膨突出来,起居坐卧都相当费力。此时上下楼梯时一定要注意安全。

宝宝第 34 周

胎儿身体部分的骨骼变得结实,头骨还很柔软,这是为了分娩时头能顺利通过产道。
胎儿身长约为 44 厘米,坐高约为 31 厘米,体重约 2200 克。

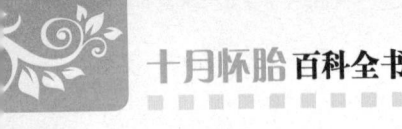

母体变化与保健

❀ 准妈妈身体有哪些微妙变化

怀孕第9个月时，准妈妈的肚子已经很大了，除了体形变化，准妈妈还会发生一些其他的变化。

体重增加快

孕晚期是准妈妈的体重增长最快的时间，提醒准妈妈尽量不要过量进食，以免胎宝宝长得过大，造成难产。

睡觉难受

孕晚期最头疼的问题就是睡觉了，似乎哪一种姿势都不够舒服。左侧卧胎宝宝会难受，可能会不时地踢妈妈的肚子表示不满。而右侧久了又会觉得身体酸麻。要是仰卧，准妈妈过不了多久就会觉得喘不过气来了。

身体容易疲惫

33周以后，准妈妈会发现自己身体明显沉重，动作显得更笨拙、迟缓，也更容易感到疲惫。此时，腹部向前挺得更为厉害，身体的重心移到腹部下方，只要身体稍失衡就会感到腰酸背痛。

便秘

进入孕晚期，准妈妈活动减少，加上增大的子宫压迫肠道，导致胃肠蠕动缓慢，准妈妈或多或少地会出现便秘的状况，只要情况不太严重，就不用过于担心。多喝水，多摄入高纤维的食物进行调节，安心地等待宝宝出世吧。

尿频、尿急

胎头下降，压迫膀胱，导致准妈妈的尿频现象加重，经常有尿意。

水肿

产妇此时手、脚、腿等都会出现水肿，因此，你要注意水的摄入量。对于水肿情况严重的准妈妈，要及时到医院看医生。

呼吸困难

9个月初，子宫底的高度上升到肚脐之上，心脏负担逐渐加重，血压开始升高，心脏跳动次数增加，身体新陈代谢时消耗的氧气量加大，准妈妈不仅呼吸变得急促起来，活动时也容易气喘吁吁，到9个月底，随着胎宝宝入盆，呼吸困难会开始缓解。

本月产检注意事项

这个月的产检除了进行与上次一样的常规检查外，还需要配合医生做好分娩前的准备工作。

配合医生做好骨盆测量

分娩前准妈妈的骨盆状况决定了顺产与否，骨盆是产道的最重要的组成部分，宝宝从母体娩出必须通过骨盆，狭小或畸形的骨盆均可引起难产。为了弄清骨盆的大小和形态，了解宝宝和骨盆之间的比例，产前检查时要测量骨盆，以便于医生准确判断生产的顺利程度。

特别提示：大多数医院会在妊娠28～34周之间进行骨盆测量，也有的医院在初次产检时就测量。

配合医生做好分娩前的准备工作

首先做好分娩前的心理准备：分娩是自然的生理过程，准妈妈要以轻松的、顺其自然的心理状态，有准备地迎接分娩。

要做好分娩前的知识准备：这也是克服心理障碍最好的办法，此外，准妈妈还应该在医生的指导下做好相应的训练。

做好分娩地点的选择及物品准备：如果在家中分娩，首先联系好分娩医生，准备好临时产房的照明及取暖设备，以及分娩所需要的各种物质准备等。

> **贴心提示**
>
> 我们不建议准妈妈提早入院待产，虽然这看上去很保险，但是提早入院等待会有紧迫感，对准妈妈的情绪影响往往很不利，除非医生特别建议提前住院，否则准妈妈不要提前入院等待。

孕晚期上火怎么办

"上火"是中医专有名词，如果准妈妈出现咽喉干痛、两眼红赤、鼻腔热烘、口干舌痛以及烂嘴角、流鼻血、牙痛等症状，中医就认为是上火。

上火的原因

引发上火的因素很多，情绪波动过大，中暑，受凉，伤风，嗜烟酒，过食葱、姜、蒜、辣椒等辛辣之品，贪食羊肉、狗肉等肥腻的食物，以及中毒、缺少睡眠等都会导致上火。

上火的预防和应对

干燥的天气要多喝水：干燥的天气容易上火，在秋季和冬季，准妈妈要多喝白开水，同时也应多吃一些维生素含量丰富的水果、蔬菜，像甘蓝菜、花椰菜和西瓜、苹果、葡萄等都很好，蔬果中的矿物质一般都具有宁神、降火的神奇功效。

适当运动：孕晚期的准妈妈容易上火，这多因行动不便、活动减少、营养过剩所致，准妈妈在条件允许的情况下应适量运动，可防止冬季上火。

上火后可多吃些苦味食物：苦味食物中含有生物碱、尿素类等苦味物质，具有解热祛暑、消除疲劳的作用。最佳的苦味食物首推苦瓜，不管是凉拌、炒还是煲汤，都能达到"去火"的目的，除了苦瓜，苦菜、芥蓝等也很好。

不要随便服药：准妈妈一旦上火，千万不能自己乱服药，尤其是一些含有黄连、牛黄等成分的降火药，它们很容易引起危险情况。

> **贴心提示**
>
> 即便孕晚期上火了，准妈妈也不应因此而放弃饮用牛奶，牛奶并非人们所认为的那样会加重上火，相反，牛奶还具有解热毒、去肝火的作用。

如何预防静脉曲张

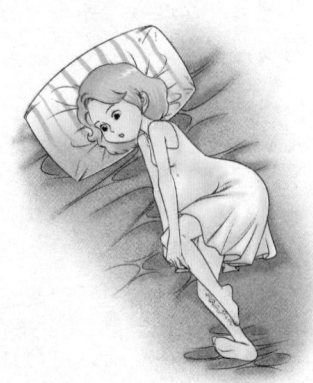

孕晚期的准妈妈容易受静脉曲张的困扰，常发生在腿部，当准妈妈站立时通常会发现腿部出现明显的蓝色静脉曲线，它们也可能出现在腹股沟或肛门附近。

孕期静脉曲张的原因

激素分泌改变：怀孕时全身血流量增加，容易造成静脉血液的逆流。

胎宝宝和子宫增大：它们压迫骨盆腔静脉和下腔静脉，使得下肢血液回流受阻。

家族遗传：静脉曲张具有家族性。

孕期体重超标：超重会对下肢的血液循环造成影响。

如何预防和应对静脉曲张

❶ 每天适度、温和地运动，帮助血液循环。

❷ 保持适当的体重，防止体重过度增加。

❸ 休息时将双腿抬高，帮助血液回流至心脏。

❹ 避免长期坐姿、站姿或双腿交叉压迫，建议睡觉时脚部用枕头垫高。不要提过重的物品，避免压迫下肢静脉。

❺ 睡觉时尽量向左侧躺，避免压迫到腹部下腔静脉，减轻双腿静脉的压力。

❻ 穿弹性袜，起床后穿上弹性袜可避免过多的血液堆积在双腿，刚开始可以试着穿强度20～30毫米汞柱（1毫米汞柱=0.133千帕）的弹性袜，适应之后可以穿效果较佳的30～40毫米汞柱弹性袜，不过，弹性袜最好是到药店或医院购买正规的。

> **贴心提示**
>
> 静脉曲张不可以热敷或高温泡脚，否则会导致下肢动脉扩张，血流量增加，加重静脉淤血，使静脉血管更突出。

❈ 准妈妈如何预防痔疮

准妈妈是痔疮的高发人群，发生率高达76%，痔疮其实也是一种静脉曲张，与肛门末端的静脉血管血流不畅有关，痔疮严重时，准妈妈坐、行走、排便时都会疼痛难忍，严重影响正常的生活。

孕期痔疮的原因

为了保证胎宝宝的营养供应，准妈妈盆腔内动脉血流量增多，随着子宫日益增大，又会压迫盆腔，使血管内的血液回流受到阻碍；加上准妈妈常有排便费力或便秘的现象，也可诱发痔疮或使其加重。痔疮发展到一定程度可脱出肛门外，形成外痔，在行走、咳嗽等腹压增加的情况下，痔块就会脱出。

如何预防和应对痔疮

养成定时排便习惯：不要久忍大便，养成定时排便的习惯。每次蹲厕所的时间不要超过10分钟，以免引起肛管静脉扩张或曲张。排便后用温水清洗肛门，促进肛门处血液循环。

多吃纤维素丰富的食物：新鲜蔬果中纤维素较多，平时注意多饮水，少喝饮料。排便困难时可多吃些芝麻、核桃等含丰富植物油脂的食物，以起到润肠的作用，不要吃辣椒、大蒜、大葱等刺激性食物。

有助于防治痔疮的提肛运动和按摩

提肛运动：并拢大腿，吸气时收缩肛门，呼气时放松肛门。每日做3次，每次30下，能增强骨盆底部的肌肉力量，有利于排便和预防痔疮的发生。

按摩肛门和腹部：大便后用热毛巾按压肛门，顺时针和逆时针方向各按摩15分钟，能改善局部血液循环。腹部按摩则取仰卧位，双手在下腹部按顺时针和逆时针方向各按摩15次，每日早、晚各进行1次，有利于防治便秘，也有利于痔疮的好转。

胎盘早剥及其发病因素

正常位置的胎盘，在胎宝宝还没出生以前，是紧贴子宫壁的，如果胎盘脱离子宫壁，则称为"胎盘早剥"，胎盘早剥的发生率为4.6‰～21‰。

胎盘早剥的危害

胎盘早剥会导致孕晚期流血，是妊娠晚期的一种严重并发症，起病急，进展快，若处理不及时，可能危及母婴生命。有些轻型胎盘早剥在临产前无明显症状，只在产后检查胎盘时，发现早剥处有凝血块压迹。

胎盘早剥发病的因素

血管病变：若准妈妈有血管病变，动脉痉挛或硬化引起远端毛细血管缺血坏死以致破裂出血，血液流至某处形成血肿，导致胎盘自子宫壁剥离。

机械性因素：外伤（特别是腹部直接受撞击等）、行外倒转术矫正胎位、脐带过短或脐带绕颈均可能促使胎盘早剥。

子宫静脉压突然升高：孕晚期准妈妈长时间取仰卧位时，会发生仰卧位低血压综合征。此时，妊娠子宫压迫下腔静脉，回心血量减少，血压下降，而子宫静脉淤血，静脉压升高，造成静脉床淤血或破裂，导致部分或全部胎盘自子宫壁剥离。

胎盘早剥的处理

胎宝宝未娩出前，胎盘可能继续剥离，难以控制出血，持续时间越长，病情越严重，并发凝血功能障碍等合并症的可能性也越大。出现胎盘早剥时，原则上应争分夺秒地让胎宝宝产出，切忌拖拉，延误时机，只有在胎儿产出，胎盘跟着排出后，控制准妈妈出血，子宫才能迅速收缩而止血。分娩的方法应根据胎次、早剥的严重程度、胎宝宝的状况及宫口情况决定是经阴道分娩还是剖宫产。

前置胎盘是怎么回事

胎盘的正常附着处在子宫体部的后壁、前壁或侧壁。如果胎盘附着于子宫下段或覆盖在子宫颈内口处，位置低于胎宝宝的先露部，称为前置胎盘。

前置胎盘的原因

1. 子宫体部内膜病变。如产褥感染、多产、多次刮宫及剖宫产等，引起子宫内膜炎或子宫内膜受损，使子宫内膜血管生长不全。当受精卵植入时，血液供给不足，为了摄取足够的营养而扩大胎盘面积，伸展到子宫下段。
2. 受精卵滋养层发育迟缓。当受精卵达子宫腔时，尚未发育到能着床的阶段而继续下移植入子宫下段，并在该处生长发育，形成前置胎盘。
3. 胎盘面积过大。如双胎的胎盘面积较单胎为大而达到子宫下段。
4. 胎盘异常。如副胎盘，主要胎盘在子宫体部，而副胎盘则可达子宫下段近宫颈内口处。

前置胎盘的症状

妊娠晚期或临产时，发生无诱因的无痛性反复阴道流血是前置胎盘的主要症状，偶有发生于妊娠20周左右者。

随着子宫下段不断伸展，出血往往反复发生，且出血量亦越来越多。

> **贴心提示**
>
> 孕中期，B超发现胎盘位置低而超过子宫颈内口者高达30%，但随着妊娠进展，子宫下段形成，子宫体升高，胎盘跟着上移，相当一部分准妈妈在孕晚期就不是前置胎盘了。所以，若无出血症状，在妊娠34周前，B超发现胎盘位置低的准妈妈，一般不作前置胎盘诊断，也不需处理。

前置胎盘的危害与注意事项

前置胎盘是妊娠晚期出血的主要原因之一，如果出血反复发生，且出血量亦越来越多，则会导致很多严重的并发症，如处理不当，能危及母婴生命安全。

前置胎盘对准妈妈的危害

1. 产后出血：分娩后由于子宫下段肌肉组织菲薄、收缩力较差，附着于此处的胎盘剥离后血窦一时不易缩紧闭合，故经常会发生产后出血。
2. 产褥感染：前置胎盘的胎盘剥离面

接近宫颈外口，细菌易从阴道侵入胎盘剥离面，又加以产妇贫血，体质虚弱，故易发生感染。

前置胎盘对胎宝宝的危害

① 胎宝宝发育缓慢：因为前置胎盘会引起胎盘供血不足，使胎宝宝吸收不到充足的养分而发育受限。

② 胎位不正：如果胎盘堵住子宫口的话，胎宝宝就不能安稳地以头朝下的姿势固定住，容易引起横位或臀位。

③ 早产：前置胎盘出血大多发生于妊娠晚期，容易引起早产。

前置胎盘的自我护理

① 减少活动，卧床休息，以左侧卧位为宜。

② 保持外阴清洁，勤换内裤，预防感染。

③ 饮食应营养丰富，全面多食含铁较高的食物，如枣、瘦肉、动物肝脏等预防贫血。

④ 避免进行增加腹压的活动，如用力排便、频繁咳嗽、下蹲等，避免用手刺激腹部，变换体位时动作要轻缓。

⑤ 如有腹痛、出血等不适症状，立即就医。

> **贴心提示**
>
> 卧床时间太长的准妈妈应适当进行肢体活动，家属可协助给予下肢按摩，以预防肌肉萎缩，防止血栓形成。

❀ 孕晚期为什么要检查胎位

胎位是指胎宝宝在子宫内的位置与骨盆的关系。正常的胎位应该是胎宝宝的头部俯曲，枕骨在前，分娩时头部最先伸入骨盆，医学上称之为"头先露"，这种胎位分娩一般比较顺利。除此以外的其他胎位，就是属于胎位不正，包括臀位、横位及复合先露等。

异常胎位如果处理不及时或不恰当均会造成难产，危及母子安全。准妈妈在孕晚期产前检查时，必须注意检查胎位，以纠正胎位和采取有效的分娩方法。

一般来说，在28周之前发现胎儿臀位不必急于纠正，准妈妈更没有必要害怕惊慌。因为此时胎宝宝个体相对于子宫空间来说比较小，在子宫内的活动余地大，胎位往往不能固定，出现臀位也不能视为异常，而且，过早纠正有可能复发。但如果在怀孕28周之后持续呈臀位，就有必要及时采取措施进行纠正了，过晚的话会使难度增加，成功率降低。

贴心提示

如果发现胎位异常,又不能有效地纠正,准妈妈提早入院待娩,由医生检查,为安全分娩创造条件。

饮食营养跟进

孕晚期胃口不好怎么办

孕晚期可以算得上是整个孕期食欲最好的阶段,准妈妈通常会被医生告知要注意控制饮食和体重,这个阶段也是胎宝宝体重增长最快的时候。但也有的准妈妈什么东西都不是很想吃,也没什么胃口,每次吃饭的量变得很少,这是怎么回事呢?

胃容量变小

孕晚期胃口变差大部分时候并不是胃肠道有什么毛病,而是因为到了孕晚期,由于子宫膨大,压迫了胃,使胃容量变小,吃了一点儿就会有饱腹感觉,导致准妈妈感觉胃口不佳。

给准妈妈的建议:

① 准妈妈要记得少吃多餐,最好一天吃6顿,3大餐,3小餐。

② 如果准妈妈每周体重增加低于0.4千克,需特别注意营养的摄入。

孕晚期胃灼热

孕晚期,有些准妈妈吃一会儿后就觉得胃部有烧灼感,尤其在晚上,胃灼热很难受,影响食欲,这主要是因内分

泌发生变化,胃酸返流,刺激食管下段黏膜而引起的。此外,妊娠时巨大的子宫、胎宝宝对胃的压迫,使胃排空的速度减慢,胃液在胃内滞留时间较长,也容易使胃酸返流到食管下段。

给准妈妈的建议:

1. 这种胃灼热在分娩后会自行消失,未经医生同意不要服用治疗消化不良的药物。
2. 平时应在轻松的环境中慢慢进食,每次避免吃得过饱。
3. 吃完饭后,慢慢地做直立的姿势,对缓解胃灼热有帮助。
4. 饭后适当散步。

 贴心提示

准爸爸应为准妈妈妥善安排合理的饮食结构,多烹制一些清淡、可口的饭菜,让准妈妈有个好胃口。

孕晚期如何补锌帮助顺产

对于孕晚期的准妈妈来说,锌有着非常重要的作用,准妈妈缺锌,会增加分娩的痛苦。

锌对于顺产的重要作用

锌对分娩的主要影响是可增强子宫有关酶的活性,促进子宫肌收缩,把胎宝宝"驱逐出宫",如果母体缺锌,子宫肌收缩力弱,无法自行驱出胎宝宝,就需要借助产钳、吸引等外力,才能娩出胎宝宝,严重缺锌则需剖宫产。此外,子宫肌收缩力弱,还有导致产后出血过多及并发其他妇科疾病的可能,影响准妈妈的健康。

准妈妈要注意补锌

在正常情况下,准妈妈对锌的需求量比一般人多,这是因为准妈妈除自身需要锌外,还得供给发育中的胎宝宝需要,如不注意补充,就极容易缺乏。

食补是最安全的方法

准妈妈可以经常吃一些含锌比较丰富的食物,如动物肝脏、肉、蛋、鱼以及粗粮、干豆等。

小零食中的核桃、瓜子、花生也是含锌较多的,每天最好都吃些,能起到较好的补锌作用。

水果中苹果是锌非常好的来源,它不仅富含锌等微量元素,还富含脂质、糖类、多种维生素等营养成分,有助于胎宝宝大脑皮质边缘部海马区的发育。准妈妈每天吃1~2个苹果就可以满足锌的需要量。

药补需经医生允许

通过药物补锌要经过科学的检查和诊断,确实需要补锌才补,而且要在医生的指导下进行。此外,不要过量补充,否则会抑制机体对铜和铁的吸收,补锌产品不要与牛奶同服,也不能空腹服用。

> **贴心提示**
>
> 准妈妈要尽量少吃或不吃过于精致的米、面。小麦磨去了麦芽和麦麸，成为精面粉时，锌已只剩下1/5了。

孕晚期准妈妈可多吃菌类

菌类属于山珍，营养丰富，准妈妈多吃一些菌类可以增强免疫力，常见的菌类有平菇、香菇、茶树菇、牛肝菌、杏鲍菇等，它们都适合准妈妈食用。

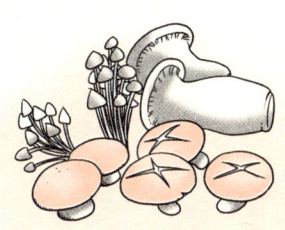

菌类能为准妈妈提供什么样的营养

1. 菌类含有丰富的单糖、双糖和多糖，多糖分子可以显著提高机体免疫系统的功能。
2. 菌类的蛋白质含量占干重的30%～45%，大大高于其他普通蔬菜，通过吃菌类摄入蛋白质还避免了动物性食品的高脂肪、高胆固醇危险。
3. 菌类含有多种维生素，尤其是水溶性的B族维生素和维生素C，脂溶性的维生素D含量也较高。
4. 菌类中的铁、锌、铜、硒、铬含量较多，经常食用野山菌既可补充微量元素，又克服了盲目滥用某些微量元素强化食品而引起的微量元素流失。
5. 菌类含有丰富的食物纤维，能帮助准妈妈缓解便秘，防止肥胖。

怎样烹饪菌类可以获得最好的营养

菌类食物口感好，适合做菜或做汤，常见的菌类食物，随意与肉类搭配，炖鸡、炒鱿鱼、炒肉丝等均可；个头小、味道甜的茶树菇、杏鲍菇、袖珍菇等最适合炒制；个大、肉厚、味道清淡的菇类则适合炖制，如平菇、百灵菇。

> **贴心提示**
>
> 清洗菌类前一定要把硬蒂去掉，这个部位用盐水泡过也不易洗净，清洗时可在水里先放点儿食盐搅拌使菌中的泥沙溶解，然后将菌类放在水里泡一会儿再洗，或者放在淘米水中洗，这样泥沙就很容易洗掉。

孕晚期发生水肿宜用的食疗方

孕晚期水肿是很常见的现象,有40%以上的准妈妈会出现轻度的下肢水肿,一般在午后会比较明显,经常站立的准妈妈肿胀的情况更为突出。下面为准妈妈推荐的几款消水肿食疗方:

腐竹银芽黑木耳

将腐竹用开水浸泡至无硬心时捞出,切成3~4厘米长的段;将绿豆芽、黑木耳择洗干净,分别放开水内烫一下捞出;炒锅放油烧热,下姜末略炸,放入绿豆芽、黑木耳煸炒几下,加黄豆芽、汤、盐、味精,倒入腐竹,用小火慢烧3分钟,转大火收汁,用水淀粉勾芡,淋入香油即成。

眉豆煲猪脬

将猪膀胱放入滚水中煮5分钟,捞起,刮净,用清水洗干净;将眉豆、红枣洗净;红枣去核;把适量清水煲滚,放入全部材料煲滚,慢火煲至眉豆熟烂,下盐调味即可。

鲇鱼鸡蛋羹

将鲇鱼去内脏,收拾干净,洗净;锅中加入适量清水、鲇鱼,煮至鱼熟时,卧鸡蛋2个,再加入葱、姜、盐、味精、香油即可饮汤、食鱼和鸡蛋。

鸭块白菜

将鸭肉洗净切成块,加水略超过鸭块,煮沸去血沫,加入料酒、姜片及花椒,用文火炖酥;将白菜洗净,切成4厘米长的段,待鸭块煮至八分烂时,将白菜倒入,一起煮烂,加入盐调味即成。

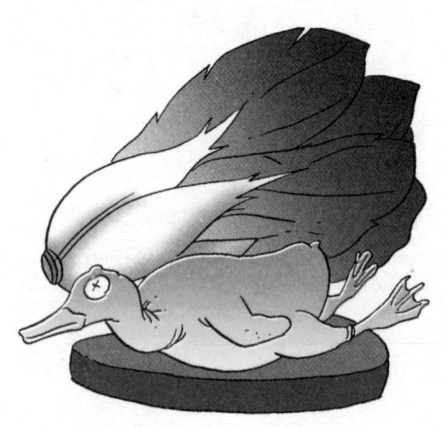

贴心提示

利水消肿的食材除上述外,还有冬瓜、红豆等,准妈妈可以变换做法品尝多种口味。此外,孕妈妈不可因为身体水肿就拒绝喝水,事实上,每天喝适量的水能够减轻水肿。

日常起居与运动

❋ 腹部过大如何使用腹带

一般情况下最好不要使用腹带，避免使用不当造成伤害。但如果准妈妈羊水过多、双胎或身材矮小致腹部过大，以致形成了悬垂腹，身体重心明显前移，脊柱负担过大，活动不便或疲劳感增加时，则可以考虑使用腹带托起下垂的腹部。这种支托有利于下肢血液循环通畅，减少下肢水肿与下肢静脉曲张的发生或减轻程度。

腹带的挑选

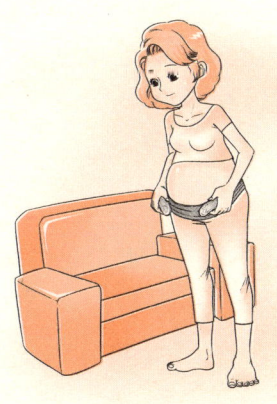

准妈妈所用的腹带最好是在医生的指导下挑选的，因为医生的建议更专业。选择的腹带中间和边缘要适当加厚，以免卷起，影响效果。

腹带的系法

1. 取仰卧位，先将腹带反折一次，由左至右卷起。
2. 由左腹处开始卷，左手紧捏布的下端，置于左腰骨处，卷一圈。
3. 再用右手握住布的中央，布的下方紧贴腹部，上方稍稍放松，再缠第二圈。第二圈缠完后，从左边置放在腹腰骨上，让布往上反折。
4. 最后以安全别针固定，或把布尾折入内部，也可用绳子束缚。

使用腹带的注意事项

1. 布料要选用柔软的纯棉织品。
2. 选购腹带时最好注意尺码，最好选

能调整尺码的。松紧要适度，太松不起作用，太紧会妨碍准妈妈的呼吸与消化功能，且对胎宝宝的发育极为不利。

❸ 最少准备 2 条，方便换洗，新买的腹带最好洗过再穿用。

❹ 腹带位置应稍低一点儿，要完全包住髋部，将下垂的腹部向上兜起，发挥支托作用。

❋ 大肚准妈妈如何洗头、洗澡

准妈妈汗腺及皮脂腺分泌旺盛，比常人更需要洗澡和洗头，以保持皮肤清洁，预防皮肤、尿路感染，不过，准妈妈肚子大了以后洗澡更应注意方法，否则，可能对自身和胎宝宝的健康造成影响。

大肚准妈妈如何洗澡

❶ 在洗澡时要注意室内的通风，避免晕厥。如果是在家里洗澡的话，最好不要锁浴室门，以防万一晕倒、摔倒可得到及时救护。

❷ 洗澡的水温应适中，控制在 38℃ 左右，不宜过冷也不宜过热，不能蒸桑拿。水温过热使母体体温暂时升高，破坏羊水的恒温，对胎宝宝的脑细胞造成危害，水温过凉也会有早产的危险。

❸ 准妈妈阴道内具有灭菌作用的酸性分泌物减少，体内的自然防御机能降低，对外来病菌的杀伤力也大大降低，泡在水里有可能引起病菌感染，因此，孕期最好采取淋浴方式洗澡。

❹ 时间要适度。每次洗澡时间不要太长，以 15 分钟左右为宜，尤其不要长时间用热水冲淋腹部。

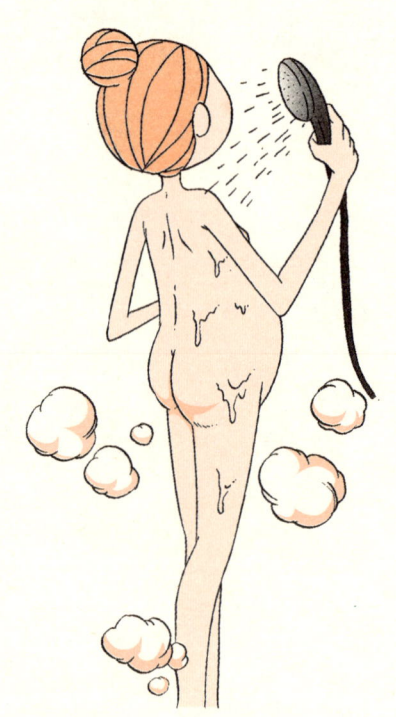

大肚准妈妈如何洗头

❶ 洗头的频率不宜过勤。中性或油性头发的准妈妈可每周洗头 1~2 次，干性头发的准妈妈每周洗 1 次即可。

❷ 最好是白天洗头，如果是晚上洗头，

则要早洗，等头发干后再入睡。
3. 注意洗发的姿势。短发的准妈妈头发比较好洗，可坐在高度适宜、可让膝盖弯成 90°的椅子上，头往前倾，慢慢地清洗；长发的准妈妈最好坐在有靠背的椅子上，请准爸爸帮忙冲洗。
4. 洗头后，准妈妈可以利用干发帽、干发巾将头发吸干，由于干发帽和干发巾的吸水性强、透气性佳，所以很快就能弄干头发，不过要注意选用抑菌又卫生、质地柔软的干发帽、干发巾。最好不要使用吹风机，即使要用，也应调到冷风挡，不要紧贴着头皮吹。

孕晚期睡眠不好怎么办

孕晚期，由于子宫压迫腹部，有些准妈妈经常出现睡眠不好的症状，另外，临近分娩，准妈妈难免有这样那样的一些担心和焦虑，从而影响到睡眠，准妈妈一天至少需要保证 8 小时的睡眠，睡眠不好时该怎么办呢？

首先应该排除疾病的可能

如果焦虑不安很严重，可能患有产前抑郁症，这类准妈妈常常出现呼吸困难、失眠的症状，尤其见于高龄或者知识女性。除了必要时看医生治疗外，放松心情也很重要，等胎宝宝入了盆，情况自然会好转很多。

如果是子宫压迫，中间伴有心急气短、呼吸困难以致憋醒的情况应及时到医院诊治，有可能是心功能不好。

身体状况正常依然失眠怎么办

如果准妈妈身体状况正常，白天可以多去散步分散注意力，临睡前不要看刺激性强的图书或电视节目，睡前30分钟内要避免过分劳心或劳力的工作。即使第二天要参加考试，也决不带着思考中的难题上床。临睡前听听轻音乐，有助于睡眠。

最好能做到定时入睡，建立身体生物钟的正常节律。建议准妈妈每天晚上保证在 11 时之前进入睡眠。

注意正确的睡姿

不正确的睡眠姿势也会降低睡眠的质量，最好的睡觉姿势是侧卧，左侧卧尤佳。这种姿势可以令更多的血液和养分送达胎盘处，并且保持腿和膝盖弯曲，可以在两腿之间垫一个枕头，避免仰睡或俯睡。

> **贴心提示**
>
> 恐惧失眠也会导致失眠，而且这种恐惧心理会使失眠的治疗更困难，准妈妈不要把失眠看得太重，毕竟它只是一种症状。

产前心理焦虑怎么办

大约98%的准妈妈在妊娠晚期会产生焦虑心理,如果不善于调节,心理焦虑会越来越重,因为大部分准妈妈都没有生产经验,害怕疼痛,担心胎宝宝畸形、身体不适,这些因素是引起焦虑的原因。

产前焦虑的影响

1. 产前严重焦虑的准妈妈剖宫产及阴道助产率比正常妈妈高1倍。
2. 严重焦虑的准妈妈常伴有恶性妊娠呕吐,并可导致早产、流产的情况。
3. 准妈妈的心理状态会直接影响到分娩过程和胎宝宝的状况,比如易造成产程延长、新生儿窒息、产后易发生围产期并发症等。
4. 焦虑会使准妈妈肾上腺素分泌增加,导致代谢性酸中毒引起胎儿宫内缺氧。
5. 焦虑还可引起植物神经紊乱,导致产时宫缩无力造成难产,由于焦虑,得不到充分的休息和营养,准妈妈生产时会造成滞产。

如何减轻产前焦虑

纠正对生产的不正确认识:生育能力是准妈妈与生俱来的能力,生产也是正常的生理现象,绝大多数准妈妈都能顺利自然地完成,如存在一些胎位不正、骨盆狭窄等问题,现代的医疗技术也能顺利地采取剖宫产的方式将胎宝宝取出,最大限度地保证母婴安全。

学习有关知识:对分娩知识的学习能增加对自身的了解,增强生育健康宝宝的自信心。

积极治疗并发症:有产前并发症的准妈妈应积极治疗并发症,与医生保持密切联系,有问题时及时请教,保持良好的情绪。

多活动和交流:临产前做一些有利于健康的活动,如编织、绘画、唱歌、散步等,不要闭门在家,以免胡思乱想。还可以多和其他准妈妈们交流,讨教经验,消除紧张感。

如何提前安排好月子里的那些琐碎事

月子里宝宝需要喂养,妈妈需要调养,事情会很繁杂,一旦到了那个时候,很容易因为准备不足而手忙脚乱。因此,准爸爸准妈妈现在就应该开始安排月子里的琐事,让新妈妈能顺利地坐月子。

提前定好在哪里坐月子

坐月子的地点要提前和家人商量好,是在婆婆或妈妈家,还是就在自己家。决定之后就提前收拾出一间干净的房间,将月子里需要用到的物品都准备好,以免出院之后再临时布置,手忙脚乱。

Part 10 孕9月指导

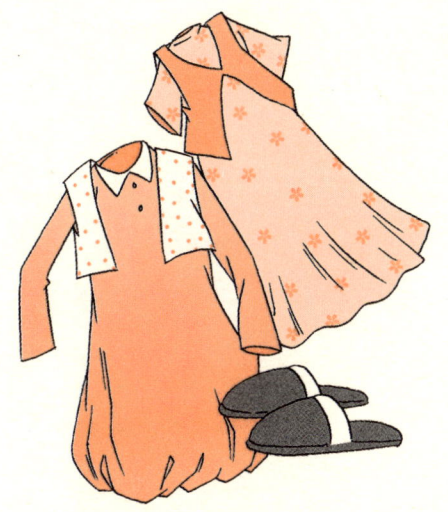

夏天坐月子，记得为自己也备上一瓶爽身粉，让夏天过得更清凉舒适。

特别提示：生产以后为了防止内脏下垂，也为了防止小腹突出，并及早恢复产前的身材，可以准备两三条腹带。

储备月子里的营养品

新妈妈月子期间有一些必需的营养品，如红糖、红枣、小米、挂面、鸡蛋等，这些食物最好提前采购，这样一出院就可以马上做来吃，省得还要临时购买。

确定照顾衣食起居的人

新妈妈体虚，在坐月子时一定要好好休息，这一段时间内不要进行体力劳动，也不要过于操心费神。这就需要早点儿确定能够照顾新妈妈的人，可以是自己的婆婆或妈妈，也可以请月嫂。

准备坐月子的衣物

新妈妈坐月子多半时间在室内，要为自己准备几套棉质睡衣和软底鞋，方便在家穿着。为了防止寒从脚入，还要准备几双棉袜，做足保暖的工作。当然还要为宝宝的哺乳做准备了，准妈妈这时要多备几个新胸罩，还可以买几个乳垫。如果是

❁ 孕后期怎样保护腰部不受伤害

在怀孕期间，有1/2～3/4的准妈妈在某些时期有腰疼的经历，这是正常的，但若不注意保护腰部，准妈妈的腰疼可能会严重影响到生活，尤其是孕晚期。

孕晚期腰部不适的原因主要是身体在为生产做准备，各部位的关节都会比原来更加松弛，并且由于腹部增大，重心前移，准妈妈身体平衡发生变化，加重了腰部的负担。

如果能在日常的生活中注意以下几点，就可以更好地保护腰部，缓解腰部不适的症状。

❶ 站立的时候要调整姿势以代偿重心的改变，双肩收紧，收紧腹部，将骨盆轻微前移。

❷ 坐着的时候后背要有好的支撑，并且膝盖的高度要略微高于大腿。如果椅背可以调整，最好将椅背向后倾斜20°，腰部也随之后倾，那么腰部负担就可减半。

❸ 睡觉时最好侧卧，选择硬一点儿的床垫，在两腿之间和肚子下面垫上枕头或靠垫以支撑背部。

❹ 搬东西时将双脚分开同肩宽，将膝盖弯曲而不是将腰弯曲，站立时大腿用力而不是腰用力。

❺ 尽量避免穿有跟的鞋，如果出现腰部不适，可以在局部疼痛的地方热敷或者按摩。

❻ 变动姿势时，最好能用双手支撑，以减轻腰部的负荷，要特别注意不要立即站起来，避免受伤。

> **贴心提示**
>
> 腰背部不适在孕期难以完全避免，也无法完全预防，准妈妈应做的是尽量避免。如果腰酸痛严重，可以借助药物治疗迅速地得到缓解，但这并不是我们提倡的，必要时应在医生的指导下进行治疗。

如何练习顺产分娩操

顺产是准妈妈最好的选择，为了顺利分娩，准妈妈可以多练习以下的顺产分娩操：

呼吸练习：加强腹肌和骨盆底部的收缩功能

吸气，尽量让肋骨感觉向两侧扩张，感觉两侧已经到极限了，开始吐气，吐气时让肚脐向背部靠拢。

这种呼吸方法除了锻炼身体深层的肌肉外，同时也锻炼了肺活量，使准妈妈生产时呼吸得更加均匀、平稳。

蹲举动作：锻炼腿部耐力，增强呼吸功能

两手自然放松，两脚与肩同宽，脚尖正对前方。吸气，往下蹲，直到大腿与地面呈水平，然后吐气站立。每个动作重复12~15次，一周做3~4次。

特别注意：下蹲时，膝盖不能超过脚尖，鼻尖不能超过膝盖，站立时要放松，不要过于用力，以免对腹部造成伤害。

柔韧性训练：增强腹肌收缩功能和腰部肌肉的柔软性

选择小重量的哑铃和杠铃，一边双臂托举，一边配合均匀的呼吸。

针对性训练：增强腰部和背部的力量

坐姿划船：平坐在椅子上，双手向后拉动固定在前方的橡皮筋，来回水平运动。

坐姿拉背：平坐在椅子上，双手向下拉动固定在头顶的橡皮筋。

以上每个动作重复15次左右，每周3~4次。

如何利用健身球，锻炼骨盆底肌肉

健身球的健身效果很好，对脊柱和骨盆的锻炼特别有效，骨盆底的肌肉是支撑肠、膀胱以及子宫的肌肉，怀孕后这些肌肉会变得柔软且有弹性，并且在孕晚期会感到沉重并且不舒服，甚至可能会漏尿。如果能经常锻炼盆底肌肉，那么这些情况都能得到缓解。

健身球适合准妈妈使用

健身球能训练人体平衡能力，增强人体对肌肉的控制能力，提高身体柔韧性和协调性，锻炼时也比较安全，不容易出现损伤，很适合准妈妈使用。

健身球的材质和规格

健身球一般采用对身体无害的PVC材料制成，直径在65～75厘米之间。准妈妈可以根据自己的身高选择健身球的尺寸，1.6米以上的可选择直径75厘米的健身球，1.6米以下的则适合选择直径65厘米的健身球。

怎样正确使用健身球

准妈妈利用健身球可以做一些伸展运动，预防肌肉酸痛受伤，促进身心松弛。健身球还有按摩作用，当人体与球接触时，健身球就会均匀地给人体进行按摩。

准妈妈要充分利用健身球的这两个特质，一边玩球，一边健身，迅速掌握球操的技巧，做球操时让心率保持在每分钟115～135次之间，这个强度不会让人感到气喘。另外，做球操时注意不要过分伸展，保证身边有人陪护，防止出现意外。

> **贴心提示**
>
> 准妈妈仰卧，两膝弯曲、双脚平放，好像要控制排尿那样用力地收紧盆底肌肉，然后停顿片刻，再重复收紧，每次重复做10次。该运动对锻炼盆底肌肉特别有效。

准妈妈练爬，有利生产

接近分娩，准妈妈应该趁着还可以适当活动的机会多锻炼，争取让自己获得更多顺产的机会。与健身球锻炼有异曲同工的运动——爬行，同样也有助于准妈妈生产。

准妈妈练爬有利于自然生产

准妈妈怀孕时，腹部的负重增加，连带盆骨向前倾，造成背肌压力及折腰弯度增加，加上髋底骨关节放松，拉紧了底骨的韧带，此外，体内激素改变也会导致盆骨及韧带放松，这在生产时容易引起痛楚。

如果准妈妈产前练习爬行，不仅可以平衡脊骨、上身及新受力点的活动，使生产时受力位置不会集中在一个地方，而且可以平衡整体关节及韧带的松紧，使盆体功能变佳，有利于自然生产。

另外，适度地爬行可增强腹肌力量，预防难产，产后爬行则有利于子宫复位。

练爬需要注意的事项

❶ 爬行时穿一些宽松、舒适的衣物。
❷ 可以给你的膝盖戴上护膝。
❸ 爬速宜慢，爬幅宜小，重复2～3次，间歇20～30秒。

延伸：产前运动有利生产

勤做产前及产后运动（也可是爬以外的其他运动，比如散步等）可帮助准妈妈减轻肚皮下坠力，减少腰背受压。其中产前运动可以平衡整体关节及韧带的松紧度，令生产时更容易。

而产后运动亦与产前运动同样重要，因新妈妈的腹肌比较无力，肚皮松开，容易出现背痛，运动则可改善这类问题。

❋ 避免分娩时会阴侧切的小运动

有的医生会建议准妈妈从怀孕第9个月后期开始进行会阴按摩和锻炼，以增加会阴肌肉组织的柔韧性和弹性，帮助自然分娩的顺利进行，同时减少会阴侧切手术的发生。如果准妈妈心理上准备好了，而且也事先得到医生的允许和建议，现在可以开始进行会阴按摩和锻炼。

会阴锻炼的一般步骤

❶ 修剪指甲，洗净双手，坐在一个温暖舒适的地方，把你的腿伸展开，呈一个半坐着的分娩姿势。然后把一面镜子放在会阴的前面，面朝会阴部。这样，你就可以清楚地看见会阴周围肌肉组织的情况了。
❷ 选择一些按摩油，例如纯的甘油，或者水溶性的润滑剂，用拇指和食指把按摩油涂在会阴周围。
❸ 最后，前后轻柔按摩拇指和食指之间的会阴肌肉组织大约1分钟。

> **贴心提示**
>
> 按摩期间不要用力按压尿道，过于用力会引起会阴部敏感的肌肤出现淤伤和刺痛，引起感染和发炎。

Part 10 孕9月指导

成功胎教与情绪调节

❋ 如何鉴赏名画培养胎宝宝的艺术气质

还有一个月胎宝宝就要降临人世了，此时胎教也应有所提升，可以让胎宝宝接触一些艺术，比如欣赏绘画。一幅名画能给人极大的精神享受，从中得到美的感受，培养艺术气质，那么，准妈妈该如何欣赏名画呢？

欣赏一幅名画的主要过程

❶ 先了解画作的主题，比如画中画了些什么，背景是什么，画家是谁，画家的特点等，这些有助于加深对画作的了解，从中受到教育、启迪。

❷ 从正面及多角度地欣赏画作。一般名画都具有精巧奇妙的构图，也许一眼看不出来，多看几次，就会发现有惊喜。

❸ 欣赏画作的色彩变化。色彩美是绘画美的直接因素，是感情的语言，色彩的冷暖、远近、轻重差别，会带来不同的情感意味。

❹ 欣赏画作的光暗变化。光暗与色彩搭配，巧妙调色，会产生感染力，给人带来美感。

适合用来作胎教的名画

康斯坦布尔的《麦田》
柯罗的《枫丹白露森林的空地》
莫奈的《睡莲》
卡萨特的《母与子》
佐恩的《水波轻拍》
西斯莱的《春天的果园》等

欣赏名画贵在持之以恒

对准妈妈来说，一幅画作并不只有观赏一次的价值，就如同一本好书，一部好的电影，每一次的温习都会产生不同的认识，有新的收获。即使是同样一幅作品，每看一次都可能有不同的感受，昨天没有领悟的内涵也许会在今天的欣赏中产生新的感受，这种体验将带给你无比喜悦的感觉。

想发怒时，如何克制自己

孕期准妈妈的情绪变化大，可能因为一点儿小事就会发脾气，这可以理解，但愤怒的情绪对准妈妈自己和胎宝宝的身体健康都是不利的，准妈妈应该采取积极的方法应对和控制这种不良情绪。

下一次当你濒临愤怒的边缘，内心的怒火噌噌地往上冒时，不妨尝试一下这些方法：

躲避刺激法

如果遇到一件使你生气的事，要尽量躲开，或暂时回避一下，以免使矛盾激化，这是一种消极的制怒方法。

转移刺激法

发怒时，在大脑皮质有一个较强烈的兴奋中心，如果这时我们转移一下目标，即在大脑皮质建立另一个兴奋中心，以便减弱或抵消原发兴奋中心，比如听听音乐、唱唱歌、看看报纸、逗逗孩子等，往往怒气就会烟消云散。这是一种积极的制怒办法。

释放法

在日常生活或工作中，经常会产生一些矛盾或意见，这很容易使人发怒，如果能把心中的不满或意见坦率地讲出来，即可泄怒。

意识控制法

人在发怒时很容易失去理智，意识控制法就是利用好的道德修养和意志锻炼，尽量杜绝或减低发怒时的情绪反应。

意识控制法的表现形式是以内部语言或文字来协助，如有的人在自己的床头或办公桌上写上"息怒"字样，当遇到发怒的事情时，一看到"息怒"二字便会冷静下来，这种办法也会收到好的效果。

升华法

这是把怒气转化成为人生、宝宝、未来奋斗的力量。

学会正确地发泄

每个人都会有不痛快，有的准妈妈能很快调整自己，并克制不良的情绪，可并不是每个准妈妈都能这样好运，当心里积压了痛苦时，准妈妈该怎么办呢？

发泄是必要的

在现实生活中，我们看到有些心胸开阔、性情爽朗的人，他们心直口快把自己的不愉快情绪或心中的烦闷诉说出来，这种人的心理矛盾能获得及时解决。可是我们也常看到一些内向不善言谈的人，生气时总是闷闷不乐，很少与周围人沟通，这样的心理冲突长期得不到解决，就会引发心理问题。所以，当心里不痛快时，不妨选择宣泄出来，这样心里感觉会好很多。

选用无害的发泄方式

发泄是必要的，但要注意发泄方式，如果发泄的同时伤害到自己或别人，就不一定能起到发泄的作用了，准妈妈可以用的无害发泄方式有很多，比如：

❶ 打扮自己：美化自己也会让心情变得更好，准妈妈实在是很愤怒时不如去为自己添一件衣服吧，买一束鲜花送给自己，心情自然就好起来啦。

❷ 写信或写日记：文字具有镇静作用，情绪很激动的时候坐下来，拿一支笔，给你的朋友写信吧，写日记也可以。把自己的不满和愤怒一字不落地写下来，写到最后你会突然发现，那些愤怒早已不见了。

> **贴心提示**
>
> 当准妈妈内心的烦闷累积到发泄也无法解决时，可以考虑向专业的心理医生求助，而不应一直愁闷，否则情况可能会越来越糟。

如何教胎宝宝认一些简单的字

分娩前一个月，准妈妈可以教胎宝宝认一些简单的字，学习认字能够更好地促进胎宝宝大脑的发育，而且这个时期的胎宝宝，学习能力比较强，正是教认字的好时机。

制作汉字卡片

准妈妈可以选择一些带有底色的纸片，用不同颜色将各种字写在纸片上，卡片的底色与卡片上的字分别要用对比度鲜明的颜色，如黑与白或红和绿等。一开始可以教一些笔画简单的汉字，如"人"、"山"、"大"、"日"、"月"等，以便于胎宝宝记忆。

教宝宝读和理解卡片上的汉字

准妈妈可以一边想这个字，一边写下来，然后念给胎宝宝听，并且详细地为他解释这个字，最好能举一反三。比如，先教胎宝宝认"人"字，告诉他这个字指的就是像爸爸妈妈这样的直立行走、能运用工具的高等动物。然后在"人"字上加一横，就是"大"。等胎宝宝认识了"大"字，还可以教他认识大的反义词——小。

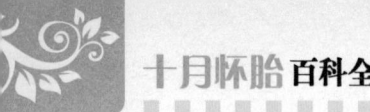

教胎宝宝认字宜久不宜多

准妈妈教胎宝宝认字的时候不要贪多，一次认识一组或者半组就可以了，重要的是坚持，并且不时地进行温习，温故而知新。

准妈妈态度应积极

准妈妈在教授宝宝时应该集中注意力，就像教小学生识字一样，如果准妈妈自己都觉得枯燥，或是感到自己在某些方面不行，那么，这种心情就会直接影响到胎宝宝。因此，每天抽时间定时并反复地练习，久而久之对胎宝宝识字能力的培养大有裨益。

❁ 教胎宝宝学算术

相信胎宝宝现在已经能认识不少数字了，在最后一个多月的时间里，准妈妈不妨进一步帮助他加深对数字的理解，教胎宝宝学习算术。

方法一：准备纸笔，列出算式

准妈妈应先将要教给胎宝宝的算术写在图画纸上，由易到难，例如：1+1=2，1+2=3，3+2=5，4+4=8，5+3=8，一张图画纸只写一个算式，每个数字都用不同的颜色写上去。把写好的几张图画纸，排列起来构成一幅丰富多彩的图案。

按照这种方法，每天教5个，教到30以后，再回到0，这回把乘除运算写在图画纸上，到了30以后，不同颜色的"算式设计图"就能装满一个纸箱。

方法二：实物与闪卡

准妈妈可以将实物与闪卡对照起来运用。例如，在一个苹果的旁边再放一个苹果，就变成两个苹果，用算式表示就得出"1+1=2"这个式子，再通过视觉将其印在脑子里，同时出声地对胎宝宝讲："这里有一个苹果，我再从筐里拿一个摆在这里，现在变成几个了？"用于算式的实物可以选一些你喜欢吃的东西，像小熊饼、梅子、李子等，也可以是一些好玩的，像台球、折叠的小动物等。

> **贴心提示**
>
> 准妈妈在教的过程中要集中注意力，但也不应过于紧张。算术的目的并非真的要求宝宝会计算，要知道宝宝会认字前早就学会了说话，此外，使用过的卡片、字母、数字、算式等都可以保留着做幼儿期的材料。

和胎宝宝一起看画册

画册的特点是图案、色彩丰富，能够引发人无限的想象力。如果准妈妈用自己丰富的想象力将大脑中的世界传递给胎宝宝，将能够很好地促进他的身心发展。

如何选择1本好的画册

1本好的画册应该是色彩丰富、内容愉快、富于幻想、情节独特的，可以是提倡勇敢、理想、幸福的，也可以是赞美爱情的，总之，是能让人产生幸福和希望幻想的；或者也可以选一些反映自然、动植物生态、科学进步的附有彩色插图和照片的书，以及有关世界上各民族风情或风景、陆海空交通工具等内容的书等。

此外，准妈妈的亲笔画也很好，如果准妈妈喜欢，可以每天画一些东西，或者可以把杂志上的照片、插图剪下来，拼成风景和人物图等。

如何欣赏1本画册

有感情地展开：准妈妈在欣赏和讲解画册时，一定要注意把感情倾注于故事的情节中，通过语气声调的变化使胎宝宝了解故事展开的过程。要知道，单调和毫无生气的声音绝不可能唤起胎宝宝的美感，胎宝宝是可以感受准妈妈的喜、怒、哀、乐的。

着重于熟悉的内容：看画册的时候，既要欣赏画册的美，又要把画册的内容讲给胎宝宝听，从这个角度上来说，可以将重点放在准妈妈熟悉的内容上。比如：准妈妈对植物了如指掌，可以着重讲植物；擅长绘画，则可以自己发挥等。

将语言形象化：朗读的目的最终并不是让胎宝宝听见，事实上，即使胎宝宝听见了也还无法理解。准妈妈应通过朗读使语言形象化，用自己的五官去表现语言，再通过神经传递给胎宝宝。

准妈妈勤用脑，宝宝更聪明

准妈妈有空闲的时间就做做益智题吧，妈妈多动脑，发展思维，也是在带动胎宝宝思考，可以使胎宝宝更聪明。

流行的脑筋急转弯

❶ 楚楚的生日在3月30日，请问是哪年的3月30日？

❷ 为什么女人穿高跟鞋后，就代表她快结婚了？

❸ 报纸上登的消息不一定100%是真的，但什么消息绝对假不了？

❹ 每对夫妻在生活中都有一个绝对的

共同点，那是什么？

❺ 什么东西往上升永远掉不下来？

❻ 王先生在打太极拳时金鸡独立，站多久看上去都那么轻松，为什么？

❼ 火柴盒内只剩一根火柴棒。A 先生想点亮煤油灯，使煤炉起火，并烧热水的话，应该先点何物较佳？

❽ 一本书放在地上，为什么你无法从书上跨过去？

❾ 电影院内禁止吸烟，而在剧情达到高潮时，却有一男子开始抽烟，整个银幕笼罩着烟雾。却没有任何一位观众出来抗议，这是为什么？

❿ 一艘船的绳梯悬挂在船的一侧，正好触及水面，这绳梯为每级梯蹬 8 英寸，那么当水位上升 4 英寸时，水下将会有几个梯级？

答案

❶ 每年的 3 月 30 日；❷ 因为穿高跟鞋走得慢，很容易被追上；❸ 报纸上的日期。❹ 同一天结婚；❺ 年龄；❻ 在照片里；❼ 先点火柴棒；❽ 放在墙角；❾ 男子是电影里的人物；❿ 当水位上升 4 英寸时，船和绳梯都将随着上升，所以，不会有水漫出梯级的。

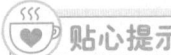 **贴心提示**

除了以上脑筋急转弯，准妈妈还可以找一些数学题来做，难度不用太大，中学的就可以，对提高逻辑思维能力也很有帮助。

Part 11

孕十月指导

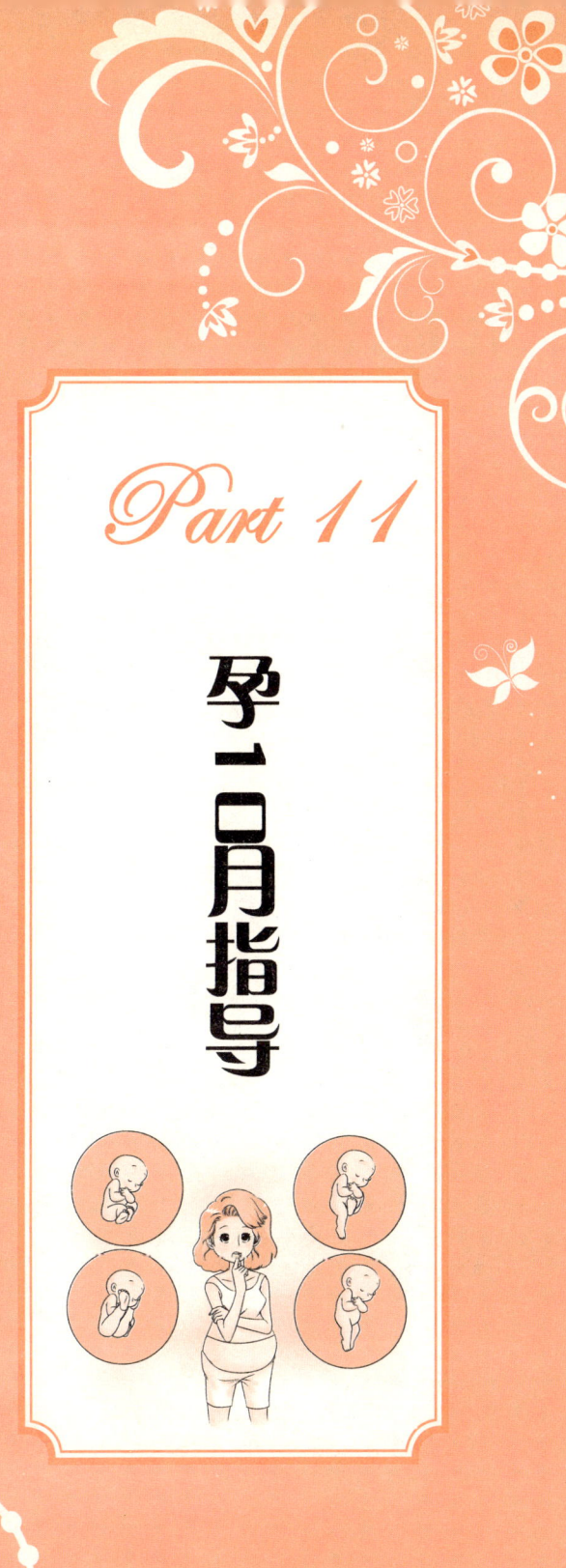

妊娠期身体变化

第10孕月（第37～40周）

孕妇会感觉好像肚子向下了，呼吸畅快了，其实是胎头向下进入了骨盆腔的入口，虽然看起来肚子不像以前增长得那样快，但子宫对盆腔和下肢的压迫却加剧了，孕妇会感到小便频繁，下肢肿胀也较以前明显。耻骨联合因准备分娩空隙变宽，常感疼痛，翻身困难。

一个受精卵经过266天的发育变化长成一个能独立生存的小人儿，这其中离不开母体子宫——胎儿生长的宫殿以及其他各器官、系统的变化。在10月怀胎的过程中，母体会出现许许多多为适应胎儿生长的变化。了解了这些变化，就有助于我们更好地照顾和护理腹中的胎儿。

怀孕第37周

从本周起至分娩，最好每周进行1次产前检查。孕妇感觉下腹部的压力越来越大，突出的肚子逐渐下坠，这就是通常所说的胎儿开始入盆，即胎头降入骨盆，是在为分娩做准备。子宫底的位置逐渐下降，这时孕妇的肺部和胃部都会觉得松快一些，呼吸和进食也比前一段时间舒畅了，食欲因此也有所好转，吃了食物后胃里也不会那么难受了，但是行动却日益艰难。由于胎头下降牵拉宫颈，有的孕妇会觉得胎儿好像就要掉出来了似的。而且膀胱受到压力，使孕妇总有便意，不得不一次次往厕所跑。阴道分泌物也更多了，要注意保持身体清洁，特别要注意阴道分泌物是否正常，有没有血性分泌物，如果其中带有血迹，就应该马上去医院检查。

宝宝第35周

胎儿肺部发育基本完成。
全身已变得圆滚滚的。
听力此时已经充分发育。
胎儿身长约为46厘米，体重约2300克。

Part 11 孕10月指导

怀孕第38周

孕妇可能会既紧张又焦急，既盼望宝宝早日降生，又对分娩的痛苦有些恐惧。应该适当活动，充分休息，密切关注自己身体变化，即临产征兆的出现，随时做好入院准备。

宝宝第36周

胎儿两个肾脏已发育完全。
肝脏已能处理一些代谢废物。
胎儿身长约为48厘米，体重约2500克。

怀孕第39周

由于子宫占据了骨盆和腹部的大部分空间，孕妇会感到非常不舒服。另外，几乎所有的准妈妈现在都会感到心情紧张不安，或因对分娩的焦虑，或因对分娩的期待。但是孕妇能做的只有放松心情，耐心等待，通过各种方式熟悉产程，了解每一个阶段的身体变化，做到心中有数，做好充分的思想准备。和家人商量一下万一分娩不顺利时该如何处理，以免到时候意见不统一而产生矛盾。

宝宝第37周

胎儿在母腹中的位置不断下降。
胎儿身上的胎脂已逐渐脱落、消失。
很多胎儿头发已较长，为1~3厘米。
胎儿体重为2800~3000克，身长约为50厘米。

怀孕第40周

十月怀胎，一朝分娩，所有的辛苦等待即将结束，期待已久的小生命很快就要投入你温暖的怀抱中。医生将根据胎儿和孕妇的身体情况确定分娩方式，大多数孕妇都能自己生下宝宝，即采用阴道分娩，这是最自然、最健康的分娩方式，也有利于宝宝的身心健康。不要因为怕疼或为保持体形而选择剖宫产。特殊产妇应听从医生的建议，选择更为合适的分娩方式。大多数的胎儿都将在这一周诞生，但真正能准确地在预产日期出生的婴儿只有5%，因为在计算预产期时已包括了合理误差，提前2周或推迟2周都是正常的，不必过于着急。但如果推迟2周后还没有临产迹象，特别是胎动明显减少时，就应该尽快去医院，医生会采取相应措施，尽快使胎儿娩出，否则对胎儿也不利。要注意避免胎膜早破（早破水），即还未真正开始分娩，包裹在胎儿和羊水外面的胎膜就破了，羊水大量流出，阴道中的细菌会乘机侵入子宫，给胎儿带来危险。因此要特别注意，孕期的最后阶段一定要避免夫妻生活，避免对子宫的任何压力。

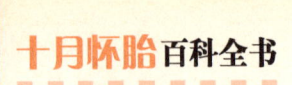

宝宝第 38 周

胎儿各部分器官已发育完成，肺部是最后成熟的一个器官。
胎儿继续在储备着脂肪。
胎盘为胎儿体重的 1/6，紧贴宫壁。
胎儿已成熟为足月儿，随时准备出生。
胎儿体重约为 3200 克，身长约为 52 厘米。

母体变化与保健

❀ 准妈妈身心的微妙变化

10月怀胎的准妈妈每月都在发生着一定的变化，而在孕晚期这种变化更值得我们注意。随着怀孕的月份越来越大，准妈妈的身体也越来越重了。准妈妈的身体变化还在继续着，随之而来的内心焦虑感也会增强。会出现以下几种状况：

体重仍在增长

准妈妈在怀孕最后一个月时体重还在继续增长，这是准妈妈在为胎宝宝提供营养和为自己的分娩积蓄力量，但也不要让这种增长失控。

皮肤变得粗糙

大多数的准妈妈在这时候都不太愿意照镜子了，一来是身材变得更臃肿了，二来皮肤似乎也没有以前好了。准妈妈的脸会变得黑黑的，有些还会发黄，早没了以前的水灵。不仅如此，毛孔也变大了，皮肤变得粗糙起来。有些准妈妈脸上和背上还会长痘痘。不过，不用过多担心，妊娠结束后这些现象都会自动消失的。

妊娠线更明显

准妈妈肚子上的妊娠线会越来越明显，其实这条线就是一道颜色比较深的汗毛。不过不仅是这一条线，准妈妈全身的汗毛都会比以前更深更长。

手指肿胀

几乎所有的准妈妈在妊娠期都会出现手指肿胀的现象，这是妊娠期特有的现象，不用过于担心。

乳房的腺体明显扩张

乳房的腺体明显扩张，大量新生的乳管和腺泡形成，以供胎宝宝哺乳之需。

耻骨疼痛

准妈妈骨盆关节、韧带已为分娩做好了准备，原来固定的骨盆关节，如骶髂关节和耻骨联合变得松动，并有轻度的延展性，骶尾关节也有少许活动度。这时，准妈妈的耻骨可能会比较疼痛。

本月产检项目及注意事项

越到临产，产检越来越频繁，36周以后大约达到每周1次。这时，准妈妈要密切留意自己的身体，随时注意身体的细微变化。

产检项目

一般从32周开始，产检时便会加入胎心监护，每次20分钟左右。从怀孕第37周开始，每周要作1次胎心监护，借助仪器记录下胎宝宝心率的瞬间变化，这是了解胎动、宫缩时胎心反应的依据，同时可以推测出宫内胎宝宝有无缺氧。此外，血压、体重、宫高、腹围、血常规、尿常规、B超等仍是例行检查项目。

本月产检注意事项

❶ 妊娠并发症的防治：怀孕期间，常见的并发症有妊娠高血压、子痫前症以及妊娠糖尿病。若病情控制不当，容易导致准妈妈及胎宝宝围产期死亡率与罹病率。所以，唯有及早诊断，控制病情，才能母子平安。

❷ 预防早产：定期产检可了解怀孕期间的各种状况，且医生会根据准妈妈的怀孕情况给予最适当的建议和处理。

❸ 监测胎宝宝宫内缺氧情况：医生可通过胎宝宝心电图检查胎心率，电子监护B超、生物物理评分、多普勒超声脐血流检查等可及时发现可能引起胎宝宝宫内缺氧的各种母源性因素并得到及时的诊治。

❹ 做好孕晚期自我保健：重视产前检查有利于对妊娠情况的掌握，接受医生的指导。发现问题及时得到解决是优生的关键。

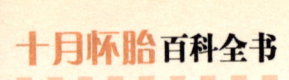

> **贴心提示**
>
> 　　一般在9个月的时候，开始进行骨盆测量，以及胎宝宝大小的预测，以确定小宝宝是否能从骨盆中顺利分娩。所以，确认胎位是临产前很重要的一项检查，医生会告诉准妈妈宝宝是头先露还是臀先露，看胎位是否正常。这是确定准妈妈在分娩时选择自然分娩还是手术助产的重要依据之一。

胎心监护要注意些什么

　　胎心监护是胎心、胎动宫缩图的简称，是应用胎心率电子监护仪将胎心率曲线和宫缩压力波形记下来供临床分析的图形，是正确评估胎宝宝宫内状况的主要检测手段。

检查时间

　　准妈妈应该从怀孕第37周开始每周做1次胎心监护，如有合并症或并发症，可以从怀孕第28～30周开始做。应注意胎心音的节律性是否忽快忽慢等，正常胎心音120～160次/分，如果胎心音160次/分以上或持续100次/分，都表示胎宝宝宫内缺氧，应及时治疗。

怎样读懂胎心仪器

　　胎心监护仪上主要是2条线，上面1条是胎心率，正常情况下波动在120～160次/分之间，一般基础心率线表现为1条波形直线。出现胎动时心率会上升，出现1个向上突起的曲线，胎动结束后会慢慢下降，胎动计数大于30次/12小时为正常，小于10次/12小时提示胎儿缺氧。下面1条表示宫内压力，只有在宫缩时会增高，随后会保持在20毫米汞柱上下。

胎心监护要做哪些准备

　　胎心监护不用特别准备，准妈妈只要保证胎宝宝在做胎心监护时处于清醒状态就好了。但对胎宝宝而言，如果他睡着了，是不能进行胎心监护的，否则结果会不准确。

> **贴心提示**
>
> 　　如果做一次胎心监护的结果不太理想，可以适当延长检测时间，或者让准妈妈吸一下氧后再做一次。另外，做胎心监护前准妈妈一定要适当吃点儿东西，这样才能保持体力，以维持正常的胎动。

Part 11 孕10月指导

❋ 准妈妈如何选择分娩方式

在选择分娩方式时，40%的准妈妈错误地认为剖宫产比自然产要好，痛苦低还可以保持身材。但事实上并没有哪一种生产方式比较好，而是要根据准妈妈的个人及孕期状况来决定采用哪一种分娩方式。常见的3种分娩方式：自然阴道分娩、人工辅助阴道分娩和剖宫分娩。那么，它们各自的利弊是什么？准妈妈要如何加以选择呢？

常，估计分娩时胎宝宝有多大，测量骨盆大小是否正常等。如果一切正常，自然阴道分娩是最为理想的分娩方式，是一种正常的生理现象，对准妈妈和胎宝宝都没有多大的损伤，而且准妈妈产后很快能得以恢复。但这种分娩对母婴的要求都较高。如果在自然分娩过程中出现子宫收缩无力或待产时间拖得过长时，可以通过人工辅助阴道分娩适当使用一些加速分娩的药物来增加子宫收缩力，缩短产程。如果胎宝宝太大、骨盆太小、巨婴、前置胎盘、胎位不正的话，就需要采取剖宫产了。

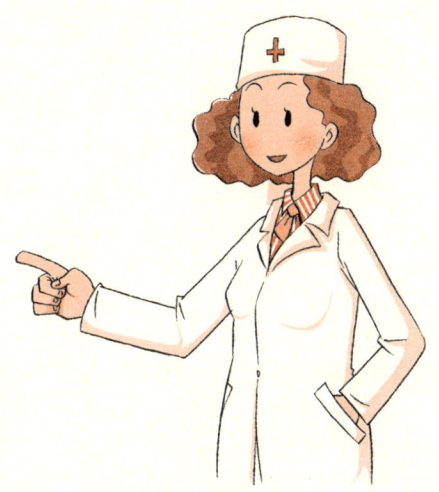

如何选择分娩方式

在选择分娩方式前，医院会为准妈妈做详细的全身检查，检查胎位是否正

> ☕ **贴心提示**
>
> 剖宫产属非正常生产，是对正常生理现象的一种损害。剖宫产之后，为了避免感染，产妇需要用一些抗生素。这些抗生素的使用会影响产妇的哺乳，也就会影响宝宝的健康。剖宫产还可能导致妇科炎症，且准妈妈3年之内不可怀孕，否则容易产生并发症。所以，若非情况特殊，最好不要采用。

❋ 临产的征兆有哪些

接近临产时，准妈妈的身体会有哪些征兆呢？了解了这些征兆，准妈妈便

可迅速地掌握生产动向，以便第一时间进产室，避免耽误。

❶ 腹坠腰酸：胎头下降使骨盆受到的压力增加，腹坠腰酸的感觉会越来越明显。

❷ 大小便次数增多：胎宝宝下降，压迫膀胱和直肠，使小便之后仍感有尿意，大便之后也不觉舒畅痛快。

❸ 胎动减少：胎动此时不那么明显了，不要为此感到不安，这是由于胎位已相对固定的缘故。但如持续12小时仍然感觉不到胎动，应马上接受医生诊断。

❹ 体重增加停止：有时甚至有体重减轻的现象，这标志着胎宝宝已发育成熟。

❺ 宫缩：子宫收缩，简称为宫缩。开始时好像是钝性背痛，或者刺痛，向下放射到大腿。随着时间的推移，宫缩可能发生在腹部，更像剧烈的周期性疼痛。

❻ 阵痛：即假宫缩。从孕28周开始，腹部会时常出现假宫缩。如果准妈妈较长时间地用同一个姿势站或坐，会感到腹部一阵阵地变硬，这就是假宫缩，其特点是出现的时间无规律，程度也时强时弱。临产前，由于子宫下段受胎头下降所致的牵拉刺激，假宫缩的情况会越来越频繁。

❼ 见红：从阴道排出含有血液的黏液白带称为"见红"。一般在见红几小时内应去医院检查。但有时见红后仍要等1～2天，有时是数天之后才开始出现有规律的子宫收缩。一般来说，见红后的24小时内就会开始阵痛，进入分娩阶段。但是实际情况是很多人见红后几天甚至一周后才分娩。所以，关键在于见红后要观察它的形状、颜色、量等再做判断。

对临产征兆的认识误区

在妊娠后期，大多数准妈妈的身体都会出现或多或少的产前反应。有些我们对其重视有加，有些则被我们忽略掉了，让我们来好好地辨别一下吧。

假阵缩

假阵缩是一种最常出现的临产假象。妊娠最后3个月，子宫出现间歇性收缩，这种宫缩有时变得较强烈，所以，你可能误认为已进入临产。但是，真正的分娩宫缩发生得很规律，并且逐渐增强，也更加频繁，所以，你应该能够加以辨别。

易被忽略的产前征兆

❶ "胎宝宝要掉下来"：准妈妈感觉好像胎宝宝要掉下来一样，这时，胎宝宝的头部已经沉入产妇骨盆。这种情况多发生在分娩前的一周或数小时。

❷ 阴道流出物增加：这是由于孕期黏稠的分泌物累积在子宫颈口，由于黏稠的原因，平时就像塞子一样，将分泌物堵住。当临产时，子宫颈胀大，这个塞子就不起作用了，所以分泌物就会流出来。这种现象多在分娩前数日或即将分娩时发生。

❸ 水样液体如涓涓细流或呈喷射状自阴道流出：这叫做羊膜破裂或破水。这种现象多发生在分娩前数小时或临近分娩时。羊膜是环绕在胎宝宝周围充满液体的囊袋，在分娩期间的任何时候囊膜都会破裂，于是，囊内液体可能突然大量涌出。但因为胎宝宝的头部已经进入骨盆腔，阻塞了它的涌出，所以，更多见的是液体一滴滴地流出来。

❹ 有规律的痉挛或后背痛：这是子宫交替收缩和松弛所致。随着分娩的临近，这种收缩会加剧。由于子宫颈的胀大和胎宝宝自生殖道中产出，疼痛是必然的。这种现象只是发生在分娩开始时。

胎膜早破怎么办

胎膜早破多发生在临产前，对胎宝宝及准妈妈有极其严重的影响。据统计，其发病率占分娩总数的10%左右。准妈妈应该高度警惕，正确的处理方法就是尽快去医院处理。

未足月的胎膜早破征兆及症状是阴道中分泌液体的涌漏，当准妈妈躺下时这种状况相对明显。对阴道分泌液进行检测呈碱性，而不是酸性，这可能是阴道分泌物或尿道中尿液病情的体现。

胎膜早破必须住院，卧床休息；抬高床尾，以防脐带脱垂；严密观察羊水的性状及胎心情况，防止胎宝宝窘迫的发生；破膜超过12小时的，医生会酌情给予抗生素预防感染。还应根据具体情况，进行相应的处理：

❶ 胎膜早破接近预产期，胎宝宝已成熟，如果无胎位异常、骨盆狭窄、脐带脱垂、胎宝宝先露部较低者，多不影响产程进展，可自然经阴道分娩。

❷ 破膜24小时尚未临产者，如果无胎位不正及头盆不称，可行引产，如服用蓖麻油炒鸡蛋等。如果感染情况不能完全排除、胎位不正、有胎宝宝窘迫等情况存在，应立即剖宫产，手术后使用抗生素预防感染。

❸ 胎膜破裂距预产期尚远，胎宝宝不成熟，准妈妈迫切要求保胎者，医生可在排除感染的情况下进行保胎治疗。一旦发现胎心不规律，或有感染的可能，应听从医生的建议终止妊娠。

> **贴心提示**
>
> 预防研究表明,早期未发育完全的膜破裂有时是由营养缺乏所导致,因此,营养膳食能帮助避免该状况的发生。阴道感染,特别是细菌性阴道炎,也能导致未足月胎膜早破的发生。因此,注意提防并治疗,此类感染能有效地进行预防。

发生急产时怎么办

医学上对急产的界定为:初产妇,每小时子宫颈扩张的速度大于5厘米;经产妇,每小时子宫颈扩张速度大于10厘米。或从有产前阵痛到完成分娩,只用了少于3小时就是急产。

急产的危害

对准妈妈:急产时子宫急而快地收缩容易引起产道撕裂、产后出血和产后感染等,如果破裂的程度严重,对准妈妈会有很大的影响。

对胎宝宝:由于急产时宫缩过强、过快,准妈妈没有间隔的子宫收缩,会使胎盘血液循环受阻,胎宝宝在子宫内缺氧,很容易造成窘迫,甚至窒息死亡。胎宝宝过快地出生,还可导致其不能及时适应外界的突然变化,造成颅内血管破裂出血,影响孩子日后的智力发育。

急产的诱因

❶ 早产。孕29~36周,多见于18岁以下或40岁以上的准妈妈。

❷ 准妈妈患有贫血、甲亢、高血压等疾病。

❸ 胎宝宝过小、双胎、胎位不正、胎盘异常,没有遵循常规做产前检查等。

❹ 接近临产时乘坐车船、过度劳累、运动量大等。

发生急产时怎么办

在非医疗场所发生急产来不及去医院时,准妈妈及家人要谨记以下几点:

❶ 叮嘱准妈妈不要用力屏气,要张口呼吸。

❷ 因地制宜准备接生用具,包括干净的布、用打火机烧过消毒的剪刀、酒精等。

❸ 胎宝宝头部露出时,用双手托住头部,注意千万不能硬拉或扭动。当肩部露出时,用两手托着头和身体,慢慢地向外提出。等待胎盘自然娩出。

❹ 胎宝宝出生后,做好保暖工作,并用干净柔软的布擦净婴儿口鼻内的

羊水。不要剪断脐带，将胎盘放在高于宝宝或与宝宝高度相同的地方，然后尽快将准妈妈和宝宝送往医院。

高龄初产准妈妈的产前保健

所谓高龄初产准妈妈，指的是怀孕时超过34岁的初产准妈妈。高龄准妈妈孕期容易并发高血压、心脏病、肾脏病、糖尿病等疾病，并且容易产生早产、胎盘早期剥离等现象，所以，高龄初产的准妈妈一定要在孕期做好保健。

食物

高龄生产准妈妈容易发胖，体重过度增加容易并发妊娠糖尿病等，给分娩也带来困难。所以，高龄准妈妈要控制好饮食，在保证母婴所需的热量供给的同时，避免过高热量的补充。日常多吃绿色蔬菜，注意蛋、奶、肉类的摄入量。饮食以清淡均衡为主。

运动

高龄准妈妈不宜做过于激烈的运动，也不能抬重物。走路散步是最好的运动，孕妇体操也是不错的选择。能不爬楼梯就不爬楼梯。

休息

高龄初产准妈妈因年龄关系容易疲劳，所以，要注意充分休息，保证足够的睡眠时间，同时要注意保持心情舒畅、情绪稳定。

产检

定期作产前检查，做到早预防、早诊断、早治疗。比如在孕早期应及时作产前检查或产前诊断，在孕晚期应遵医嘱增加产科检查的次数等。必要的时候，还应遵医嘱作羊膜穿刺检查、糖筛等检查。

最后，建议高龄初产准妈妈选择设备完善、条件好的医院进行分娩。

饮食营养跟进

❋ 孕晚期需要刻意增加饮食量吗

从怀孕第8个月开始到临产前,胎宝宝的身体长得特别快,他的体重通常是在这个时期增加的。所以,准妈妈一定要合理地安排好饮食,但不能刻意增加饮食量,否则会使胎宝宝长得太大,容易导致巨大儿,在出生时造成难产。

多吃体积小、营养高的食物

准妈妈应选择体积小、营养价值高的食物,避免吃体积大、营养价值低的食物,以减轻胃部的胀满感。

多吃含有优质蛋白质的蛋、牛奶、肉类以及大豆制品等,注意营养均衡。饮食量不需要刻意地增加,按照以前的饮食结构就已经足以为胎宝宝提供足够的营养了,不用担心会营养不足。

多吃富含纤维素的食物

孕晚期,逐渐增大的胎宝宝给准妈妈带来负担,准妈妈很容易发生便秘。由于便秘,又可发生内外痔。为了缓解便秘带来的痛苦,准妈妈应该注意摄取足够量的膳食纤维,以促进肠道蠕动。全麦面包、芹菜、胡萝卜、白薯、土豆、豆芽、菜花等各种食品和新鲜的蔬菜水果中都含有丰富的膳食纤维,准妈妈可在这个月适当地多摄入这些食物。

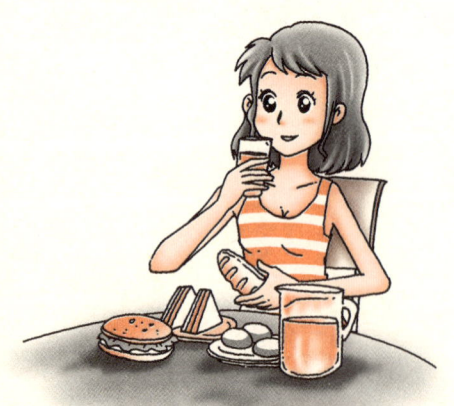

> **贴心提示**
>
> 这阶段准妈妈往往因为心理紧张而忽略饮食，不少准妈妈会对分娩过程产生恐惧心理，觉得等待的日子格外漫长。这时，准爸爸要帮助准妈妈调节心绪，家人多做一些准妈妈爱吃的食物，以减轻她的心理压力，正常地摄取营养。

临近预产期如何补铁

接近预产期，准妈妈和胎宝宝的营养需要量都在猛增，许多准妈妈开始出现贫血症状。铁是组成红细胞的重要元素之一，所以，越临近预产期，越要注意铁元素的摄入。准妈妈可以常吃以下几道菜来补铁：

红白豆腐

材料：猪血（或鸭血）豆腐200克，豆腐（约200克），葱、姜适量，高汤1碗，水淀粉2大匙。

调料：盐、味精适量。

做法：

❶ 将猪血、豆腐洗净，切块。

❷ 起锅热油，放入葱段和姜片煸炒，加入高汤。

❸ 放入豆腐、猪血炖煮，汤汁渐浓的时候加入盐、味精，再用水淀粉勾芡即可。

胡萝卜鸡肝汤

材料：鸡肝1副，胡萝卜1根。

调料：盐少许。

做法：

❶ 将胡萝卜洗净切片，放入清水锅内煮沸。

❷ 投入洗净的鸡肝煮熟，以盐调味即成。

猪血菠菜汤

材料：猪血1条，菠菜250克，葱1根。

调料：植物油、盐、香油各适量。

做法：

❶ 将猪血洗净、切块；葱洗净，葱绿切段，葱白切丝；菠菜洗净，切段。

❷ 锅中倒1小匙油烧热，爆香葱段，倒入清水煮开。

❸ 放入猪血、菠菜，煮至水滚，加盐调味，熄火后淋少许香油，撒上葱白即可。

> **贴心提示**
>
> 烹饪时使用铁锅、铁铲有利于补铁，而且使用铁锅烹饪时，加入酸味食物能够使活性铁的吸收率增加10倍。因此，用铁锅烹饪食物时，西红柿酱、醋都是很好的调料。

入院待产时的饮食要点有哪些

分娩相当于一次重体力劳动,能量消耗大,准妈妈一定要有足够的能量供应才行。如果准妈妈营养不足,会影响宫缩,使产程进展缓慢,甚至造成难产,还可能因体力消耗,出现酸中毒,造成胎宝宝宫内窘迫。那么入院待产时,准妈妈要怎么安排自己的饮食呢?

摄取易消化、高热量的食物

临近分娩,准妈妈消化功能减弱,消耗增加,加之宫缩的影响,食欲不振,所以,宜摄取易消化、高热量、少脂肪、有丰富糖类的流食或半流质饮食。糖类在胃中停留时间比蛋白质和脂肪短,不会引起准妈妈的不适感。而且这类食物容易消化吸收,在体内供能速度快,如稀饭、面条、糖粥等,多吃这类食物以增强体力,并注意补充足够的水分,以免引起脱水。

吃一些含糖水果

待产时由于阵痛频发,准妈妈出汗多,体力消耗大,如果不好好进食,容易引起脱水。这时,准妈妈可以吃一些水分多的含糖水果,如西瓜、葡萄等,一方面解渴,另一方面其中的糖分可直接供应能量。如果这些准妈妈不愿意吃,为了补充水分和能量,还可以通过输入葡萄糖、维生素来补充能量。

> **贴心提示**
>
> 待产的过程中吃得少会没有力气承受频繁的宫缩,吃得太多又会加重胃肠道的负担,引起消化不良等,因此,要少吃多餐,这样才能一直保持着较好的体力。

吃哪些食物有助于自然分娩

临产前,正常子宫每分钟收缩3~5次,正常产程约需12~16小时,总共约需消耗热量2.6万焦耳,相当于跑完1万米所需要的能量。这些被消耗的能量必须在产程中加以进补,分娩才能顺利进行。

吃高蛋白、半流质、新鲜而且味美的食品

临产前,准妈妈一般心情比较紧张,不想吃东西,或吃得不多,所以,要求食品的营养价值高和热量高,如鸡蛋、牛奶、瘦肉、鱼虾和大豆制品等。同时,要求食物应少而精,防止胃肠道充盈过度或胀气,以便顺利分娩。分娩过程中消耗的水分较多,因此,临产前应吃含水分较多的半流质软食,如面条、大米粥等。

> **贴心提示**
>
> 最后一个月里,准妈妈必须补充维生素 B_1。如果维生素 B_1 不足,容易引起准妈妈呕吐、倦怠、体乏,影响分娩时子宫收缩,使产程延长,分娩困难。谷类、豆类、花生、畜肉及动物内脏含维生素 B_1 很多,可以作为准妈妈维生素 B_1 缺乏的补充来源。

巧克力适合准妈妈产前食用

巧克力体积小,发热多,很符合准妈妈产前的生理需要。它含有能很快被吸收利用的优质糖类,其被吸收利用的速度是鸡蛋的 5 倍;而且,它富含准妈妈产前十分需要的微量元素和维生素、铁及钙等,可以加速产道创伤的恢复,还能促进母乳的分泌、增加母乳的营养成分。

准妈妈孕晚期补充营养易走哪些误区

由于传统观念和营养知识不足等多种原因,准妈妈补充营养的过程中,常常会不经意地走入一些误区,导致了不必要的麻烦。

以保健品代替正常饮食

为了加强营养,一些准妈妈们每天要补充很多营养品,如多种维生素、钙片、铁剂等,营养品大都是强化某种营养素或改善某一种功能的产品,单纯使用无法替代普通膳食的营养均衡。

一人补充两人的营养

不少准妈妈怀孕后,就努力开始增加食量,希望借此来满足胎宝宝的营养需要。其实,怀孕的准妈妈即使进食量加倍,也不等于胎宝宝可以吸收准妈妈多吃的那些食物的全部营养,准妈妈多吃的那部分,很可能大都储存在自己身上了。胎宝宝的营养是否够,关键在于准妈妈对食物的科学性选择,而不是靠盲目多吃来达到的。

多吃菜,少吃饭

有的准妈妈认为菜比米饭更有营养,就多吃菜少吃饭。这种观点是极其错误的,米饭、面等主食,是准妈妈能量的主要来源,一个孕中、晚期的准妈妈一天应摄入 400~500 克的米面及其制品。

多喝骨头汤补钙

为了补钙,有的准妈妈便按照老人的指点猛喝骨头汤。其实,喝骨头汤补钙的效果并不理想。骨头中的钙不容易溶解在汤中,也不容易被人体的肠胃吸收,而喝了过多骨头汤,反而可能因为油腻,引起不适。

> **贴心提示**
>
> 准妈妈在选择营养品时，主要该考虑的是自己的身体是否需要进补，最好先咨询一下有经验的产科医生。有些营养品如果不适合准妈妈服用，会带来一定的危害。

❋ 准妈妈加餐需要注意什么

进入孕晚期之后，准妈妈的食欲会大增。很多准妈妈在正餐的时候吃得不多，剩下的一部分量就只能放在加餐的时候吃。准妈妈在加餐的时候，一定要注意安排好加餐时间、摄入量及食物的选择。

准妈妈一般在正餐后 2.5～3 小时就可以加餐了，加餐的食物可以稍微丰富一点儿，一定要稍微有一点儿主食即粮食类的东西，如全麦面包或者燕麦片等，这是加餐的基础。另外，再加一些奶类、水果以及坚果。

牛奶或酸奶

准妈妈每天可以饮用 500 毫升牛奶，建议分 2 次喝完。早上喝 1 杯，临睡之前喝 1 杯。

新鲜水果

准妈妈每天可食用的水果量以不超过 500 克为宜，并且应尽量少吃含糖量丰富的水果，以免导致肥胖。不少准妈妈吃不下那么多水果，可以用榨汁机将水果榨汁，喝起来美味又轻松。

坚果

坚果是准妈妈补充微量元素的良好食物。但不论哪种坚果，每天的进食量也不易过多，建议1天吃上3次，每次一小把即可。加坚果类的食物时要注意，不要做成琥珀核桃或者糖醮花生，人为增加很多糖分。

其他食品

除上述食物外，准妈妈还可以将煮鸡蛋、牛肉干、鱼片干、豆腐干、全麦饼干、青稞粉、藕粉都增添到加餐的食谱中。

> **贴心提示**
>
> 准妈妈不要选择市售含添加剂的饮料、膨化食品、腌制食品作为加餐食物（如薯片、豌豆脆、腌制的火腿香肠等），这些食物中含有对胎宝宝不利的有害成分。

日常起居与运动

❀ 临产前准父母要做哪些准备

预产期前后的2星期内分娩，都属于正常情况。所以，在这个日期临近前，孕晚期的准父母一定要做好充分的准备，全面进入备战状态。

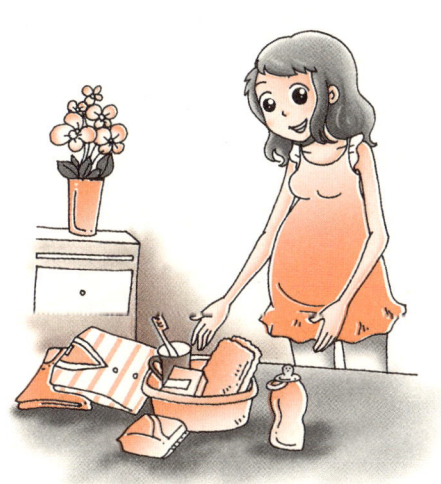

做好精神准备

由于现在的准妈妈多是初次生产，因而在生产前后都没有经验，所以都会自然而然地产生紧张、焦虑等情绪。不少准爸爸也觉得自己无所适从，比准妈妈更紧张。这就要求准爸爸准妈妈多阅读孕产相关图书或参加产前培训班，对分娩过程有一定的认识。不应有过多的害怕和恐惧心理，要相信只要与医院、助产人员密切配合，这个过程是并不太难的。

联系好住院事宜

有时医院妇产科的床位较为紧张，准妈妈必须提前联系好住院事宜。此外，由于分娩的时间很难预测，最好要在预产期到来之前就设计好去医院的几种方案，以便在紧要关头保证准妈妈能顺利平安地抵达医院。

按时产检

一般到了孕晚期，体检的次数会变得频繁，准妈妈一定要坚持按时去体检,关注每一次检查的结果,以便及时发现异常,及时解决。

经常按摩身体

按摩可以刺激身体皮肤内的神经末梢,增进血液循环,缓解肌肉疲劳。对于按摩不到的地方可以请准爸爸帮忙。

准备好待产包

准妈妈要把之前准备好的物品装包,放在随取随用的地方,方便入院后取用。

> **贴心提示**
>
> 准妈妈孕晚期不要单独一个人外出,如果一定要单独外出,手机一定要随身携带,以防有紧急情况出现的时候好与家人取得联系。

待产包里要准备哪些用品

在即将到来的这一个月里,分娩可能会随时发生,准妈妈的待产包需要提前准备好,那样无论什么时候临产,都可以立刻拎起包去医院。

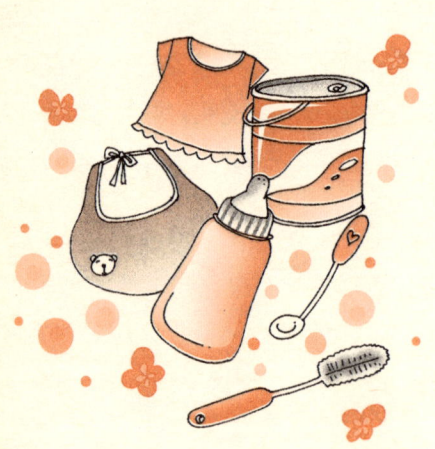

杯;香皂、洗面奶;洗脸毛巾3条(分擦脸、擦身体和擦下身),擦洗乳房的方巾2条;小脸盆2个,洗下身的脸盆1个;梳子、镜子、发夹。

❷ 衣物:一般待产到生产后出院有好几天,要准备好产妇的衣裤、帽子和哺乳内衣。

❸ 卫生用品:卫生纸最少2卷、产妇卫生巾1包。

❹ 笔记本和笔:记录阵发性腹痛情况,包括阵发性腹痛时的状况和时间间隔。

❺ 点心及巧克力:准妈妈在宫缩较弱的时候,可以吃一些自己喜欢吃的点心,补充体力。

待产包里的妈妈用品

❶ 梳洗用具:尽量备一些小型的、便于携带的洗漱用具。牙膏、牙刷、漱口

待产包里的宝宝用品

❶ 衣物:包被、婴儿服、围嘴,这些是最基本的。

❷ 哺乳用品:奶粉、奶瓶、奶瓶消毒

器以及供宝宝吃奶、喝水时垫在下巴底下的小方巾等。
③ 清洁用品：纸尿裤1包、湿纸巾2包、大浴巾和小毛巾各1条、护臀霜1支。

其他物品

① 证件：一般办理入院所需的证件包括：准生证、孕妇围产保健手册、医保卡、围产期保健卡、献血证（如果准妈妈以前曾献过血）以及夫妻双方的身份证等。

② 现金、银行卡：两者都需要准备，并提前了解医院的支付方式。
③ 记录用品：录音机、数码相机等。为妈妈、宝宝拍照、摄像留念，这些都是最有纪念意义的。

 **贴心提示**

准妈妈也可以咨询一下医院，有的医院会为准妈妈准备好产妇及宝宝用品，不必自己单独购买。

❁ 准爸爸如何照顾临产的准妈妈

当准妈妈在孕育新生命时，准爸爸也满怀喜悦的心情等待宝宝的降临。准爸爸除了要帮助准妈妈整理好待产包，还应给准妈妈带去最大的帮助，关心准妈妈的情绪变化，鼓励其自然分娩的信心，分担准妈妈的辛苦。

帮助准妈妈调节环境

在分娩前后，大多数准妈妈都希望自己处在一个舒适的环境下。去医院时，准爸爸也可以带上一些能给她心理安慰的东西，比如她喜欢的娃娃、衣服、小摆设等，让她即使在医院里，也能感觉到家的温馨。在预产前准爸爸还应陪伴准妈妈一起参观医院待产室、产房、母婴同室，与医务人员认识，这样可以减少准妈妈入院时的陌生感和紧张情绪，可以增加与医务人员之间的亲切感和信任感，有利于分娩的顺利进行。

 **贴心提示**

第一次迎接新生命，任何人都会感到紧张，然而在准妈妈面临分娩时，作为她的精神支柱，如果准爸爸自己先紧张起来，就一定会影响到准妈妈的情绪，使她更加不安、惶恐。因此，准爸爸一定要学会放松自己，给予准妈妈最大的安慰与支持。

给予准妈妈积极的心理暗示

作为准妈妈精神上的支持者，准爸爸一定要经常给予准妈妈积极的心理暗示，让她积极地面对这个自然的生理过程。

准爸爸要经常给准妈妈带来好消

息，不要去听信别人说的某某人生孩子的时候痛得死去活来，这些往往是在事后被扩大的。同时，准爸爸要多把正确、实用的生育知识告诉准妈妈。平时可以向那些有着顺利分娩经验的人请教，并把这些好的消息带给准妈妈。

准妈妈这时可以做哪些有助于顺产的运动

临近分娩，准妈妈的行动越来越不便，但是，准妈妈还是可以做一些简单的有助于顺产的运动的。

伸懒腰

准妈妈跪在地板上或者床上，双手和膝盖撑地，把腰向上拱起，然后再放平，之后再拱起、放平，交替进行，宫缩时摇晃臀部。当准妈妈在做这个动作时，胎宝宝受到的压力是最小的，动脉和脐带也不会受到任何压力，要比一直躺在床上感觉好得多。

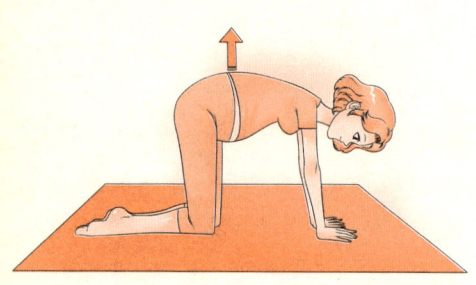

多走动

别小看这一步步的走动，这样小幅度的运动能帮助准妈妈顺产。此时，宝宝的头部已经入盆，是一个向下的状态，准妈妈多走动可以帮助宝宝持续这样的状态，也有助于锻炼自己的体力，为分娩时积蓄产力，有助于生产的顺利进行。

身体前倾

在桌子或者床（如果能升降，就把高度调到最高）上放置一个枕头，身体前倾，随意地趴靠在枕头上。当宫缩来的时候就摇晃臀部。因为是跪立的姿势，所以，重力会起到一定的加速产程的作用。而且在疼痛难忍的宫缩到来时靠在柔软的物体上会感觉非常舒适，更容易使自己放松。

> **贴心提示**
>
> 临近预产期，准妈妈身体越来越沉重，行动也越来越不方便了，此时，准妈妈做运动身边一定要有人陪伴。一来防止因为身体不便出现的一些闪失，如摔跤、站立不稳，或者因孕期不适而造成的突发状况等；二来有人陪伴可以照顾到准妈妈的情绪，缓解产前的压力和不适。

准妈妈准备到外地分娩应注意什么

不少准妈妈由于种种原因需要到外地分娩，临产前去外地要提前做好准备。

选择交通工具的原则

能乘坐火车最好不乘坐汽车和飞机；能乘坐飞机，最好不乘坐轮船；能乘坐江轮，最好不乘坐海轮。最好不选择夜车。

时间

长途旅行可能发生早产，加之进入第10个月中期（38周），随时都有可能分娩，所以，准妈妈最晚要在距离预产期4周前赶到准备分娩的目的地。这样不但避免途中可能动产的危险，还能为在异地分娩做好充分的准备。

外出前去医院做检查

准妈妈在外出前要到医院最后一次进行检查，并将去外地分娩的事告诉医生，请医生确定动身日期和提醒注意事项。

带齐需要的物品

即使是比较近的旅途，也要做好充分准备，带全途中所需物品。尤其不要忘记母子健康手册、产前检查记录册以及所有与妊娠有关的医疗文件和记录。

途中必须有人陪护

准妈妈去外地必须有亲人或医护人员陪同，以免中途发生突发情况而措手不及。

> **贴心提示**
>
> 准妈妈到了目的地，应尽快去准备分娩的医院，把产前检查记录拿给医生看，让医生了解准妈妈的整个妊娠过程，检查目前的情况，制订未来的分娩计划。

准妈妈什么时候入院待产好

一般来说，准妈妈怀孕40周，即到了预产期，不管是否有临产先兆，都应住院待产，在医院监测胎心，检查胎盘功能等。

当然，如果准妈妈家离医院特别近，而且交通很方便，也可以等到有临产征兆后入院。大多数准妈妈在分娩前24～48小时会经阴道排出少量血性黏液，叫做"见红"，见红后不久就会出现第一次宫缩。起初的宫缩并不强烈，但随着时间的推移，宫缩会越来越规律，宫缩的间隔也会越来越短，持续的时间越来越长。这时，准妈妈会感觉到由腹部放射到腰部的疼痛，往往是一阵接着一阵地往上涌,接着又向四周扩散。这就是人们所说的"阵痛"。当确定阵痛开始时,就应该马上去医院了。

哪些准妈妈需要提前入院

如有下列情况的准妈妈均应提前1～2周入院。

❶ 准妈妈未到预产期但是身体有不适感。

❷ 过去有不良分娩史。如习惯性流产、早产、死胎、死产、新生儿死亡等。

❸ 多胎妊娠,即一次妊娠同时有两个或两个以上胎宝宝。

❹ 估计分娩有异常的准妈妈,如头盆不称、臀位、横位以及有剖宫产史的准妈妈。

❺ 妊娠中发生病理变化,如妊高征、前置胎盘、胎盘早期剥离、羊水过多等。

❻ 婚后多年初孕、高龄初产、不孕经治疗后才妊娠的准妈妈。

❼ 准妈妈原有严重疾病的:如糖尿病、心脏病、肾炎、原发性高血压、结核病、血液病、肝炎等。

❽ 妊娠期合并其他疾病,如风湿性心脏病、病毒性肝炎、甲状腺功能亢进、缺铁性贫血等。

贴心提示

过早入院待产,在医院中吃住不习惯,特别是睡眠不充足,反而会给待产的准妈妈带来负面的影响。

成功胎教与情绪调节

如何根据情境选择胎教音乐

大多数人认为准妈妈听的音乐应该以轻柔的为主，实际上，胎教音乐应该更加多元化一些。因为不同的旋律、不同的节奏对应了不同的心境，也会带给胎宝宝不一样的感受和影响。

根据情境选择胎教音乐

情境	胎教音乐
早晨睡醒后	早晨睡醒，懒懒的，此时听一听约纳森的《杜鹃圆舞曲》吧，让胎宝宝也跟着妈妈从慵懒的睡眠中慢慢醒来
要发脾气时	准妈妈有情绪要发泄时，听一听贝多芬的f大调第六号交响曲《田园》吧，在细腻的乐曲中享受宁静，慢慢地心绪就平静下来了
心情烦躁时	心里总觉得焦躁不安，别想其他的，打开音响，听听德沃夏克的e小调第九交响曲《自新大陆》第二乐章，音乐会为准妈妈抚平焦躁的心情
心情不愉快时	遇到不愉快的事情，别沉浸在悲伤的情绪中了，听一听约翰·施特劳斯的《维也纳森林的故事》，让静谧的森林安慰你吧
运动时	准妈妈运动时可以来点儿音乐助助兴，老约翰·施特劳斯的《拉德斯基进行曲》，会让准妈妈在激情澎湃中感受无限活力

贴心提示

世界是多元的，让胎宝宝接触多元的艺术，不同演奏形式、不同艺术风格的乐曲，可以让胎宝宝在音乐的海洋中汲取营养，培养艺术潜能。

准妈妈如何做心理体操

临近分娩，各种压力也会从不同的方向朝准妈妈走来，既有心理方面的压力，也有身体方面的压力，如何从压力的包围中突围呢？准妈妈有必要学习一些新的技巧，例如做心理体操，可以帮助准妈妈从容应对一些必然会出现的难题。

布置一个温馨的环境

在房间的布置上，有必要做一些小小的调整。如果以前是一个典型的两人世界的话，现在可适当添一些婴儿用的物品，让那些可爱的小物件随时提醒准妈妈：一个生命即将来到身边！同时，准妈妈还可以在一些醒目的位置贴一些美丽动人的画片，如把喜欢的漂亮宝宝的照片贴在卧室里。

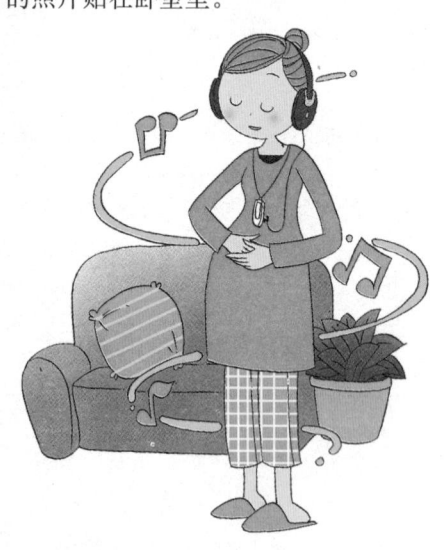

通过语言传递心声

每天花几分钟的时间同宝宝说几句悄悄话，比如"宝贝，我爱你"、"你知道吗？我是你的妈妈"等。

接受音乐的洗礼

音乐不仅能促进胎宝宝的身心发育，对准妈妈本身也能起到一定的放松作用。准妈妈每天花20分钟静静地接受音乐的洗礼吧，想象音乐正如春风一般拂过脸庞，如早晨的阳光一样温暖，准妈妈的精神状态一定会达到最佳点。

与幽默亲密接触

笑是人生极大的生活享受。准妈妈不妨多多为自己创造能使自己开怀大笑的机会。欣赏喜剧，看一些幽默、风趣的散文和随笔，你还可以收集一些幽默滑稽的照片，每天欣赏一次。

记心情日记

每天都写上一段日记，记录每天的感动。这是一份长久的纪念，将来的某一天，准妈妈也许会与宝宝一起来重温这些精彩的片段，这些珍贵的细节，将使大家获得更多的快乐。

> **贴心提示**
>
> 准爸爸有意识地收集一些笑话、好玩的传闻，在餐桌上发挥一下自己的喜剧才华，让准妈妈经常开怀大笑。

导致产前焦虑有哪些原因

准妈妈产前焦虑的现象很普遍，准妈妈的焦虑情绪不但对自身健康有很大的危害，也会给胎宝宝的健康带来极大的危害。那么，到底是哪些原因导致了准妈妈产前焦虑呢？

贴心提示

❶ 缺乏经验：大多数准妈妈是初产妇，缺乏对生产的直接体验。从电视、报刊等媒体上又耳闻目睹了许多他人生产的痛苦经历，考虑到自己也将经历这个过程，心中不免焦虑。

❷ 对胎宝宝性别的忧虑：城市人对生男生女大多能正确看待。但在人的潜意识里仍有某种对胎宝宝性别的好恶，或家人对生男生女比较在意。不知胎宝宝的性别，心中不免打鼓。

❸ 担心胎宝宝的健康：虽然做过多次检查，但检查毕竟是通过机器和各种化验，有些胎宝宝存在的健康问题不能查出，准妈妈会对此感到焦虑，怕生个不健康的宝宝。特别是患有妊娠高血压综合征、妊娠合并心脏病等产前并发症的准妈妈，由于自身健康存在问题，同时也怕殃及胎宝宝，更易焦虑。

❹ 身体不适：由于到孕晚期各种不适症状加重，如出现皮肤瘙痒、腹壁皮肤紧绷、水肿等不适，使心中烦躁，更易因此焦虑。

❺ 缺乏交流：由于行动不便，整日闭门在家，缺乏交流，注意力集中到种种消极因素上，加重焦虑。

❻ 亲人的过分担心：准妈妈的产前焦虑情绪，有很大一部分来自亲人的过分担心。身边亲人的紧张很容易传染给准妈妈，容易加重准妈妈的心理负担。

产前心理焦虑有哪些危害

据调查显示，约有98%的准妈妈在妊娠晚期会产生焦虑心理。

准妈妈产前焦虑的危害

❶ 产前严重焦虑的准妈妈剖宫产及阴道助产率比正常准妈妈高一倍。

❷ 严重焦虑的准妈妈常伴有恶性妊娠呕吐，并可导致早产、流产的情况。

❸ 准妈妈的心理状态会直接影响到分娩过程和胎宝宝的状况，比如易造成产程延长、新生儿窒息、产后易发生围产期并发症等。

❹ 焦虑会使准妈妈肾上腺素分泌增加，导致代谢性酸中毒引起胎宝宝宫内缺氧。

❺ 焦虑还可引起植物神经紊乱，导致

产时宫缩无力，造成难产。由于焦虑，得不到充分的休息和营养，准妈妈生产时会造成滞产。

准妈妈如何自我调节

1. 学习有关知识，增加对自身的了解，增强生育健康宝宝的自信心。
2. 有产前并发症的孕妇应积极治疗并发症，与医师保持密切联系，有问题时及时请教，保持良好的情绪。
3. 和一些妈妈们多交流，讨教一些经验。
4. 纠正对生产的不正确认识。生育能力是女性与生俱来的能力，生产也是正常的生理现象，绝大多数女性都能顺利自然地完成。
5. 临产前做一些有利于健康的活动，如编织、绘画、唱歌、散步等。

贴心提示

在妊娠最后阶段，准妈妈常表现为心理依赖性强，希望寻求保护，引起他人重视。准妈妈可能会喋喋不休，这是宣泄不良情绪的合理渠道。此时准爸爸要理解准妈妈情绪上的波动，耐心倾听准妈妈诉说，给予准妈妈精神上的鼓励和安慰。

如何用胎教来放松心情

孕后期，准妈妈时常出现焦虑情绪，建议准妈妈用各种胎教方法来缓解这种负面情绪，让心灵得到放松。

接触大自然

每天清晨，准妈妈在睁开眼睛之前，先聆听一下窗外的声音：风声、鸟鸣，又或是雨点敲打窗户的声音，起来后，看看窗外大自然的景色，这些来自大自然的天籁之音和美景会彻底让准妈妈的心情放松。

想象

想象是一种很好的消除紧张的方法，当然，前提是准妈妈要想象一些美好的事情，或是美好的事物。比如，想象一下宝宝未来的样子、自己和丈夫恋爱时快乐温馨的场景等。

听音乐

准妈妈可以采取一种自己觉得最舒服的姿势，躺在床上，或者靠墙而坐，静静地聆听自己喜欢的音乐，让自己的情感充分融入音乐的美妙意境中去。准妈妈也可以选择一些活泼有趣的儿歌、童谣，并跟着轻轻哼唱，这样心情会很轻松。

大声歌唱

准妈妈可以大声唱歌，歌声不仅能

平复心中的焦虑，而且对于胎宝宝来说也是一种很好的胎教。

按摩

对于许多女性而言，全身按摩能减少压力，达到真正的放松，特别是怀孕期间，按摩不仅有助于缓解准妈妈的身体酸痛，减少手脚肿胀，而且能够使准妈妈的神经平静，提高睡眠质量。

> **贴心提示**
>
> 在听音乐时，要拒绝那些声音嘈杂、节奏太快的音乐，它们既不适合准妈妈冥想与消除焦虑的情绪，也不受胎宝宝的欢迎。

如何消除产前紧张

随着阵痛的开始，准妈妈的心情也会不由得紧张起来，也会有些害怕和不安。准妈妈该如何消除这种情绪呢？

主动稳定自己的情绪

分娩是一种自然的生理现象，是每一个健康的育龄准妈妈完全能够承受得住的。分娩时子宫会一阵阵地收缩，准妈妈就会感到一阵阵腹部和腰部的胀痛不适。但这种疼痛大多本不那么严重，而由于准妈妈精神紧张，对分娩恐惧，使疼痛感加强了。如果准妈妈从分娩开始就泰然处之，疼痛就不会那么严重了。

相信现代医疗技术

现在分娩的安全性比过去大大提高了。在医院里分娩，准妈妈的生命危险接近于零。万一发生自然产困难的情况，在有危险时，医生会马上采取措施。而目前剖宫产的成功率已接近100%。所以，准妈妈的顾虑是不必要的，要满怀信心地分娩。

意念预产法

准妈妈在心里想象自己的产程。准妈妈慢慢地呼吸，想象现在自己正坐在舒服的产房里，全身放松。阵痛开始了，有点儿痛，不过还能接受，准妈妈正在按照产前训练学到的方式进行呼吸，子宫颈张开得更大了，宝宝的头这时已经出来了……这种用思维进行生产的预演的方法，可以缓解准妈妈的紧张情绪。

> **贴心提示**
>
> 准妈妈最好在身体状态较好、头脑清晰的时候进行意念预产法的练习，尽量让自己深入真实的情境中，将生产的过程在想象中进行一遍，大概需要1小时，时间不要太长，时间一长，准妈妈身体疲惫，很容易睡着了。

如何巩固胎教成果

怀孕的最后1个月，准妈妈的胎教训练可不要停止，这是巩固胎教成果的最好时机。

坚持各种胎教训练

怀孕晚期，准妈妈身体很沉重，行动不便，但是不能因此而放弃孕晚期的胎教训练。如果因此而放弃胎教训练，不仅影响前期训练的效果，而且影响准妈妈的身体与生产准备。前期进行的胎教训练，对胎宝宝进行了各种有益的刺激，胎宝宝对种种刺激已形成了条件反射，为了这种条件反射，孕晚期准妈妈更应坚持各项胎教内容。

巩固胎教成功的方法

若原来采用的主要是音乐胎教，那么，最后1个月要坚持陪胎宝宝听音乐，在乐曲的选择上也要有一定的变动，适当地增加一点儿难度，较前几个月胎教时间可适当延长。

颜色胎教同样要坚持，用颜色继续刺激胎宝宝的感官，形成条件反射，也有利于胎宝宝出生后更好地接受和认识这个世界。

另外，此阶段胎宝宝的各器官、系统发育逐渐成熟，对外界的各种刺激反应更为积极，例如：当用光源通过准妈妈的腹壁照射胎宝宝头部时，胎头可转向光照方向，并出现胎心率的改变，定时、定量的光照刺激是这个时期巩固胎教成果的重要内容。

> **贴心提示**
>
> 孕晚期，准妈妈虽然身体行动不便，但是也要坚持适当的运动。适当的运动可以给胎宝宝躯体和前庭感觉系统自然的刺激，可以促进胎宝宝的运动平衡功能。

Part 12

分娩细节全关注

十月怀胎百科全书

需要了解的分娩常识

❋ 顺产的四大条件是什么

大部分情况下，顺产都是最安全、最有益于准妈妈和胎宝宝的分娩方式，应尽量创造条件顺产，准妈妈可以尽力满足的四大条件有：

合适的分娩年龄

在25~29岁生育顺产的可能较大，这个年龄段的准妈妈，其产道、会阴、骨盆、子宫功能都比较好，孕期并发症也相对少，对顺产非常有利。

营养合理，控制体重

正常大小的胎宝宝可以顺利通过骨盆出生，但是巨大儿通常不易顺产，因为他们的头比较大，容易"搁浅"在骨盆入口处，有很多巨大儿最终不得不剖宫产。为避免巨大儿，准妈妈必须合理地控制营养和体重，适当地参加活动，准妈妈理想的体重是增加12千克左右。

按时产检

按时产检可以保证准妈妈整个孕期的健康状况，避免出现不利于顺产的因素，最后1个月应每周检查1次，若出现异常应按照医生的要求及时复诊。

做足临产准备

预产期前1个月，准妈妈应该多了解和巩固有关分娩的知识，保持正常的生活和睡眠，吃些营养丰富、容易消化的食物，如牛奶、鸡蛋等，为分娩准备充足的体力。保持情绪稳定，一旦宫缩开始，应坚定信心，积极配合医生，顺利地分娩。

贴心提示

分娩是人类繁衍后代的自然规律，顺产又是分娩最常用的方式，不可能每个准妈妈都具备绝对完美的顺产条件，只要身体健康，有正确的心态，对自己有信心，准妈妈都是可以平安度过顺产的。

妊娠足月胎宝宝头浮怎么办

"头浮"就是指宝宝的胎头没有入盆，一般来说，初产妇在临产前20天左右，胎头就进入骨盆，并与骨盆衔接，因此，胎头不会再在羊水中浮动。但也有少数胎宝宝在足月时出现胎头仍未进入骨盆而浮动于耻骨联合之上的现象，另外，经产妇到临产时才入盆也是正常的。

造成头浮的原因

1. 部分准妈妈是由于胎头与骨盆不相称，即由于骨盆狭窄（主要是骨盆口狭窄），致使正常大小的胎头不能进入骨盆。
2. 准妈妈骨盆虽然正常，但胎宝宝过大或有胎位异常、前置胎盘等时亦可发生类似现象。
3. 羊水过多、胎儿畸形（如脑积水）等也可引起头浮。
4. 也有骨盆检查正常、胎宝宝并不过大，也无其他明显引起头浮的原因的头浮现象。

头浮怎么办

首先应该了解骨盆及胎宝宝的情况是否正常，若检查正常，则准妈妈可不必过分紧张，应密切与医生配合，临产后受到宫缩挤压，胎头会逐渐变形而入盆，多数仍可自阴道顺利分娩。

若检查头浮是难以纠正的病理性因素（骨盆狭窄、胎儿异常、羊水过多等）引起的，则应听从医生的意见，提前住院，并做好剖宫产准备。

若孕晚期仍头浮，准妈妈要注意：由于胎头未入盆，以致胎头与骨盆间存在空隙，因此，一旦发生胎膜早破，极易出现脐带脱垂，使胎宝宝发生意外。因此，一旦发现有羊水流出，应立即卧床，并将臀部抬高，同时尽快去医院，由医生监护处理。

胎宝宝脐带血有什么作用

脐带血是宝宝出生时，脐带被结扎后所流出的血，为什么要特别提到脐带血呢？

脐带血的作用

胎宝宝的脐带血里含有丰富的高质量造血干细胞，可用来治疗恶性血液病、心血管疾病、神经损伤、角膜损伤和多种肿瘤。如果在胎宝宝出生时将脐带血保存下来，一旦需要则可随用随取，并与本人配型完全吻合，等于为胎宝宝买了一份最安全的保险。同时，因为遗传基因相近，且免疫投合概率高，在家人有需要时也能受惠。

怎样为宝宝保存脐带血

准爸爸准妈妈可以在跟医生商讨后决定是否为宝宝保存脐带血，如果决定储存脐带血，首先需要与脐带血库进行联络，并签署一份《脐带血干细胞储存合同书》，在签署协议前，准爸爸准妈妈还可以详细咨询相关问题。签署协议后，在宝宝将出生时，需要打电话通知脐血库工作人员，他们会赶到出生医院亲自采血。

另外，脐带血保存需要缴纳一定的费用，以北京为例，取1份脐血要1次性缴纳5100元，其中包括采血、化验、检测、筛选等一系列费用。如检测不合格，这笔费用将退还，一旦入库，每年还需要交纳储存费用580元。

了解自然分娩的3个产程

每个准妈妈分娩的过程都不尽相同，有快慢、难易之分，但所有的分娩过程都有一个共同的规律，即分为3个产程。了解这3个产程可以帮助准妈妈更好地配合医生，从而顺利分娩。

第一产程：从子宫出现规律性的收缩开始，直到子宫口完全开大为止

随着宫缩越来越频繁，宫缩力量逐渐加强，子宫口逐渐开大，直到扩展到10厘米宽（子宫口开全），这时第一产程结束。

第一产程所占时间最长，初产妇需要12～16小时。在此阶段，宫口未开全，准妈妈用力是徒劳的，过早用力反而会使宫口肿胀、发紧，不易张开，此时，准妈妈应放松思想、注意休息，乘机补充营养和水分，将小便排干净。

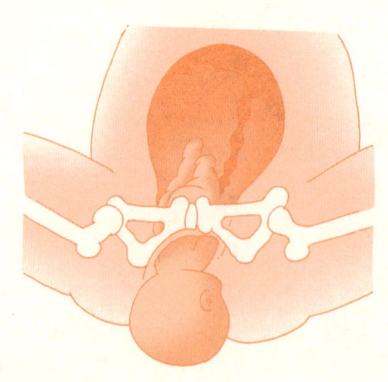

第二产程：从宫口开全到胎宝宝娩出

胎宝宝随着宫缩开始逐渐下降，当胎宝宝先露部下降到骨盆底部压迫直肠时，准妈妈便不由自主地随着宫缩向下用力，经1～2小时，胎宝宝从完全开大的子宫口娩出。

第二产程时间最短，宫口开全后，准妈妈要注意随着宫缩用力，宫缩间隙要休息放松，喝点儿水，准备下次用力。胎头即将娩出时不要再用力，避免造成会阴严重裂伤。

第三产程：胎盘娩出

胎宝宝生下后，胎盘随着子宫收缩而排出体外，此时意味着整个产程全部结束。

第三产程相对轻松，准妈妈稍用力即可娩出胎盘，若超过30分钟胎盘不下，应听从医生的安排，这个阶段准妈妈要保持情绪平稳。

> **贴心提示**
>
> 分娩结束后2小时内，妈妈应卧床休息，一般产后不会马上排便，如果妈妈感觉肛门坠胀，有排大便之感，要及时告诉医生，医生要排除软产道血肿的可能。

❀ 剖宫产有什么利弊

剖宫产并不是最理想的分娩方式，只是一种万不得已的分娩方式，不提倡将剖宫产看作分娩时的首选，剖宫产的利弊，准妈妈要正确地认识到。

剖宫产的利

剖宫产只是用来解决难产、保全胎宝宝和准妈妈生命安危的一种应急措施，一般当由于某种原因，不能从阴道分娩时，医生会为准妈妈施行剖宫产，以挽救母婴的生命。

当然，当准妈妈宫口未开时施行选择性剖宫产，可以免去遭受阵痛之苦。如果准妈妈腹腔内有其他疾病，也可一并处理，如合并卵巢肿瘤或浆膜下子宫肌瘤，均可同时切除，也可顺便做结扎手术。

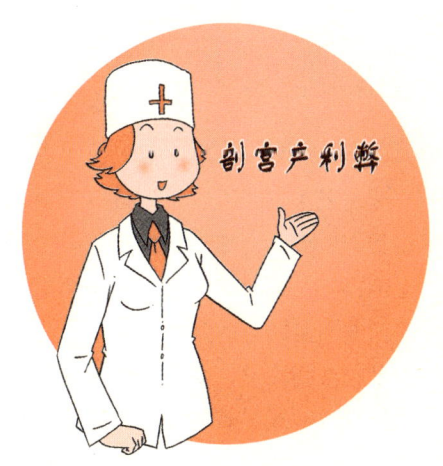

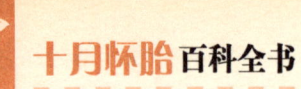

但要认识到,降低分娩风险不能依赖于剖宫产,而应该寄托于医疗保健整体水平的提高。

剖宫产的弊

剖宫产对母体的精神和肉体都是一种创伤,其出血量比正常分娩要多,同时还可能发生大出血和损伤;剖宫产即便平安无事,手术后也可能发生腹壁伤口感染,长期不愈合;剖宫产后新妈妈的术后发病率较高,如生殖道感染、月经改变及腰腹痛等疾病。

剖宫产的宝宝在情商上可能受到影响,此外,宝宝可能被手术刀伤到,宝宝缺少对外界逐渐适应的过程,也不利于呼吸系统的发育。

 贴心提示

是否需要考虑剖宫产,准妈妈最好能遵医嘱,与医生多商讨。

❀ 剖宫产前需要做什么准备

如果准妈妈最终选择进行剖宫产,需要做些什么样的准备,以便让生产更加顺利,同时也为产后正确的护理打下基础呢?

确定手术时间

如果没有特殊情况,医生通常会安排孕妈妈在37~38周之间生产,如果要特别选定日子生产,应提前告知医生,同时请医生评估是否合适。一般由医生提出他方便的手术时间,孕妈妈再从中选择合适的时间。

避免劳累,安心待产

确定手术时间后,事先将待产时的用品及产后需要的用品都准备好,可在预定剖宫产的前一天和医院或医生联系确定,在预定的时间到医院待产。在等待手术的时间段里,最好避免太过劳累或紧张,以防提早破水或早产,而造成须紧急手术的状况。

手术前需要做什么

实施剖宫产前一天,晚饭一定要清淡,此后不要再吃东西了,以保证肠道清洁,减少术中感染。术前6~8小时不要再喝水,以避免麻醉时出现呕吐症状。手术前注意休息,做好自身清洁,训练床上排尿的习惯以防术后出现尿潴留,注意保持身体健康,不要患上呼吸道感染等发热的疾病。

了解手术中需要做什么

剖宫产手术大多采用局部麻醉,准妈妈的意识是清醒的,要注意与医生的配合。手术时,医生或护士一般都要问你一些问题及自身的感受,准妈妈要清楚、认真、如实地反映真实的感受。医生还会指导你做深呼吸、屏气等动作,你一定要按医生的嘱咐去做。

剖宫产前后需要注意哪些饮食问题

无论是顺产还是最终需要剖宫产，准妈妈分娩前后都应多注意饮食问题。剖宫产的妈妈由于手术的特殊原因，产前、产后需要规避一些饮食禁忌：

术前不宜大补

剖宫产前不宜进补高级滋补品及鱼类，如高丽参、洋参等，因为参类具有强心、兴奋作用，鱼类中含有抑制血小板凝集的有机酸物质，不利于术后止血与创口愈合。

术后6小时内禁食

手术会刺激肠管，使肠道功能受阻，肠蠕动减慢，肠腔内有积气，易造成术后的腹胀感。为减轻肠内胀气，新妈妈在术后6小时内应当禁食。

6小时后宜服用一些排气类食物（如萝卜汤等），以增强肠蠕动，促进排气，减少腹胀，并使大小便畅通。排气后，饮食可由流质改为半流质，食物宜富有营养且易消化，如蛋汤、烂粥、面条等，此后饮食可逐渐恢复到正常。

不宜进食易发酵产气多的食物

产气多的食物如糖类、黄豆、豆浆、淀粉等，食用后容易腹胀，在术前、术后都应尽量避免食用。

不宜进食难消化的食物

难消化的食物积在腹腔内，会加重腹部不适感和便秘，尤其是术后未排气期间，应避免吃煮鸡蛋、肉块、米饭、巧克力、鸡汤、鲫鱼汤等油腻肉类汤和催乳食物，以免难以消化加重腹胀和便秘。

肉类催乳汤可在术后7～10天再食用。

瓜熟蒂未落，过期妊娠怎么办

瓜熟蒂未落，这种情况就是我们常说的过期妊娠，在医学上将妊娠超过预产期2周仍未分娩称为过期妊娠。

过期妊娠的原因

引发过期妊娠的可能因素有很多，包括黄体酮阻断、催产素刺激及胎宝宝肾上腺皮质激素分泌等，任何因素引起这些激素失调均可导致过期妊娠。此外，过期妊娠可能也与遗传因素有关。

过期妊娠可能造成的危害

妊娠过期后胎盘老化，功能退化，供给胎宝宝的营养及氧气减少，胎宝宝会停止生长发育。若长时间严重缺氧，胎宝宝可能会发生胎儿宫内窘迫而死于宫内。

 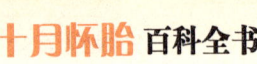

如何预防和应对过期妊娠

1. 定期做产前检查，听取医生的建议。
2. 产前应通过各种方式确定准确无误的预产期。
3. 怀孕36周后要多运动，或做一些分娩的准备练习。
4. 预产期前后，通过做B超检查，了解胎盘的钙化程度及羊水多少。胎盘钙化3级以上为胎宝宝过熟，提示胎宝宝过期，要引起注意。
5. 过了预产期1周应住院待产，对胎宝宝在宫内的健康状况、胎盘功能进行监测。
6. 如果胎宝宝已经成熟，且情况尚好，可于41周后进行引产，尤其是高龄、患有妊娠高血压综合征，以及胎宝宝过大的准妈妈。

> **贴心提示**
>
> 在确定过期妊娠后，准妈妈可要求医生催生，但应优先尊重医生的建议，无论是否采取催生的措施，最终都应当由医生来决定。

进入产房后

分娩期间准爸爸需要做些什么

即将要做爸爸了，激动之际准爸爸不要自乱阵脚。在准妈妈分娩期间，准爸爸可以做些什么呢？

如果准爸爸陪产可以做些什么

1. 准爸爸最需要做的事情是服从医生和护士的安排，配合医生安抚准妈妈，鼓励准妈妈，最重要的是千万

Part 12 分娩细节全关注

不要给医生、护士添麻烦。
❷ 鼓励准妈妈，及时向准妈妈汇报宝宝的情况："头出来了，加油加油，马上就出来了。"准妈妈会觉得胜利在望，充满信心。
❸ 掌握呼吸技巧，这对准妈妈的生产会有很大的帮助，在分娩时引导准妈妈慢慢地、有规律地进行深呼吸，帮助她放松紧张的情绪，缓解疼痛。
❹ 转移注意力，做得好的话，准爸爸可以起很大的作用，比如发挥幽默的力量，讲讲小笑话和幽默故事，说说生活趣事，给准妈妈吃点儿补充能量的食物，这样，准妈妈便不会感觉那么痛苦了。

如果准爸爸不陪产可以做些什么

❶ 将准妈妈生产后需要的东西及宝宝需要的东西再清点和准备一下，准妈妈和宝宝出产房后即将用到。

❷ 为自己准备简单的洗漱用具，一般初产妇产程都比较长，准爸爸在产房外待上一个漫长的黑夜是常见的，但保持一个体面和有活力的样子与妻儿见面也很重要哦。
❸ 不妨准备点儿消磨时间的物品，准妈妈进了产房，准爸爸的感觉不会轻松，愈见不着面愈是难熬，度时如年，一本书、一个 psp 甚至手机游戏都能帮助你从焦急中得到些许安慰。
❹ 保持冷静，未来还有很多事情等待着准爸爸去做，准爸爸需要保持冷静，如果实在静不下来，不妨到室外呼吸一下新鲜空气。
❺ 准备好亲友的电话号码，当妻儿安顿好后，你需要第一时间给关心你们的亲朋好友报个喜。

缓解生产时腰腹痛的方法有哪些

准妈妈孕期分娩疼痛通常集中在腰部和腹部，如果能着重缓解这两个部位的疼痛感，可以很好地帮助准妈妈减轻分娩负担。

下面我们就为准妈妈介绍几个实用的小方法：

缓解腰部疼痛的方法

❶ 适当走动，如果体力能坚持，准妈妈可以走一走，慢慢摇动骨盆，这样可以增加子宫收缩的次数，缩短产程时间。
❷ 跪一会儿，如果坐累了可以跪在床上，臀部不要抬高，不要将腰部拱起，身体趴在棉被或枕头上即可。
❸ 前倾身体，如果腰背疼痛感厉害，可以保持背部的平直，尽量使身体前倾，这样的姿势能减轻胎宝宝对背部的压力。

缓解腹部疼痛的方法

1. 轻轻地按摩小腹部：轻柔的按摩会使神经对疼痛的刺激变得不那么敏感，从而缓急腹部疼痛。若胎膜已破，宫缩加强，则应卧床休息，不宜按摩。
2. 音乐放松法：音乐能吸引准妈妈的注意力，且对呼吸有着绝好的调节作用，能缓解焦虑，降低心率、血压和呼吸频率，减少甲肾上腺素的释放，有助于加速分娩的进程。
3. 按摩放松法：触摸与按摩可以缓解疼痛，使身心舒爽。分娩阶段不同，准妈妈所需要的按摩方式也会不断地发生变化：在分娩的初期轻柔的指尖触摸，在中、晚期有力的挤压或按摩、负压、冷敷以及热敷，都会使大脑接收疼痛的信号受到抑制或减弱。

特别提示：去医院待产时，可以带上一个家用的日常保健按摩器，代替手来按压背部及腰部，达到舒缓疼痛的效果。

> **贴心提示**
>
> 准妈妈的整个生产过程可能会有点儿长，均需要8~12小时，这个过程中疼痛并不会一直存在，大多时候属于阵痛，但长时间的反复阵痛仍然会消磨掉准妈妈的许多力气，因此，以上方法可由准爸爸或助产士帮助进行。

❀ 哪些姿势可以帮助准妈妈缓解产痛

宫缩开始后，产痛会令准妈妈有些难以忍受，如果能够采取一些恰当的姿势，有助于准妈妈缓解生产时的痛苦。下面给准妈妈介绍4种能缓解产痛的姿势。

子宫收缩时——轻轻晃动身体

准妈妈分开脚站立，将自己的身体背靠在陪护者的怀里，头部靠在其肩上，双手托住下腹部；陪护者的双手环绕住准妈妈的腹部，在鼓励准妈妈的同时，不断地与其身体一起晃动或一起走动。

子宫收缩间歇时——背部按摩

准妈妈分开脚站立，双臂环抱住陪护者的颈部，头部靠在其肩头，身体斜靠在其身上；陪护者支撑着准妈妈的身体，双手环绕住准妈妈的腰部，给准妈妈的背部下方进行轻柔的按摩。

子宫收缩间歇时——直立坐

需要的话，准妈妈可以采取直坐的姿势坐在床上，后背贴在有靠垫或枕头的床背上，双腿屈起，双手放松地放在膝头上。这样，可以使准妈妈的腹部及腰部得到一些放松，还可以将胎宝宝的头向子宫颈推进，让宫缩更为有效。

从第一产程向第二产程进入时——在他人帮助下跪趴

准妈妈可以在床上采取蹲坐的姿势，准爸爸及其他陪护者分别站在床的两旁，准妈妈把自己的双臂搭靠在准爸爸及其他陪护者的颈肩上。这种由别人支撑的趴跪姿势，可以使准妈妈感到舒服一些，而且，胎宝宝的重力还可以促进骨盆扩张。

❋ 分娩时怎样正确地用力

整个分娩过程需要耗费准妈妈很多力气，实际上并非整个分娩过程都需要使劲，用力是有技巧可循的，配合产程和阵痛进行用力，不仅可以减轻阵痛，还可以让胎宝宝得到很多的氧气，令分娩更顺利。

第一产程：均匀呼吸，不用力

这个阶段初产妇子宫收缩的频率较低，收缩力量较弱，其主要作用是使子宫口开大，因此，不需要用大力气，只需要有意识地锻炼腹式深呼吸，宫缩时深吸气；宫缩间歇期，最好闭眼休息，以养精蓄锐。

第二产程：用尽全力，屏气使劲

此阶段从宫颈口开全至胎儿娩出，子宫收缩快而有力，几乎是一两分钟1次，每次持续50秒左右。宫口开全后，当宫缩开始时，准妈妈应双腿屈曲分开，像解大便一样用力向下，时间越长越好，以增加腹压，促进胎儿娩出；宫缩间歇时，充分放松休息，等下次宫缩时再用力。当胎头露出后准妈妈就不要再使劲用力了，改为张口哈气，以免造成会阴严重裂伤，待宫缩间歇时再稍用力，让胎头缓缓娩出。

第三产程：再次用尽全力

此阶段是胎盘娩出期，胎儿娩出约10分钟后又会出现宫缩，以排出胎盘，此时，还按第二产程的屏气法用力，用尽全力加快胎盘娩出，以减少出血。

> **贴心提示**
>
> 分娩时应避免的错误用力方法为：大声呻吟或大喊大叫，这会消耗体力，使真正要用力时无力可使；在第一产程就屏气用力，过早地消耗体力；胎头即将娩出时，仍向下屏气用力，造成会阴部裂伤。

准妈妈应掌握哪些助产动作

助产动作可以减轻分娩中的阵痛，顺利使胎儿娩出，准妈妈可以在分娩前加以学习并掌握，以便在分娩时能用得上。

第一产程可用的助产动作

深呼吸：当子宫开始规则收缩，宫口扩张到2~3厘米，感觉腹胀下坠不能忍受时，可在每次宫缩时进行1次腹部深吸气，直到一阵宫缩完毕后再将气呼出。注意用鼻孔吸气，以口呼气，这个方法在分娩开始后即可使用。

按摩法：当子宫收缩频繁时使用，具体做法是：两手指端轻摩小腹部皮肤，深吸气时从腹部两侧到小腹部中央，呼气时从中央到两侧，宫缩过后即可停止。若宫缩时间长，可与深呼吸并用。

压迫法：可与按摩法交换做，同时应做深呼吸。宫缩时，用手或拳压迫自己觉得最不舒服的部位，如腹部、骶部或耻骨部等处，仰卧时可以自己用手压迫耻骨部或腰部，侧卧时可压迫骶部。

第二产程可用的助产动作

屏气法：在子宫口开全时使用，宫缩时使用腹压，深深吸一口气，然后下行而不吐出来，时间越长越好。憋气要在腹部，不要在喉头，类似排便时向下憋气的动作，随着宫缩的节律向下用力，帮助胎宝宝克服在产道中所遇到的阻力，顺利生产，宫缩后可闭目休息。

 贴心提示

如果准妈妈有早产迹象，则产前不宜练习以上助产动作，以免出现意外。

如何避免宫缩乏力

宫缩乏力是指子宫收缩虽仍有正常的积极性和对称性，并保持一定的节律性，但收缩弱而无力，持续时间短，间歇时间长且不规律。

宫缩乏力的危害

子宫收缩乏力可使产程延长，导致准妈妈体力被消耗、疲乏无力、肠管胀气、排尿困难等，又影响子宫收缩，这样易造成难产。如果胎膜早破，可增加感染的机会，引起产后出血，增加剖宫产的概率。

宫缩乏力的原因

子宫收缩乏力多由以下几个常见因素综合引起：

① 胎位不正，头盆不相称。
② 准妈妈紧张，大脑皮质处于抑制状态，从而使宫缩乏力。
③ 子宫过于膨大，如双胎、羊水过多、巨大儿等以及子宫肌肉发育不良等。
④ 过多地应用镇静药或麻醉药，使子宫收缩无力。
⑤ 临产时休息不好、进食差、第一产程用力过早，亦可导致宫缩乏力。

如何避免宫缩乏力

① 做好孕期保健：根据产前检查等资料，可以初步安排好分娩方式。如胎位不正应早做纠正。
② 正确认识分娩：要了解分娩过程，精神不要紧张、害怕，克服恐惧心理，要保持轻松、愉快、良好的心态对待分娩，这样有利于子宫正常收缩。
③ 临产后要安排好生活，要吃好、喝好、睡好，安排好大小便。如果宫缩时体力消耗大，应及时补充能量，顺利完成分娩。
④ 产程中准妈妈要和医护人员密切配合，按照医护人员的要求去做。医护人员要严密观察，认真负责，要从母婴的健康安全出发，正确处理产程，操作要谨慎、无误。

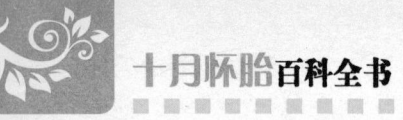

产后前3天生活要点

❀ 剖宫产后的护理有哪些要点

剖宫产后的妈妈,与顺产的妈妈相比较,身体更加虚弱,在产后前3天,需要注意更多细节:

产后6小时内的护理要点

躺着的姿势:需要头偏向一侧平卧,不要垫枕头。这样可以预防硬脊膜外腔麻醉方式带来的术后头痛,还可以预防呕吐物的误吸,有时护士会在你的腹部放置一个沙袋,以减少腹部伤口的渗血。

及时哺乳:宝宝的吸吮可以促进子宫收缩,减少子宫出血,使伤口尽快复原。

哺乳姿势:背靠床头坐或半坐卧,将背后垫靠舒服,将宝宝的臀部放在身侧垫高的枕头或棉被上,腿朝向你身后,用胳膊抱住宝宝,使他的胸部紧贴你的胸部,另一只手以"C"字形托住乳房,让宝宝含住乳头和大部分乳晕。

6小时后的护理要点

尽力解小便:剖宫产的妈妈需要在手术前插上导尿管,但导尿管在体内留置时间不宜太长,否则容易引起感染,因此,一般在产后24小时拔掉。在拔掉导尿管后3～4小时,新妈妈要尽力解小便,以尽快恢复身体相关肌肉群的功能,同时使尿液冲洗尿道,以减小尿道感染的可能性。此后要养成习惯,及时大小便。

多活动:妈妈在产后多活动可以增加肠道蠕动,避免肠粘连和血栓形成。多活动也可使血液循环加快,有利于恶露排出和身体恢复。所以,妈妈躺在床上时可以多翻身,拔掉导尿管后最好自行上厕所解小便,多行走。

剖宫产的刀口怎么护理

剖宫产手术后会留下刀口，所以，要做好刀口的护理工作，促进刀口愈合和身体恢复。

做好消毒清洁，不要沾水

遵照医生的嘱咐，定时更换刀口的纱布和药，刀口未愈合前不要沾到水，产后2周最好不要洗澡，以免水污染伤口，引起感染发炎，可以用湿毛巾擦拭身体，缓解不适。

术后怎样活动

剖宫产术后取平卧位6小时，以后改为自由体位，第2天可坐起，以利恶露排出，拔导尿管后可下地活动。

刀口不适时如何处理

渗液较多：术后24小时内应严密观察切口有无渗血，如有渗血应及时更换纱布，并查明原因。如果有较多渗液流出，可以用高渗透性的盐水纱布引流，并用盐水冲洗，同时增加换药次数。渗液严重时，要去医院治疗。

刀口发痒：这是正常现象，不要用手去抓挠，可以在刀口周围抹上一些止痒药膏缓解。

刀口痛：刀口在麻醉药效过后，开始疼痛，2～3天后疼痛缓解。如果疼痛持续且有异常情况时，如刀口红肿发热，用手按压伤口有刺痛感，局部有波动感，则很可能是发炎化脓了，需要及时请医生处理。

可促进刀口愈合的饮食

刀口愈合需要大量的营养支持，主要是蛋白质、微量元素锌、铁以及B族维生素和维生素C等，产后前3天可多吃些谷物类流食，以后可多吃鱼、鸡、海带、木耳、草莓等。

剖宫产后的饮食有什么要求

为了促进身体恢复，剖宫产妈妈术后要注意饮食调理。

产后6小时内：禁食

妈妈应平卧，禁食。由于麻醉药物的作用尚存在，对妈妈胃肠蠕动起着抑制作用，此时盲目进食会导致腹胀。

产后24小时内：少量流食

在经过了术后6小时的禁食后，可以进食少量的流质，如汤水，也可以喝一些开水，帮助肠蠕动。尽量不喝牛奶和豆浆等胀气食物，可以饮用萝卜汤，既能促进肠蠕动，又可以促进排气、通便，减少腹胀。

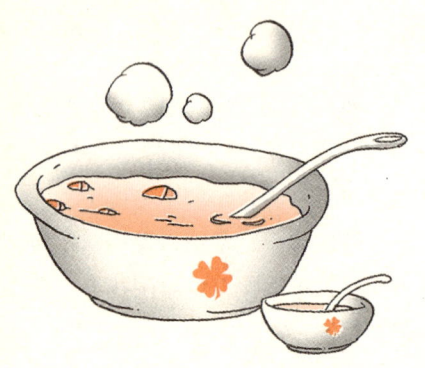

产后2~3天：半流质饮食

通常产妇在这个时候已经肛门排气了，可改用半流质饮食，如稀粥、面条等，然后慢慢向软质食物、固体食物渐进，如面包、馒头等。注意少吃、多餐，因为虽然肛门排气了，但是胃肠功能的完全恢复大约要在1周后，一次吃太多，也可能会引起腹胀。

3天后：正常进食

这时候可以像正常产妇一样进食了，但要注意不要太油腻，要多吃蔬菜，保持营养均衡，促使大便通畅。为了促进伤口愈合，产妇应多吃高蛋白质的食物，如蛋、肉、鱼汤等。

要避免的食物

❶ 产后1周内避免食用产气及发酵的食物，如牛奶、蛋类、黄豆及豆制品等，否则易加重腹胀或肠胃不适。

❷ 寒凉、辛辣的食物刺激性大，容易使妈妈腹痛、便秘、上火等，也不利于子宫的收缩、恢复和刀口的愈合。

要多吃的食物

剖宫产的妈妈失血较多，容易患上产后贫血，因此需要多进食含铁量丰富的食物，如猪血、菠菜、鸡蛋等。

> **贴心提示**
>
> 妈妈不必过分担心吃得少或不吃能量是否够用的问题，因为医生会在静脉补液里加入葡萄糖。

❀ 剖宫产后哺乳要注意什么

剖宫产的妈妈在哺乳上相比顺产妈妈不具备优势，由于不是胎宝宝与母体自然而然、瓜熟蒂落的剥离过程，妈妈身体的受损和体内泌乳素的迟至，都会对最初的哺乳造成影响，但是宝宝的吸吮可以促进子宫收缩，减少子宫出血，也能帮助顺利下奶，成功地开始母乳喂养。

剖宫产后尽量早哺乳

让宝宝多吮吸乳头，宝宝的吮吸可以促进妈妈泌乳素的分泌和妈妈射乳反射的形成。另外，剖宫产的初乳会比较少，尽管如此也不应放弃让宝宝多吮吸的机会。

正确的喂奶姿势

剖宫产的哺乳姿势很重要，由于伤口的原因，起初很难采取一般的哺乳姿势（横抱式），同时也很难采取标准的侧卧位，而使宝宝含乳姿势不标准，容易造成乳头疼痛或乳头皲裂，我们给准妈妈介绍两种比较有效的姿势：

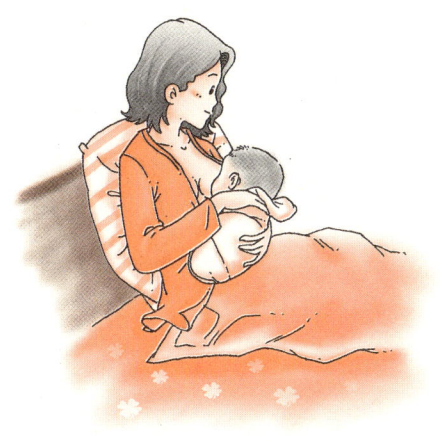
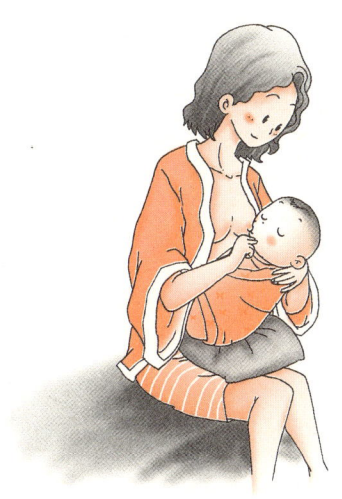

床上坐位：妈妈背靠床头坐或半坐卧，将背后垫靠舒服，把枕头或棉被叠放在身体一侧，其高度约在乳房下边缘（根据个人情况自行调节），将宝宝的臀部放在垫高的枕头或棉被上，腿朝向妈妈身后，妈妈用胳膊抱住宝宝，使胸部紧贴妈妈的胸部，妈妈用另一只手以"C"字形托住乳房，让宝宝含住乳头和大部分乳晕。

床下坐位：妈妈能起床活动后，可以坐在床边的椅子上，尽量坐得舒服，身体靠近床缘，并与床缘呈一夹角，把宝宝放在床上，用枕头或棉被把他垫到适当的高度，使他的嘴能刚好含住乳头，妈妈环抱住宝宝，用另一只手呈"C"字形托住乳房给宝宝哺乳。

❀ 自然分娩的妈妈要注意什么问题

分娩过后，人们很容易将注意力集中到小宝宝身上，而历尽艰辛的妈妈在分娩后应该注意些什么呢？

注意休息

分娩之后由于分娩的疲倦，会不知不觉地睡意袭来，这时，妈妈可闭目养

神或打个盹儿。但不要睡着了，因为要给宝宝喂第一次奶，医护人员还要做产后处理，顺产的妈妈还应该吃点儿东西。

注意预防产后出血

胎宝宝娩出后，在24小时内阴道出血量达到或超过500毫升，称为产后出血，其原因与子宫收缩乏力、胎盘滞留或残留、产道损伤等有关。一旦阴道有较多出血，应通知医生，查明原因，及时处理。

及时给宝宝哺乳

分娩后30分钟就可以让宝宝吸吮乳头，这样可尽早建立催乳和排乳反射，促进乳汁分泌；同时，还有利于妈妈子宫收缩。哺乳时间以5~10分钟为宜。

产后第一天可以每1~3小时给宝宝哺乳1次，由于妈妈身体虚弱、伤口疼痛，可选用侧卧位喂奶。每次哺乳后应将新生儿抱起轻拍几下，以防溢奶。

尽早排尿

自然分娩的新妈妈在分娩后4小时即可排尿，新妈妈应尽量起床解小便。如排尿不畅，应请医生帮助，必要时可用导尿管进行导尿。

预防便秘

产后最初几天，新妈妈几乎都有便秘的困扰，这是由于肠道和腹部肌肉松弛的缘故，顺产的新妈妈从分娩当天就可多补充液体和吃些蔬菜水果来加以改善。

注意卫生

产后疲乏，抵抗能力差，易发生感染，一定要注意个人卫生，应该像平时一样刷牙、洗脸、洗脚、梳头，饭前便后洗手，喂奶前洗手，还应注意会阴卫生，及时更换卫生巾，及时清洗会阴部，产后24小时内若发热、会阴部或肛门下坠不适，应请医生诊治。

❀ 自然分娩后，妈妈当天吃什么

分娩会消耗妈妈大量的精力和体力，应及时调理饮食，加强营养，分娩当天即可吃些东西。

妈妈分娩后当天的饮食应稀、软、清淡，以补充水分、易消化为主。可以先喝一些热牛奶、粥等，牛奶不仅可以补充水分，还可以补充新妈妈特别需要的钙；粥类甜香可口，有益于脾胃，新妈妈这天不妨多喝一些。另外，糖水煮荷包蛋、蒸蛋羹、冲蛋花汤和藕粉等也都是很好的选择。

需要注意的是，妈妈最好不要吃辛辣和生冷坚硬的食物，如韭菜、大蒜、辣椒、胡椒、茴香等，这些食物会使母体内热,通过乳汁影响到婴儿。分娩后的3~4天内,也不要急于进食炖汤类,以免乳房胀痛,产后7天才可以进补肉、蛋、鸡等食物。

给妈妈的营养食谱

小米粥

材料:小米50克,红糖适量。

做法:

小米加水煮至粥烂,加糖适量。

功效:小米中含有多种维生素、氨基酸、脂肪和糖类,营养价值较高。小米中胡萝卜素、维生素B_1的含量也很高。此外,小米含糖也很高,产生的热量比大米高许多。对于产后气血亏损、体质虚弱的妈妈有很好的补益作用。

莲藕粥

材料:莲藕250克,粳米100克。

做法:

❶ 先将莲藕刮净,切成薄片。

❷ 再将粳米淘洗好,两者同下锅,用水煮成粥,煮熟即可食用。

功效:莲藕中含有大量淀粉、维生素和矿物质,妈妈分娩后吃莲藕能够健脾开胃,清除腹内积存的淤血。这道粥很适合刚分娩、身体虚弱、恶露未尽的妈妈。

❋ 自然分娩的妈妈如何让子宫尽快恢复

整个孕期,子宫可以说是体内变化最大的器官,它从原来的50克一直增长到妊娠足月时的1000克,分娩之后子宫不可能一下子就恢复到原来的状态,如何尽快让子宫恢复呢?

按摩子宫

按摩子宫可以帮助子宫复原,促进恶露排出,还可预防因收缩不良而引起产后出血。按摩子宫的方法如下:

❶ 先找出子宫的应置。自然分娩的妈妈,可以轻易在肚脐下,触摸到一个硬块,即子宫的应置。

❷ 当子宫变软时,用手掌稍施力量于子宫位置环行按摩,子宫硬起,则表示收缩良好。

特别提示:当子宫收缩疼痛厉害,应暂时停止按摩,可采俯卧姿势以减轻疼痛,若仍感觉疼痛不舒服,影响休息及睡眠,可通知医护人员。

保持侧卧姿势

卧床休息时尽量采取左卧或右卧的姿势,避免仰卧,以防子宫后倾;如果子宫已经向后倾曲,应改变姿势,做膝胸卧位来纠正。

适量下床活动

产后6~8小时,产妇在疲劳消除后可以坐起来,第二天应下床活动,这样有利于身体生理机能和体力的恢复，帮助子宫复原和恶露排出。

及时排尿

膀胱过胀或经常处于膨胀状态会压迫子宫，不利于子宫的恢复。在分娩后及时排空膀胱对预防生殖炎症也有一定的作用。

母乳喂养

宝宝的吮吸刺激会反射性地引起子宫收缩，加强激素的分泌，促进子宫的复原。

> **贴心提示**
>
> 子宫的健康与个人卫生也有很大的关系，妈妈在做令子宫恢复的各种努力时，还应注意会阴部卫生，以免引起生殖道炎症，进而影响子宫。

❀ 自然分娩如何加快侧切的恢复

在自然分娩时，由于胎宝宝经过狭窄的阴道娩出，为了让宝宝顺利出生，医生很可能施行一个将阴道剪开一个小口的手术，称为会阴切开，简称侧切。侧切虽说不是大手术，但也是伤口，不能太过大意，适当的护理可以令侧切恢复得更快。

注意清洁

拆线前，妈妈应每天冲洗2次伤口，大便后也要冲洗1次，避免排泄物污染伤口。清洗时，可用1个消过毒的瓶子装满水，用喷射出来的水流冲洗伤口，或者用水拍打会阴周围，这样比干擦感觉要好得多。

拆线后，如恶露还没有干净，仍然应该坚持每天用温开水冲洗外阴2次。

不要大幅度运动，及时排便

保持大便通畅可以避免伤口裂开，排便时，最好采用坐式，并尽量缩短时间。拆线后伤口内部尚不牢固，最好不要过多地运动，也不宜做幅度较大的动作。在恢复性生活后，为了避免对恢复后的肌肉组织的更多牵扯，可以使用润滑剂。

需要考虑就医的情况

如果伤口出现以下情况，建议妈妈及时去医院就诊：

❶ 缝合后1~2小时刀口部位出现严重的疼痛，而且越来越重，甚至出现肛门坠胀感。

❷ 产后2~3天，伤口局部出现红、肿、热、痛等症状，有时伴有硬结，挤压时有脓性分泌物。

❸ 伤口拆线后裂开。

贴心提示

分娩后妈妈阴道的弹性会略有减弱，这时，需要适当加强骨盆肌肉锻炼，可以时常锻炼阴道、肛门括约肌的力量。

如何预防会阴伤口感染

自然分娩需要特别注意会阴侧切伤口的问题，分娩结束后要预防会阴伤口感染，不可大意，否则，会给忙碌的月子期间带来不少不必要的麻烦。

勤泡温水

预防会阴伤口感染，妈妈一定要养成勤泡温水的习惯，一天最好泡 4 次，一次 15 分钟，以便于帮助手术中所缝之线的吸收（会阴侧切手术中一般使用可吸收而不用拆线的缝线），同时，泡温水也可促进血液循环，使得伤口尽快愈合而避免感染。

但要注意，泡温水时最好不要加入任何清洁液，一般使用清水即可，其他清洗液一来可能比较刺激，二来可能导致皮肤干裂脱皮，导致伤口疼痛。

每天检视伤口

最好养成每天检视伤口的习惯，一直到产后 2 周为止，会阴伤口感染的症状通常在生产后 3～7 天出现，起初伤口边缘会有红肿的现象而且疼痛加剧，接着缝线发生断裂使伤口裂开，而流出血水或脓状分泌物，有些病患者会出现发烧现象。

若出现上述症状，必须尽快就医，通常有经验的妇产科医师一眼就可看出是否有伤口感染；最好加做伤口分泌物的细菌培养，以确定感染的细菌种类及选择有效的抗生素来对症下药。

会阴疼痛正常吗

生产后会阴伤口疼痛是正常的现象，依个人体质而有程度上的差异，一般在产后 1～2 周内疼痛会逐渐减轻，但是若伤口疼痛有越来越严重的现象，则要就医检查有无伤口感染情况。

产后大小便需要注意什么事项

正常情况下，顺产后 2～4 小时妈妈就会排尿，产后 12～24 小时排尿会大为增加，产后 2～3 天会大便。产后大小便时，妈妈需要注意的事项有：

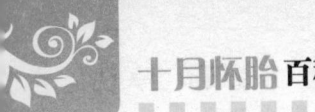

产后小便需要注意的事项

由于会阴伤口疼痛及生产时膀胱和尿道受损及压迫，妈妈可能在产后有解小便或解不干净的感觉，这表示小便不通畅，可能导致尿液滞留，这会提高泌尿道感染的机会，且胀满的膀胱也可能使子宫移位，影响子宫收缩，甚至造成子宫出血。

为了避免尿液滞留，妈妈需要留心以下几个方面：

❶ 每15～20分钟收缩和放松骨盆肌肉5次，以刺激排尿，避免使用导尿管。

❷ 适量喝水，食用蔬菜水果、高纤维食物。

❸ 如果4小时后仍没有排尿或者解小便不通畅，建议及时找医生就诊。

特别提示：下床排尿前，要先吃点儿东西才能恢复体力，上厕所的时间如果较长，站起来的时候动作要慢，不要突然站起来。

产后大便需要注意的事项

产后腹压消失、饮食中缺少纤维素、产妇的卧床都可促成肠蠕动减弱，会阴切口的疼痛使得产妇不愿意做排便的动作，产褥期出汗又多，这些都容易导致产后便秘。

为了预防便秘，促进产后的排便，妈妈需要留心以下几个方面：

❶ 适量喝水，多吃新鲜水果，在产褥期应以易消化的半流质食物为主，有条件的话，吃全麦或糙米食品。避免咖啡、茶、辣椒、酒等刺激性食物；避免油腻的食物。

❷ 适当下床活动，并养成每日按时排便的良好习惯。

❸ 避免忍便，或延迟排便的时间，以免导致便秘。如果有便秘情况，可按医生指示使用口服轻泻剂或软便剂，如肛门内开塞露，能缓解大便秘结。

特别提示：排便之后，要使用清水由前往后清洗干净，以免大便中的细菌造成感染。

❋ 妈妈产后痛怎么办

产后痛是伴随生产而来的身体疼痛，有生产史的妈妈比初次生产的妈妈更容易有产后痛，常集中出现在手腕、大腿、四肢上。

手腕痛

分娩时，妈妈皮肤毛孔和关节打开，产后气血两虚，一旦招风受凉，风寒会滞留在关节肌肉中，再加上频繁给宝宝换尿布、喂奶等，容易造成手指和腕部肌腱损伤，出现手腕疼痛。

解决方法：

❶ 产后要注意身体保暖，不要过早使用凉水洗刷。

❷ 照料宝宝时不要过于劳累，手腕和手指出现疼痛时，要注意休息。
❸ 少吃酸辣等刺激性食物，少吃香蕉，少饮啤酒。
❹ 每天坚持做伸屈手指的锻炼，不要随意用力按摩疼痛处。

大腿根痛

剖宫产麻醉时如若损伤神经根，手术后可能出现大腿根疼痛和麻木感；产后若盆腔感染，按压大腿时也会有痛感；分娩时若形成下肢静脉血栓，也会引起大腿疼痛。

解决方法：出现大腿根部疼痛要及早去医院骨科确诊，检查是否有骨科疾病，如果不是，及早找出疼痛原因，以便尽快采取相应的治疗措施。

四肢痛

妈妈整个孕期下来关节韧带会变得松弛，弹性下降，加上孕期和哺乳期又会损失骨骼中一部分钙质，分娩后受凉容易引起肌肉和关节炎症，如若产后休息不当就容易四肢疼痛。

解决方法：
❶ 为避免产后发生四肢疼痛，孕期和哺乳期要坚持补钙。
❷ 产后要多休息，不要过早站立或做过多家务。
❸ 每天坚持做一些力所能及的保健操。
❹ 注意身体保暖，但也不宜捂得太严实。

贴心提示

当产后出现剧痛时，一定要及时去医院就诊，请医生处理，并查找原因，对症治疗。

❈ 产后胀奶怎么办

新妈妈的乳房在产后头几天里只是适量充盈，一般不会太满，但也有妈妈感觉乳房涨得太满，这多是由于淋巴潴留、静脉充盈和间质水肿及乳腺导管不畅所致，一般产后7天乳汁畅流后，痛感就可消退。

如果妈妈觉得胀奶，可以尝试下面的一些方法：

尽早让宝宝吸奶

由于宝宝的吸吮能力很强，小嘴巴特别有力，因此，可以通过吃奶这种方式来疏通妈妈的乳腺管，使乳汁排得更加顺畅。尽量让宝宝把乳房内的奶汁吸干净，积极排空乳房，如果吃奶量太少，可用手挤奶，使乳房变软。

热敷

胀奶时，妈妈可用热毛巾热敷乳房，使阻塞在乳腺中的乳块变得通畅，乳房循环也会变得快一些。热敷时，注意避开乳晕和乳头部位，因为这两处的皮肤较嫩，容易烫伤。

按摩

按摩可以配合热敷一起做，热敷过乳房，血液流通一般比较顺畅，此时即可按摩乳房，做法是：以双手托住单边乳房，并从乳房底部按摩至乳头，如果发现某一部位胀痛特别明显，可在该处稍稍用力挤压，排出淤积的乳汁，以防此处乳腺管堵塞。

用宽大的乳罩做支托

新妈妈不能戴过紧的乳罩，过紧的乳罩不仅不利于减轻乳房胀痛感，还可能抑制乳汁的分泌。可以使用柔软的棉布制成宽大的乳罩来支托乳房，这样能改善乳房的血液循环，促进淋巴回流，还有助于保持乳腺管的通畅，减少乳汁淤积，减轻乳房的胀痛感，减少胀奶。

 贴心提示

产后3天若双乳胀满，出现硬结、疼痛并伴有低热，一般不是疾病所致，妈妈不用急，但若是乳房胀痛严重或出现红、肿、热痛等，应及时就医。

怎样观察恶露

恶露是产后从子宫经过阴道流出的分泌物，其中含有胎盘从子宫壁剥离后的血液、黏液、子宫腔里残存的内膜、产道伤口分娩物等，恶露的数量、颜色和气味可以反映子宫的情况。

通过观察恶露，妈妈可以了解子宫恢复是否正常，恶露还可以反映子宫腔内有无残留物、有无感染、产道伤口愈合情况及有无其他异常。

产后1～3天：血性恶露

这个阶段的恶露量多、色鲜红，含有大量血液、黏液及坏死的内膜组织，有血腥味。

产后4～10天：浆性恶露

随着子宫内膜的修复，出血量逐渐减少，呈褐色或浅褐色，子宫颈黏液相对增多，且含坏死蜕膜组织及阴道分泌物和细菌，无味。

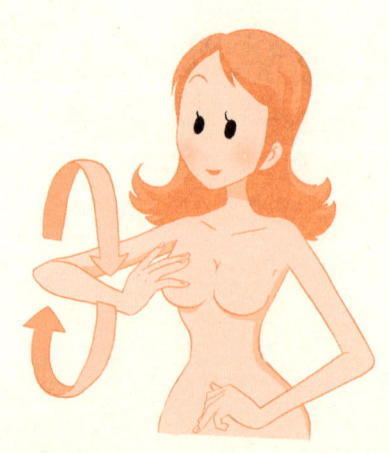

产后1~2周：白恶露

大约10天后，恶露中基本上不含血，主要成分是大量的白细胞、表皮细胞，呈现出白色或黄白色，量更少，早晨的排出量较晚上多，一般持续3周左右停止。

恶露异常的情况

恶露一般在产后3~4周干净，5~6周时已与孕前差别不大了，如果血性恶露多，并淋漓不尽，就要警惕子宫收缩不良，或是伤口在出血；如果恶露不绝，表明子宫腔内还有部分胎盘或胎膜的残留；如果恶露有臭味，伴身体发热，并且出现下腹痛或压痛，可能是引起了子宫内膜炎或子宫肌炎。

出现以上异常情况时，妈妈要及时请医生进行诊治，同时也要注意产后卫生，如常更换会阴垫，每天换1条内裤，预防生殖道感染。

> **贴心提示**
>
> 妈妈分娩后24小时可尽量下床活动，以促进恶露排出，必要时可在医生的指导下做产褥操，平时睡眠最好侧卧，以免子宫后倾不利于恶露排出。

Part 13

产后坐月子指导

Part 13 产后坐月子指导

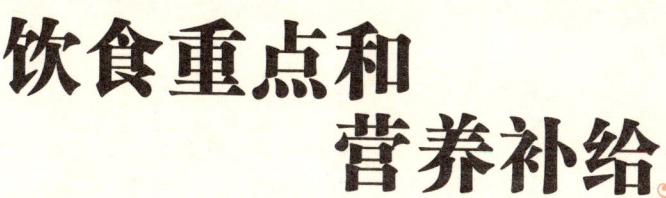

饮食重点和营养补给

❋ 产后饮食怎样保证热量摄入

分娩是一件极其消耗体能的事,产后是新妈妈身体恢复的关键时期,也为了能更好地喂养、照顾宝宝,妈妈必须保证每日摄入身体所需的热量。

新妈妈热量需求

新妈妈坐月子期间的热量需求要比普通人高,尤其是母乳喂养的妈妈,每日所需的热量在2500～2700千卡。而混合喂养和人工喂养的妈妈,每日所需热量则相应少500～700千卡(由母乳的分泌量决定)。

红枣阿胶粥

原料: 红枣10枚,阿胶粉10克,粳米100克。

做法:

❶ 将粳米淘洗干净备用;红枣洗净去核备用。

❷ 锅中加适量清水烧开,放入红枣和粳米,用小火煮成粥。

❸ 调入阿胶粉,稍煮几分钟,待阿胶溶化,即可食用。

给产后妈妈食物选择的建议

❶ 主食可以选择大米粥、小米粥,配上红枣、红糖等共同食用,达到补血益气的目的。

❷ 滋补汤水可以选择用鲫鱼、鲤鱼、猪排骨、猪蹄、小母鸡,搭配大豆、花生、海带等煮汤,喝汤吃肉,既补充水分又补充热量。

❸ 蔬果则可打成蔬果汁,也可以把几种蔬果一起做成素炖品,既美味又营养。

> ☕ **贴心提示**
>
> 产后妈妈脾胃功能较低,肠道蠕动缓慢,难以消化油腻食物,妈妈的饮食在烹调上要注意少油清淡,产后第1周应以稀软为主,此后慢慢过渡到正常饮食。

产后应当吃些水果和蔬菜

传统习俗认为，新妈妈坐月子期间不应该吃水果、蔬菜，害怕因此而伤脾胃和牙齿。事实上蔬果并非都是凉性的，且蔬菜、水果富含各种维生素和矿物质，以及膳食纤维，维生素能促进身体恢复和乳汁分泌，膳食纤维则可促进产后通便，蔬菜和水果对产后妈妈非常必要。

给产后妈妈推荐的蔬菜

莲藕：是祛淤生新的良药，可以帮助妈妈及早清除淤血，健脾养胃，润燥养阴，促进乳汁分泌。

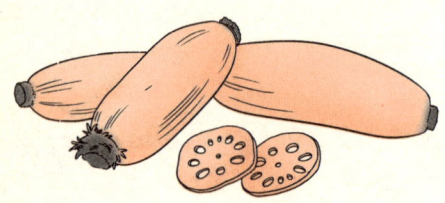

黄花菜：有消肿止痛、利尿、补血健脑的作用，如果妈妈有腹部疼痛、小便不利、睡眠不安的情况，多吃一点儿黄花菜可以得到改善。

海带：多吃海带可以补血。

莴笋：有活血、通乳、利尿的作用，尤其适合产后少尿及少乳的妈妈。

菠菜：多吃菠菜可以帮助妈妈补血。

给产后妈妈推荐的水果

苹果：性温，能够清肠健胃，帮助妈妈预防便秘。

木瓜：能促进鱼肉、蛋品等食物的消化吸收，直接刺激母体乳腺的分泌。

山楂：活血散淤，同时可以促进妈妈的食欲，并帮助消化。

桂圆：是补血益脾的佳品，营养极其丰富。

红枣：是水果中最好的补药，具有补脾活胃、益气生津、调整血脉、和解百毒的作用，尤其适合产后脾胃虚弱、气血不足的妈妈食用。

特别提示：新妈妈在坐月子期间应避免食用寒凉性的水果和蔬菜，如香蕉、柿子、西瓜、柚子、葡萄柚、椰子、橘子、西红柿、绿豆、黄瓜、苦瓜、丝瓜、冬瓜、大白菜、白萝卜、茄子等。

贴心提示

无论何种蔬果，妈妈吃前都需注意新鲜和卫生清洁，种类要丰富，经常更换，摄入量也要适当，蔬菜水果每天可以吃500～1000克。

如何根据体质调整饮食

人的体质对饮食有很大的影响，体质不同的人饮食调理的重点也会不同，体质通常有热性体质、寒性体质和中性体质3种，下面我们介绍这3种体质的饮食调理重点。

热性体质的饮食调理重点

热性体质的妈妈一般脸色或唇色较红、怕热喜凉、手心较热、口干舌燥、心浮气躁、失眠、便秘、尿液较黄等。

饮食调理重点：

❶ 饮食清淡多汁，清淡多汁的食物易消化吸收，不会积存在体内加重热气。

❷ 少吃或不吃热性食物，热性食材会增加内热，加重身体不适感，这样的食物有酒、姜、香油、人参等。

❸ 多吃蔬菜水果，蔬菜和水果可降低内热，但要避免食用热性水果，如荔枝。

特别提示：需要使用热性食物进补时，可以搭配一些具有清热作用的食材，如羊肉配萝卜、糯米配藕，以中和热。

寒性体质的饮食调理重点

寒性体质的妈妈一般脸色苍白、唇色较淡、畏寒怕冷、四肢冰凉、腰酸背痛、尿液色淡、易感冒等，寒性体质在饮食的调理上与热性体质多相反。

饮食调理重点：

❶ 饮食不要太油腻，寒性体质的新妈妈脾胃虚弱，油腻食物会引起腹泻。

❷ 适当吃些温补食物，温热性的食材，如牛肉、核桃、黄芪、党参等，对新妈妈的寒性体质能够起到比较好的调节作用。

❸ 忌食寒凉水果及蔬菜，寒凉的水果蔬菜如苦瓜、芹菜等，会加重寒性体质的症状。

中性体质的饮食调理重点

中性体质的妈妈一般身体感觉舒适，口不干，唇不焦。

饮食调理重点：

中性体质的妈妈饮食较易选择，大部分适合月子期间食用的食物都可以，但要控制好量，否则，有可能转化成热性体质或寒性体质。

催乳下奶的饮食方法

母乳营养丰富全面，是新生宝宝最好的食物，妈妈应尽力让自己的宝宝吃上足够的母乳，若出现母乳不足的情况，可以利用饮食方法来改善。

含水食物是催乳的佳食

乳汁中几乎70%都是水分,可以说没有水分就没有乳汁,新妈妈要多补充水分,各种汤、粥、自制饮料都是不错的选择。

给妈妈推荐的下奶食物

猪蹄、鲫鱼、小母鸡、木瓜、莲藕、莴笋、黄花菜等食材都有很好的催乳作用,新妈妈乳汁不足时,可以用这些材料煮成汤或粥,不但能够下奶,还能够很好地补充营养。

几款通乳下奶的好汤

丝瓜鲫鱼汤

材料: 活鲫鱼500克,丝瓜200克,油、姜、葱各适量。

调料: 料酒、盐各少许。

做法:

❶ 将鲫鱼去鳞、鳃、内脏,洗净;丝瓜去皮,洗净切片。

❷ 锅中放入适量的油,将鲫鱼双面略煎一下,加料酒、姜、葱,小火焖炖20分钟。

❸ 下入丝瓜片,转大火煮至汤呈乳白色,调入盐,煮3分钟即可。

温馨提示: 除了饮食调理,还可以通过让宝宝多吮吸乳房和乳房按摩等方法进行催乳。

花生仁炖猪蹄

材料: 猪蹄250克,花生仁150克,姜片10克,葱段10克,料酒10克,盐3克,胡椒粉2克,肉汤适量。

做法:

❶ 猪蹄洗净去毛,投入沸水中煮5分钟左右捞出,沥干水备用;花生仁去杂洗净备用。

❷ 把猪蹄和花生仁一起放入锅中,加入葱、姜、料酒、盐、胡椒粉,倒入肉汤和适量清水,先用大火烧开,再用小火炖至猪蹄熟烂。

❸ 拣去葱、姜,即可出锅。

产后吃鸡蛋有什么讲究

鸡蛋是产后坐月子必备的食物,其营养素相当丰富,含蛋白质、氨基酸、磷、钙、铁、维生素A、维生素B_2、维生素B_6、维生素D、维生素E等,在中医上,鸡蛋被认为具有补阴益血、补脾和胃的功效。

由于鸡蛋个小,妈妈容易多吃,事实上,即便是月子期间,吃鸡蛋也必须

讲究方法:

鸡蛋1天不能超过3个

以往有传统习俗认为月子期间1天要吃10个鸡蛋,这并不科学,因为鸡蛋是高蛋白食品,每个鸡蛋含有5~7克优质蛋白质,且吸收率颇高,最高可以100%全部吸收。所以,如果摄入过多,代谢压力就会加大,对肾脏非常不利。而不能消

耗的蛋白质则会转化成脂肪囤积在妈妈体内，造成妈妈产后肥胖。每天吃 2~3 个鸡蛋就能满足妈妈的需要了。

哪种烹调方式更适合新妈妈

鸡蛋中的营养和消化吸收率会随着不同的烹饪方法而改变，按照营养吸收率来说的话，煮鸡蛋是最好的。煮鸡蛋中的营养可以 100% 被妈妈吸收，炒鸡蛋为 97%，煎鸡蛋为 98%，炸鸡蛋为 81%，但是按照消化程度来说的话，则鸡蛋羹或蛋花汤最好。产后妈妈脾胃虚弱，建议以蛋花汤或鸡蛋羹为主。

鸡蛋不宜与哪些食物同吃

鸡蛋不能与兔肉、豆浆同食，同食会降低营养价值；鸡蛋不要与糖同煮，会形成不宜代谢的物质影响健康；茶叶蛋最好少吃，茶叶和鸡蛋同吃会刺激肠胃。

产后喝红糖水有什么讲究

按民间习俗，月子里新妈妈要喝红糖水，这样有道理也有讲究。

产妇分娩时，精力和体力消耗都很大，失血过多，产后又要给婴儿哺乳，需要丰富的碳水化合物和铁质。红糖既能补血活血，又能供给热量、促进乳汁分泌，是两全其美的佳品，只要适量，对母婴都有好处。

喝红糖水是有讲究的：

❶ 应以红糖 20~25 克溶于 300~500 毫升的水中，煮沸凉温后喝下，也可将红糖和粥一起煮着喝。

❷ 喝红糖水的时间，一般控制在产后 10~15 天，而热天以 7 天为宜，由于红糖的补血活血作用，容易造成恶露不尽，也会使产妇身体内热量增加，使身体发胖，并且长期、大量地喝红糖水还可以造成某些 B 族维生素的缺乏，因此，宜在恶露排尽时停止喝红糖水。

❸ 并不是所有妈妈都适合喝红糖水，有下列情况之一者应少喝：

发生产后感染时，以免加重病情。

炎热的夏天，以免出汗过多引起口渴咽干，加重内热。

有胃炎、胃溃疡等胃病，以免加重病情。

有糖尿病，轻者可以适当喝些红糖水，中、重度糖尿病者应禁喝红糖水。

> **贴心提示**
>
> 购买红糖一定要到正规的商场或超市去买袋装的，因散装红糖时间长了容易滋生螨虫，对健康不利。另外，不要喝姜糖水，因姜为辛辣食物，通过乳汁到达婴儿体内，会在腹内产生一种辣味素，引起婴儿腹痛、腹泻及肠绞痛。

 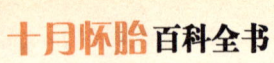

起居照护和体质调养

❊ 产后怎样尽快恢复体力

生产会造成巨大的体力消耗，在医院经历几天的调整休息之后，妈妈此时多在家中调养，没有了护理人员的督促，妈妈更要注意休息，以帮助尽快恢复体力。

保证睡眠时间

每天保证8～9小时的睡眠，尤其是晚上，要有足够的、连续性的睡眠时间，保证睡眠质量，以利于体力的恢复。

适当活动

除了保证睡眠，还需要适当地活动来促进机体代谢，恢复机体系统的功能，防止便秘，促进伤口愈合。体力稍微恢复，精力好了些之后，新妈妈可以参与一些家务劳动，但仅限于活动量小的轻巧的家务活，以免劳累。

与宝宝作息保持一致

刚出生的宝宝，一天要进行大概20次哺乳，这也是新妈妈休息不好的一个重要原因，这时候，新妈妈需要调整自己的作息时间，与宝宝保持一致，这样才能有更多的时间休息。

不要过多地关注宝宝

产后妈妈的精力不足，如果过度关注宝宝，就不容易使自己得到更好的休息，过度的劳累也会让新妈妈子宫恢复不良，提高妇科病的发生概率，还会使新妈妈产生厌烦的情绪，导致产后忧郁、乳汁分泌不足等后果。

产后应该怎样下床活动

"生命在于运动",这对产后的新妈妈同样适用,在保证休息的同时,新妈妈还要配合适当的运动来恢复身体。

下床活动的好处

妈妈在生产时,筋肉被拉长变软了,如果长期不运动,就得不到良好的锻炼,不宜恢复柔韧弹性。尤其长时间不行走,脚跟的脂肪垫变厚,在再次行走时,容易酸痛。

产后是妈妈再次塑造美好身姿的一个契机,因为这时候的筋肉处于比较柔软的状态,容易塑造,新妈妈可以趁此机会修整之前的一些不良体态。

产后活动应逐步展开

产后 3 天:慢慢走动

此时,可以适当下床活动了,但仅限于慢慢地走走,活动一下自己的筋骨即可,活动时间也不要太长,如果感觉劳累就要马上回到床上休息。在床上休息的时候,可以多翻身、抬胳膊、仰头,这些也是运动。

产后 2 周:简单活动

可以做一些简单的家务活,如擦擦窗台、抹抹桌子、叠叠衣服,这些轻巧的家务活既不会太累,又可以适当地活动筋骨。但要注意做家务的时候,不要碰冷凉的东西,洗抹布、擦桌子、做完家务后洗手都要用热水。

产后 4 周:简单运动

能够做一些简单的健身运动了,运动幅度不能太大,可以学习一些专门给产后妈妈恢复创制的运动,以免拉伤。

产后 5 周:户外走动

此时,可以出户外走走了,自己出去或带着宝宝出去都是可以的,晒晒太阳,呼吸一下新鲜空气都很好。

月子期间如何洗头、洗澡

传统认为月子期间洗头、洗澡、刷牙容易受"风"着凉,留下畏寒怕冷等毛病,其实这是不科学的。

产后洗头、洗澡的必要性

❶ 生产过程中和产后身体都会分泌大量的汗液,长期不洗澡、不洗头,留在身体表面的、头发中的汗液,会滋生细菌,而新妈妈和宝宝此时的体质较弱,很容易感染致病。

❷ 另外,长期不洗澡、不洗头,毛孔得不到清理,汗腺管得不到畅通,会影响身体的新陈代谢,身体中的毒素排不出去,积存在体内也会使

新妈妈感觉不适。

❸ 产后及时洗澡、洗头，皮肤会得到冲刷按摩，使血液循环加快，有助于调节植物神经，解除疲劳感觉。

❹ 此外，现在居室内的保暖条件较从前有很大的改善，洗澡、洗头过程中不像以往那样容易着凉，洗头、洗澡都是可以照常进行的。

产后洗头、洗澡需要注意的事项

时间选择：产后3天，妈妈感觉不疲倦的情况下，就可以洗头、洗澡了，但要注意洗澡应坚持擦浴，不能洗盆浴，以免洗澡用过的脏水灌入生殖道而引起感染。

水温选择：洗澡水、洗头水都要与人体相应，保持37～40℃之间，清洗过程中要注意保暖，以免风寒入侵。

洗后保暖：洗澡、洗头后要迅速擦干净，包上干燥的毛巾被，防止体温散发，然后再穿上衣服、袜子保暖；洗头后可尽快用暖风把头发吹干。

❀ 产后如何保暖和防暑

新妈妈身体虚弱，身体抵抗力低下，自动调节功能差，除了洗澡、洗头时需要注意温度调节外，居室环境还要尽量做好保暖和防暑工作。

保暖需要做什么

❶ 不要被冷风直吹：新妈妈的床要离开窗户至少1.5米；如果房间需要通风，就带着宝宝转移到别的房间，等通风完毕，关了门窗后再回来。

❷ 保持房间温暖干燥：室内温度最好保持在18～22℃（冬季）或24～26℃（夏季），湿度为60%～65%。阴冷潮湿的房间不知不觉就会让妈妈感染风湿。

❸ 勤换衣服：妈妈产后出汗较多，衣服很容易就被汗浸湿了，潮湿的衣服也会给妈妈带来伤害。

防暑需要做什么

传统观念认为产后要"捂"，然而虚弱的体质同样让新妈妈在产后无法有效抵御暑热的侵袭，容易造成产褥中暑。妈妈在产后防暑要注意以下事项：

❶ 多开窗通风。每次开窗通风应该不低于5分钟。

❷ 衣着要适宜。最好是舒适宽松的款式，通风吸汗的面料，袖口、裤脚千万不能都扎起来，否则身体内的热气不能顺利散发出去，身体容易出现高热，从而引起中暑，这就是产褥中暑。

❸ 如果出现了口渴多汗、恶心头晕、头痛、胸闷及心慌、乏力等中暑症状，要及时到通风凉爽的地方，解开衣服，多喝一些凉开水或盐开水，严重时要及时就医。

月子期间的穿戴有哪些讲究

月子里的穿戴除了满足防暑保暖的功能性外,还要让妈妈感觉舒服,更重要的是要保证妈妈的健康,具体可以从以下几方面来说:

衣物的选择

面料:衣服面料不要用化纤的,而是尽可能地选择纯棉面料,化纤衣物容易引发过敏或感染,而纯棉面料吸汗、透气性和保暖性能均好于化纤面料,有利于妈妈身体健康。

颜色:可以选择浅色的,一是因为浅色不易脱色,可以避免妈妈因为出汗造成的衣服颜色脱落,形成色斑块;二是因为这时候的宝宝视觉发育还不完善,不能给他过度的视觉刺激。

款式:衣着首先要有好的保暖功能,妈妈比较容易受寒的是肚子和脚,因此,裤子选择高腰的,最好高过肚脐;脚上穿上纯棉厚质的袜子和厚底的鞋子,避免寒凉从脚底侵入妈妈的身体。其次衣裤穿着尽量宽松舒适,过紧的衣服不但让妈妈感觉不舒服,还会影响全身血液循环,不利于保暖和健康。

衣物的换洗

更换:夏天外衣最好每天换洗,冬天可2~3天换1次。

内衣裤则要每天更换,妈妈的内衣容易汗湿,滋生细菌,如果妈妈的乳头有皲裂情况,细菌很容易通过伤口进入乳腺,造成乳腺感染,或者在给宝宝哺乳时,进到宝宝的身体,影响宝宝的健康。内裤更需要天天更换,月子里妈妈排出恶露,如果不能及时更换内裤,沾染在内裤上的恶露就会滋生细菌,感染阴部。

清洗:清洗妈妈的衣物要用肥皂,肥皂刺激性较小,对妈妈敏感的皮肤是一种保护。洗完之后,多漂洗几遍,然后放到太阳底下晾干,阳光也可以有效地杀灭衣服上的细菌。

束腹带如何使用

束腹带是一条长为950厘米、宽14厘米的白纱条,可以在市场上买到成品,也可以用宽纱布条自己制作。

束腹带的作用

束腹带是帮助产后妈妈尽快恢复身材的,同时,束腹带还能托起因为腹腔空间变大而随意下垂的内脏,起到纠正内脏下垂的功效。

产后妈妈腹部肌肉松弛,肚腩、腰围变大,束腹带可以贴身绑缚在耻骨到肚脐的位置,帮助妈妈补充肌肉力量的不足，使松弛的肌肉得到喘息，逐渐恢复弹性，从而去掉大肚腩和游泳圈，有利于恢复体形。

束腹带从什么时候开始用

束缚带需要等到器官基本复原才可以开始使用，因此不宜太早，一般在分娩4个月以后。

产后盆腔、子宫、内脏器官都会进入一个恢复期，如果太早绑束腹带会使这些器官受到压迫，血液循环不畅，从而影响它们的恢复；而如果绑法不正确，更有可能造成骨盆底的充血进而转化成盆腔炎或子宫、内脏的移位等不良后果。

束腹带的使用方法

❶ 仰面平躺在床上，双手掌心放在小腹处，向心脏方向推挤内脏。

❷ 将束腹带从耻骨绑起，绕过臀部，回到耻骨为一圈，重叠7圈。每到髋部就将束腹带反折1次。松紧度以感觉不松，且舒服为准。

❸ 向上螺旋缠绕，每缠绕1圈，就向上走2厘米，直到肚脐。

❹ 将剩余的束腹带头塞入即可。

贴心提示

束腹带需要小强度而长时间地坚持使用，不宜开始就绑得很紧，应循序渐进，慢慢地加大强度，否则容易造成骨盆底、子宫、内脏受到强力压迫，使得血液流通过慢，从而影响这些器官进一步恢复功能。

月子期间阴部如何清洁护理

月子期间，妈妈的身体虚弱，容易受到各种病菌的感染，需要讲究卫生，而阴部清洁更是重中之重了。

阴部清洁的方法

阴部清洁每天最好进行1～2次，用水、毛巾和擦洗方法都要注意。

用水：一定要用凉温的开水，不能是冷水加热水，因为冷水没有经过高温杀毒，里面可能含有细菌。

毛巾、水盆：清洁阴部的毛巾、水盆要专用，用完后消毒清洗干净，放到有阳光的地方晾晒干燥。

清洁方法：清洁时用干净的毛巾从前往后进行擦洗，不要从后往前，以免肛门附近的污秽物被带到阴道。

阴部护理的要点

❶ 保持外阴清洁，勤换会阴垫及内裤，大小便后勤用清水洗会阴，直至会阴伤口拆线。

❷ 产后应向会阴伤口的对侧保持卧位或坐位，一方面使恶露尽量不侵及伤口，另一方面可以改善局部伤口

的循环，促进伤口愈合。

❸ 会阴伤口局部有肿胀、硬结的话，分娩10天后，恶露量已明显减少时，可用1∶5000高锰酸钾溶液浸泡会阴15分钟，每天2次，促进会阴伤口愈合、消肿，缓解局部肿胀不适。

❹ 当会阴伤口明显疼痛或出现异常分泌物时，应警惕伤口是否感染，必要时需请医生检查和治疗。

🌸 月子期间乳房怎么保养

妈妈在保证宝宝吃饱吃好的同时，还应注意正确保养乳房的方法，只要方法得当，哺乳后乳房可以变得更坚挺、更美观。

用温水清洁乳房：增强乳房弹性

妈妈可坚持每天2次用温水清洗乳房，这样做可以减少乳房受到外来细菌感染的概率，同时还能清除乳腺管中的污秽物，有效地预防乳腺炎。另外，温水清洁乳房还能带给乳房一定的刺激，使乳房的韧带弹性增强，从而防止乳房下垂。

用正确的姿势哺乳：保护乳房美观

正确的哺乳方法不仅不会损害乳房的美观，反而能刺激乳腺，使乳房更坚挺、美观。正确的哺乳姿势是：

妈妈用手臂抱起宝宝，使宝宝的腹部紧贴妈妈的腹部，胸部紧贴妈妈的胸部，嘴正对着乳头，自然地含住乳头及乳晕。这个时候，妈妈的手可以在乳房下方呈"C"形托住乳房，以减少乳房韧带的受力。

特别提示：千万不要让宝宝过度地牵拉乳头，也不要强行牵引着乳头往宝宝嘴里送，以免拉长乳房的韧带，使乳房下垂。

适当按摩、运动：让乳房更美

妈妈在每次哺乳后，可以给乳房从下往上做一会儿按摩，还可以做扩胸运动，锻炼胸部肌肉力量，也可以避免胸部下垂。下面介绍乳房按摩的具体方法：

❶ 双手张开放在腋下，成契合乳房的弧度，沿着乳房外围作半圆形按摩20～30次。

❷ 双手托平放在乳房下面，顺着乳房外围往上面提拉，直至锁骨的位置20～30次。

❸ 把手放在乳晕上方，呈螺旋状向上按摩直至锁骨20～30次。

产后怎样恢复性生活

生产育儿会耗去新妈妈许多心力精神，关于产后性生活，需要夫妻间多多谅解和沟通，做合适的安排。

产后2个月前不宜同房

女性生殖器官的恢复需6～8周的时间，妈妈在生产后，子宫、宫颈、盆腔和阴道都有不同程度的损伤，无论是撞击、摩擦还是带入的细菌都会造成这些器官的炎症，使妈妈身体恢复变得缓慢。

另外，产后妈妈的宫颈口全部张开，需要较长时间才能慢慢闭合，如果在器官恢复前同房，妈妈的子宫完全开放得不到任何保障，细菌就会长驱直入妈妈的子宫，感染子宫使子宫内膜、输卵管等发炎，严重影响妈妈的健康。

特别是在还有恶露的情况下，要绝对禁止性生活，这时，夫妻之间要互相体谅，等妈妈身体完全恢复后，再开始性生活。

产后2个月再同房

产后康复顺利的妈妈，在产后2个月可以恢复性生活，但剖宫产妈妈的产后性生活还要适当延长。

一般产后满1个月回诊时，若一切状况恢复良好，医生会告诉妈妈可以恢复性生活，并且提醒避孕的方法及重要性。不过新妈妈刚经历了分娩的疼痛，又要全力照顾新生的小宝宝，对性生活容易出现抵触情绪，爸爸要多体贴照顾妈妈的身体和情绪，逐渐培养二人之间的亲密感觉，慢慢地恢复性生活。

> **贴心提示**
>
> 一般在6周以后，大多数妈妈就开始排卵了，产后排卵与月经及是否母乳喂养没有直接关系，无论什么时候开始性生活都要采取避孕措施，但不要口服避孕药。

月子期间的用药有哪些原则

人难免会遇到小病小痛的，比如感冒发烧、腹泻、过敏……对症服药通常能解决大部分问题，但哺乳妈妈处于特殊的生理时期，害怕服药是正常的，但也不能因此而硬扛着。只要正确地用药，注意用药原则，通常是没有问题的。妈妈需要遵循的用药原则有：

❶ 妈妈生病需要治疗时，一定要告诉医生你正在哺乳，让医生顾及这一点。妈妈用药时，无论用哪种药，采用哪种用药方法，都要按照医生的指导进行，同时要仔细阅读说明书。

Part 13 产后坐月子指导

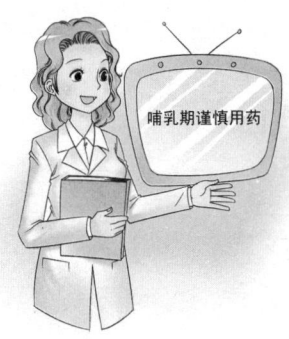

哺乳期谨慎用药

❷ 选择疗效好、半衰期短的药物。
❸ 用药尽可能应用最小的有效剂量，不要随意加大剂量。
❹ 可在哺乳后立即用药，并适当延迟下次哺乳时间，有利于婴儿吸吮乳汁时避开血药浓度的高峰期。
❺ 避免应用禁用药物，如必须应用，应停止哺乳。

❻ 需要服用慎用药物时，应在临床医师的指导下用药，并密切观察宝宝的反应。如果必须用药，但该药对婴儿的安全性又未能证实，应暂停哺乳或改用人工喂养。

特别提示：有的药物需要错开吃药与哺乳的时间，有的药要等治疗结束之后再行哺乳，而有的药需要停止母乳喂养，改为人工喂养，妈妈不能自行判断，一定要在医生的指导下进行。

贴心提示

好心情也是能够与小毛病抗衡的一个重要因素，妈妈在月子里如果一直能有一个好心情，生病的概率就会低一些。

❀ 不能忽略产后检查

产后检查一般在分娩满1个月后进行，主要是为了确定新妈妈的恢复情况、有无其他疾患等，以保证身体健康。

产后检查不能省略

一朝分娩后，新妈妈常常又累又喜，如果没有明显不适，妈妈就不再愿意去医院了，完全忽略了自己的恢复情况。然而，有些病症是隐性的，未必会有明显的表现，需要医生检查才能得知，产后检查是十分必要的。

产后检查为什么在1个月以后进行

产后检查一般都是在产后42天进行，因为在正常情况下，大多数妈妈的身体在此时已得到基本的恢复，子宫收缩、内脏复位、伤口愈合都达到令人满意的程度，正好可以去医院检查，判断身体的恢复状况，也方便医生及时发现问题。

产后检查有哪些内容

❶ 检查尿液，确定有无炎症或感染。

❷ 检查阴道分泌物，确定是否有炎症或感染。
❸ 作血常规检查，血常规也可以判断有无感染，还可以判断妈妈是否贫血。
❹ B超检查子宫恢复情况。
❺ 检查乳房、乳头，妈妈的乳头有异常会影响宝宝吃奶，也不利于身体保健。
❻ 检查外伤口，查看愈合恢复情况。

❼ 如果妈妈在怀孕期间有妊娠糖尿病或妊娠高血压，在这时候也要进行一下复查，如果仍有这样的症状，需要及时治疗。

> **贴心提示**
>
> 产后检查是一条妈妈向医生学习的好途径，妈妈可以就自己6周以来遇到的问题咨询医生，也可以向医生请教照顾宝宝的注意事项。

产后如何恢复身材

不要让你的爱美之心随宝宝的降生而被忽略，月子里也不应忽略恢复身材的计划，让自己成为令人羡慕的漂亮新妈妈。

产后恢复身材从什么时候开始

有的妈妈心急如焚，刚刚生产就急不可待地开始瘦身，这是不可行的，会令体质和精神同时受到影响，令未恢复的子宫、内脏很难恢复，甚至出血、下垂，变得委靡不振。

产后恢复身材是一个系统工程，需要合适的时机和妈妈循序渐进的努力，可以安排在产后6~8周开始，此时子宫、内脏等已基本恢复，可以最大限度地保证身材恢复顺利进行。

合理饮食是恢复的基础

合理饮食并不等于节食，新妈妈容易因为热量过剩而累积脂肪，只要在满足营养的基础上控制好热量的摄入，妈妈的身体恢复就成功了。

哺乳妈妈每天需要2500~2800千卡的热量，若不哺乳，可以少摄入500千卡。同时，要注意保证营养均衡，饮食中必须含有丰富的蛋白质、维生素和矿物质，可以多吃鱼、少吃肉，多吃菜，多吃水果、少吃零食，多吃午餐、少吃晚餐。

适当运动：有助于恢复体形的小动作

妈妈应随时随地为自己创造机会活动身体，达到消脂减肥、塑造挺拔身姿的目的，以下介绍一些有助于恢复体形的小动作：

❶ 腹部恢复小动作：平躺在床上，双膝上屈，双手抱在脑后，腹部用力，把头抬起来做半个仰卧起坐，每天

做 2 次，每次 20 下。

❷ 腰部恢复小动作：双脚并拢站立，以脊椎为中心，用胯部画"8"字，可以在站立时不间断地做。

❸ 对全身都有效的小动作：双脚并拢，双手伸直在头顶，两掌相对，坚持 5 分钟。

产褥疾病的防治

❀ 产后腹痛怎么办

腹痛分为腹痛和小腹痛，妈妈生产后的腹痛一般都是小腹痛，常常伴有恶露不下或恶露不畅的症状，手按小腹能摸到硬块（这是收缩中的子宫），一般有宫缩痛和气血淤积腹痛 2 种情况。

宫缩引起的腹痛

原因及症状：妈妈在生产过后，留在子宫内的胎盘、胎膜、子宫内膜蜕膜、淤血会随着宫缩陆续排出，每当宫缩时妈妈就会感觉小腹疼痛，所以，这种疼痛往往是阵发性的，多出现在产程较短或生育次数较多的妈妈身上。

处理方法：宫缩痛在宫缩停止后就会自行消失，一般需要 2~3 天的时间，妈妈可以不用太顾虑。如果腹痛过于剧烈，难以忍受时，可以在医生的指导下服用一些止痛药。

气血淤滞引起的小腹痛

原因及症状：这种腹痛同时多伴有小腹坠胀的感觉，如果妈妈在产后受凉、生气或太久不运动都容易导致气血淤滞，淤血滞留在身体中，无法排出引起了小腹疼痛。

处理方法：

① 远离寒凉，尤其需要注意腹部保暖，不要让腹部长时间地晾在外面，裤腰最好能盖住肚脐，睡觉时在腹部多搭一条毛巾或毛毯。
② 多活动，如果不能下床，就多翻身，帮助气血运行，以免气血淤滞在体内。
③ 保持开朗、乐观的心态，不要随便生气，导致气血淤滞。
④ 小腹疼痛时，可以对小腹进行热敷或做轻柔的按摩，帮助血液循环，减少淤滞。
⑤ 食用活血化淤的食物：用100克红糖与10克鲜姜加水煎服，活血化淤。或用20克红糖与10克桂片用水煎服，也可缓解疼痛。

如何应对恶露不下

恶露是含有血液、坏死蜕膜等组织的子宫内膜，它们会在产后经阴道排出，一般产后4周基本排尽，若恶露不下，会淤积在子宫内，影响身体恢复，降低血液循环和新陈代谢速度，影响营养消化吸收，有时还会引起妈妈腹痛。

恶露不下的原因

宫缩乏力：宫缩的力量是使子宫内淤血、子宫内膜蜕膜、创面出血等排出体外的主要力量。如果宫缩乏力，这些物质就会滞留在子宫内，表现为恶露不下或恶露排出困难。

寒凉暑热使气血淤滞：如果妈妈产后不注意保暖防暑，受了寒凉、暑热时，容易气血淤滞，气血淤滞使血液循环变慢，营养供应不足，从而出现恶露无法排出的情况。

心情抑郁：妈妈产后心情抑郁时，也会使气血淤滞，降低身体新陈代谢的速度，同样会造成恶露不下。

如何预防和应对恶露不下

适当活动：产后不要一直待在床上，6小时后就可以下床排便了，活动可以加速血液循环，促进恶露排出。

注意保暖：如果受冷，气血淤滞会导致恶露不下。

加强营养：避免身体太弱，子宫收缩无力造成的恶露不下。

加强休息，调整情绪：保证良好的休息，保持心情愉悦，也是加强身体活力的方法，可以帮助恶露早日排尽。

食用一些活血化淤的食物：恶露不下时，可以食用一些活血化淤的温性食物，如红糖、小米、米酒、姜等，同时远离生冷、寒凉食物。

恶露不尽如何调理

恶露不下会影响妈妈身体的恢复，但若是恶露不尽，产后6周后仍然淋漓不止，尤其是红色恶露排出的时间超过20天时，同样不利于妈妈身体的恢复，也可能影响健康。

恶露不尽的原因

子宫恢复不良：胎盘从子宫内剥落时，会留下较大的创面。如果子宫收缩不全，这个创面难以愈合，流血情况就会持续，于是血性恶露不断出现，形成了恶露不尽。

子宫内膜发炎：子宫内膜发炎，蜕膜组织断续排出，从而造成恶露淋漓不尽。

宫腔感染：产后若没有定时按照正确的方法清洁外阴，有可能造成宫腔感染，引起子宫内膜或宫颈发炎。

如何预防和应对恶露不尽

注意饮食：多进食营养丰富的食物，同时口味要清淡，并避免辛辣寒凉，促进子宫恢复，另外，具有活血化淤作用的食物，如红糖、生化汤等不能用太久（最好不要超过7天），否则会增加出血量。

清洁到位：每天清洗2次阴部，在恶露未尽前，不盆浴，不过性生活，避免细菌进入开放的子宫造成宫腔的感染。

及时做检查：恶露不尽时要及时去医院做相关的检查，确定病因，积极配合医生的治疗。如果是子宫收缩不良，除了要配合医生治疗外，还可以采用食疗方法辅助调养。

有助于排尽恶露的食疗偏方

1. 将阿胶30克加适量水和100克米酒熬成胶状，打入2个鸡蛋搅拌均匀，隔水蒸熟后食用。
2. 藕也有止血功效，将藕打成汁，加点儿白糖饮用即可。

乳腺炎的防治方法有哪些

产后乳腺炎是比较常见的产后疾病，尤其是新妈妈，它也是引起产后发热的原因之一，乳腺炎不仅危害妈妈的健康，同时也严重影响给宝宝喂奶。

乳腺炎的原因

最常见的原因是长时间不喂奶、对乳房的压力，以及不正确的哺乳姿势和衔乳方式。

不喂奶或持久性的压力会使乳房胀

满,阻碍乳汁的流通,从而导致发炎。此外,如果宝宝没有正确地衔住乳头或妈妈喂奶姿势不正确,宝宝只是叼住了乳头的末端,就不会有效地吸奶,导致乳房过于胀满或乳窦吸空不均,引起发炎,还会引起乳头疼痛。

如何预防和应对乳腺炎

保持乳房清洁、舒适:在首次哺乳前,用肥皂仔细清洁乳房,尤其是乳头及乳晕部位;然后用毛巾对乳房热敷,这样可以帮助乳腺管畅通。此后,每次哺乳时,都要用热水清洁乳房。内衣要经常更换,以免不洁内衣污染乳头,进而感染乳腺。同时,不要佩戴有钢托的乳罩,以免钢托挤压乳房,造成局部乳腺乳汁淤积。

哺乳期各阶段的控制:不要过早催乳,宝宝在1周以前的食量非常小,妈妈现有的奶水已足够他食用;哺乳时,要吸空一侧乳房,再换另一侧;宝宝如果吸不完妈妈的乳汁时,在哺乳后,可以用吸奶器把残留的奶水吸干,避免淤积;将要断奶时,要有意识地减少哺乳的次数。

保护乳房和乳头:学会正确的哺乳方法,让宝宝把乳头及整个乳晕都含住,不让宝宝含着乳头睡觉,以免过度地用力吮吸,使乳头皲裂,细菌入侵。不要趴着睡觉,也不要长时间让宝宝趴在胸上睡觉、喂奶,挤压乳房。

❋ 产后尿失禁的应对方法

产后尿失禁是肌肉组织松弛导致的,一般发生在产后1周左右,起初表现为尿频、小便疼痛、尿中夹杂血丝等,继而发展成尿失禁。

产后尿失禁的原因

腹部压力:尿失禁一般发生在妈妈咳嗽、大笑、弯腰的时候,因为这时候,腹部的压力传递到了膀胱,膀胱中的尿液受到挤压容易溢出膀胱。

肌肉收缩乏力:妈妈的盆底肌肉群在生产后普遍乏力,无法及时收缩,所以膀胱中的尿液受到压迫时,就毫无回旋余地地溢出了。

会阴裂伤:如果妈妈在生产时会阴部裂伤较严重,就会影响尿道外括约肌的功能,再加上盆底肌肉群对尿液阻力较小,较容易形成尿失禁。

如何预防和应对尿失禁

❶ 防治尿失禁的过程就是恢复盆底肌肉群收缩力量的过程,凯格尔运动的作用正是如此,妈妈在感觉到尿意时,延迟10分钟排尿,在这10分钟里做这个运动,具体做法是:

A. 仰躺在床上,双腿膝盖弯曲,双腿打开如分娩前做妇科检查时的姿势。

B. 收缩骨盆底肌肉，就像平时解小便时，中途突然憋住的动作，持续10秒。

C. 放松10秒，再重复练习15次。每天做1遍即可。

❷ 食疗法调理：

A. 把益智仁研成粉末，加入米汤调匀后服用，每次6克，每日2次；

B. 虾仁炒韭菜也有调节泌尿系统功能的作用，具体做法是：把韭菜150克洗净切段，加入鲜虾250克一起炒熟，然后加盐调味食用即可。

 贴心提示

尿失禁一般会随着骨盆底肌的恢复而慢慢痊愈，如果在产后3个月后，妈妈的尿失禁仍然没有得到改善，建议妈妈去医院诊治，以免影响产后的生活、工作。

❋ 产后便秘怎么办

产后妈妈一般在2～3天会排出大便，如果超过3天没有排出，就可以视为产后便秘。

产后便秘的原因

产时：生产时妈妈胃肠道受到压迫刺激，蠕动变缓，容留物在肠道中滞留的时间变长，流失的水分变多，于是大便干结，不易排出。

产后：生产后，子宫对肠道的压力减小，肠道容积增大，这也使得肠道中的容留物更多，是妈妈产后便秘形成的重要原因。

肌肉收缩无力：产后腹壁和骨盆底肌收缩力量变小，使得妈妈排便时无处借力，不容易解出大便。

如何预防和应对产后便秘

产后便秘可以事前预防，也可以事后改善直至消除，因此，妈妈如果产后发生了便秘，也不必太过忧虑，可以采取的措施有：

养成定时排便的习惯：妈妈产后第2天不管有无便意，都要如厕，进行大便，即使解不出也会形成排便反射。

多活动：促进肠道蠕动，并加速肌肉群力量的恢复，在床上时，多翻身、多改变睡姿、多调整坐姿都可以预防便秘。

凯格尔运动：和尿失禁一样，凯格尔运动也可有效缓解便秘。

多吃含水分和纤维素多的食物：像水果、蔬菜、粗粮等，这样的食物既能润滑肠道，增加肠道容留物的水分，又能增加其纤维残渣，有利于降低排便难度。

改善便秘的蜂蜜芝麻糊：将180克蜂蜜和30克黑芝麻粉调和均匀，放在笼屉内蒸熟，每天食用2次。蜂蜜和芝麻都有很好的润滑肠道的作用，可以帮助妈妈改善便秘状况。

产后虚弱如何调理

妈妈在产后都会有不同程度的虚弱，这种虚弱并不是真正的产后虚弱，在精心调养下很快就会恢复，妈妈无须特别担心。如果产后1周妈妈仍然感到虚弱，如精神委靡、面色萎黄、不思饮食，这就属于产后虚弱，需要加强调理。

产后虚弱包括气虚、血虚、阴虚、阳虚，不同的虚弱会有不同的症状，产后虚弱的妈妈应对症调理，调理的方法我们主要从饮食上来说。

气虚妈妈如何调理

气虚的症状：若感觉气短、头晕、乏力、面白、心悸，则说明妈妈是气虚。

气虚的调理：妈妈可以多选择补气虚的食材进行调理，比如乌骨鸡、黑芝麻、胡桃肉、龙眼肉、鸡肉、猪血、猪肝、红糖、红豆等。

血虚妈妈如何调理

血虚的症状：如果妈妈感觉失眠、多梦、头晕、目眩、面白、心悸，说明妈妈是血虚。

血虚的调理：妈妈可以多选择补血虚的食材进行调理，比如牛肉、鸡肉、猪肉、糯米、大豆、白扁豆、红枣、鲫鱼、鲤鱼、鹌鹑、黄鳝、虾、蘑菇等。

阴虚妈妈如何调理

阴虚的症状：如果妈妈感觉口干舌燥、大便秘结、盗汗、头晕耳鸣、心烦，说明妈妈是阴虚。

阴虚的调理：妈妈可以多选择补阴虚的食材进行调理，比如甲鱼、燕窝、百合、鸭肉、黑鱼、海蜇、藕、金针菇、枸杞头、荸荠、梨等。

阳虚妈妈如何调理

阳虚的症状：如果妈妈感觉畏寒怕冷、尿频、小腹冷痛，说明妈妈是阳虚。

阳虚的调理：妈妈可以多选择补阳虚的食材进行调理，比如黄牛肉、狗肉、羊肉、牛鞭、海参、淡菜、胡桃肉、桂圆、鹌鹑、鳗鱼、虾、韭菜、桂皮、茴香等。

怎样预防产后风湿

产后风湿相较于其他产后疾病显得较顽固，因为它没有明显的病变，妈妈患上风湿后会遭受较大的折磨，因此，要着重预防。

产后风湿的主要表现

产后风湿的妈妈常常不敢接触冷

水，如果碰到冷水，会有冰冷刺骨的痛感，或者过一会儿感觉碰到冷水的关节肿胀麻木；在寒冷的环境中，会有冷风直接吹进关节的感觉，必须穿着比常人更多的衣物才能抵御。

除了怕风、怕冷、畏寒外，产后风湿的妈妈肌肉、关节酸痛、疼痛、麻木，还有的妈妈伴有头痛、头晕、眼睛干涩多泪、眼眶疼痛等症状。

产后风湿要加强预防

注意保暖：产后妈妈患风湿的原因主要是在月子期间保暖工作没做好，接触了寒凉的东西。如出汗后没有注意防风保暖，居室潮湿阴冷或用冷水洗浴等，都容易使寒邪侵入体内，滞留其中，如果没有及时排出，就容易导致产后风湿。所以，妈妈在月子里注意保暖，远离寒凉，就可以避免产后风湿。

不要过早劳作：妈妈如果过早操劳，参加重体力劳动，容易使还没有完全恢复的关节、筋肉受损，在以后的日子里就会经常受到关节酸痛的折磨。妈妈在产后要注意劳逸结合，不要过度劳累。

积极就医：妈妈如果在月子里不小心得了风湿，要积极地尽早就医，早日根除产后风湿。